脂肪传

健康长寿、生命奥秘从脂肪说起

王　影　编著

中国科学技术出版社
·北　京·

图书在版编目（CIP）数据

脂肪传：健康长寿、生命奥秘从脂肪说起 / 王影编著 . — 北京：中国科学技术出版社，2023.12

ISBN 978-7-5236-0404-5

Ⅰ . ①脂… Ⅱ . ①王… Ⅲ . ①脂肪组织—普及读物Ⅳ . ① R329.4-49

中国国家版本馆 CIP 数据核字 (2023) 第 234790 号

策划编辑　郭仕薪　孙　超
责任编辑　孙　超　黄维佳
文字编辑　郭仕薪
装帧设计　佳木水轩
责任印制　李晓霖

出　　版　中国科学技术出版社
发　　行　中国科学技术出版社有限公司发行部
地　　址　北京市海淀区中关村南大街 16 号
邮　　编　100081
发行电话　010-62173865
传　　真　010-62179148
网　　址　http://www.cspbooks.com.cn

开　　本　889mm × 1194mm　1/32
字　　数　298 千字
印　　张　10.5
版　　次　2023 年 12 月第 1 版
印　　次　2023 年 12 月第 1 次印刷
印　　刷　北京盛通印刷股份有限公司
书　　号　ISBN 978-7-5236-0404-5/R · 3154
定　　价　78.00 元

编著者简介

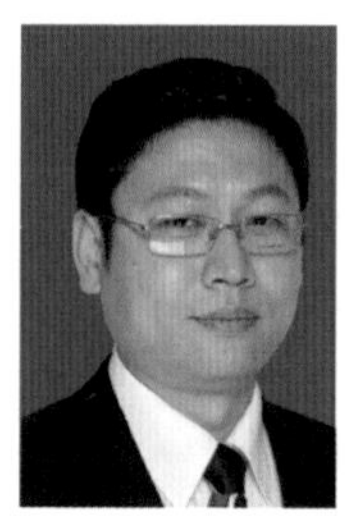

王　影

斯坦福大学博士后、加州大学洛杉矶分校博士后，伊利诺伊大学博士，中国科学院化学研究所硕士，北京大学学士。北京中京高科生物科技有限公司创始人兼 CEO。中华医学会医学工程学分会干细胞工程学组委员，中国中西医结合学会医学美容专业委员会干细胞分会委员。《脂肪美容整形外科学》编委。学以致用，致力于将脂肪干细胞的科技发展成果服务于人们对青春、美丽和健康的追求，开展了脂肪干细胞在医疗美容领域的一系列应用，并提出“脂肪经济”概念；致力于提高人们的科学素养和判断力，帮助人们养成积极、健康的生活习惯。

参编者简介

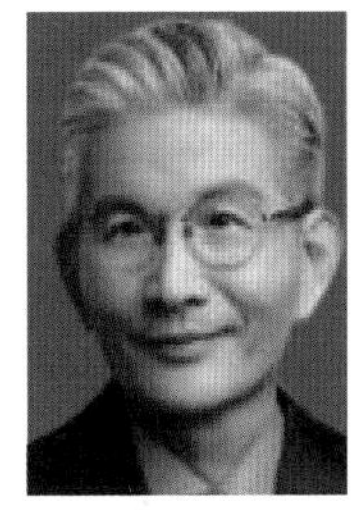

黄濬淼

圣托马斯大学脑神经医学博士，华盛顿大学企业管理学博士。北京大学、四川大学特聘教授，联合国整合医学协会国际组织学术委员会委员暨理事主席。2019 年中央电视台匠心制造纪录片的选题拍摄医学领域的匠心人才，2018 年第五届诺贝尔奖获得者医学峰会以细胞研究获颁诺奖之星。出版作品包括《心里的苦，只有身体知道》《真原一》《情绪的毒，只有身体知道》《劲企业参谋》《找到你的钱势今生》。

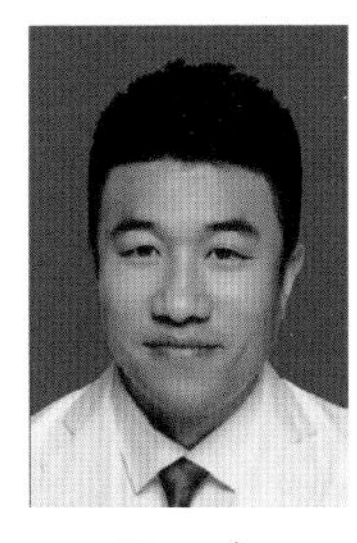

王　东

北京艺美医疗美容品牌创始人，国内脂肪医美领军人物，从业二十余年，拥有上万例脂肪专科手术经历。创办艺脂研修院，为全国四百余家公立和私立医美机构近千名院长、执业医生进行脂肪技术教学及进修培训，参与翻译出版脂肪技术教科书《科尔曼脂肪注射：从填充到再生》。

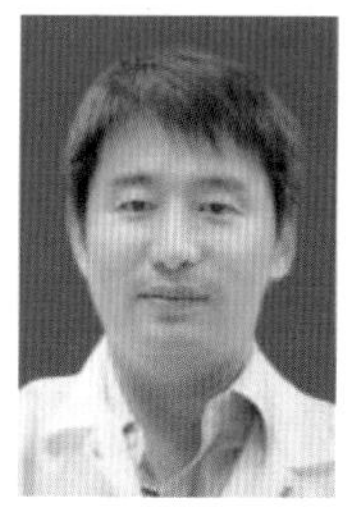

赵 辉

中国科学院北京基因组研究所博士，哥伦比亚大学癌症研究中心博士后，深圳市孔雀计划人才，中原科技创业领军人才。源创基因科技有限公司董事长。主要从事肿瘤免疫治疗和干细胞再生医学转化应用研究。发表论文 20 余篇，获各项知识产权 97 件。

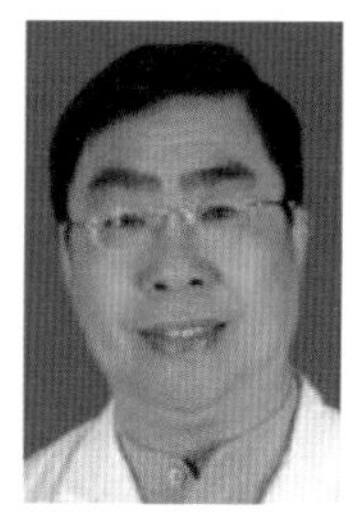

高舒平

巴塞尔大学生物学博士，日内瓦大学医院人类干细胞实验室博士后，苏黎世大学医院外科组织工程实验室高级科学家，北京大学生命科学学院国家生物膜重点实验室项目负责人。承担国家各类干细胞科研项目 12 项，发表干细胞相关论文 28 篇。

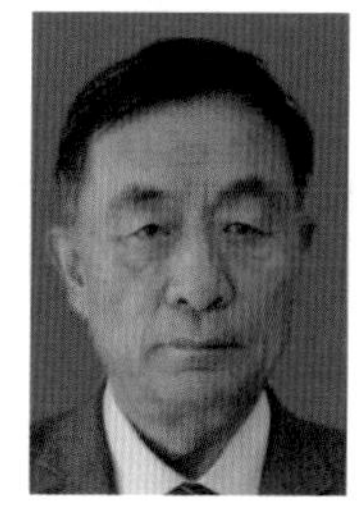

于登伟

主任医师、教授。中国中西医结合学会医学美容专委会干细胞分会秘书长兼候任主委，中华医学会医学工程学分会干细胞工程学组委员，以色列特拉维夫翁科维尔公司创始人，北京赛托森生物科技发展有限公司董事长。从医 40 多年，发表文章 12 篇。

内容提要

如今，我们迈进了一个集体“憎恶”脂肪的时代，人人闻之色变，个个避而远之。这种对脂肪的排斥心态造成了社会对纤瘦美的追求。为了减少脂肪，人们不惜花费大量时间、投入大量精力，全然忘记了脂肪对人类最本真的意义——赋予和维持生命。

这是一部关于脂肪的科普读物，基于人文历史、生物化学、生理学、整形美容、干细胞和基因编辑等话题，用翔实的资料、生动的故事、风趣的语言介绍了脂肪的化学组成、细胞结构、生物学原理、遗传机制及古今中外的文化审美，揭示了肥胖的科学原理和减肥的底层逻辑，包罗万象，不一而足。阅读后，你可在零基础下了解肥胖症的发生机制，学习如何做到科学有效地减肥。同时，书中还介绍了脂肪在整形美容中的应用和脂肪研究的国际前沿进展，为苦于肥胖烦恼的广大读者指明了方向。

希望你能从本书中认识脂肪的本相，认知脂肪的宝贵，不再对脂肪有过度的恐惧和憎恶，科学看待脂肪。

序

《脂肪传：健康长寿、生命奥秘从脂肪说起》的出版，是追求健康生活人群的喜事，是追求青春美丽的爱美人士的喜事，也是中国整形美容界的一件喜事。

这是追求健康生活人群的喜事。健康长寿是人类永恒的追求。中国人的平均寿命在 1949 年后成倍增长，这得益于长期和平的环境和医疗水平的提高。目前我国已经建立起完备的医疗服务体系，基本公共卫生服务涵盖全国每一个乡镇，人民群众享受的医疗条件大幅提升。但是在这些繁荣的背后，仍然有一些人在商业利益的驱使下大肆招摇撞骗。健康和减肥领域是伪专家最多的重灾区。在互联网、移动通讯、自媒体高度发达和多元化的今天，信息的传播是如此快捷，像病毒一样迅速蔓延，无孔不入，到达受众的时间和成本都大大压缩，导致各种伪专家和虚假信息大行其道，侵蚀人们思想的同时也收割着消费者的财富。本书的出现恰逢其时：从科学的角度向大众介绍脂肪与健康的关系，内容贴近生活，叙述通俗易懂，观点科学中肯，可帮助读者提高辨别真伪、判断是非的能力，实为每一位追求健康生活的人士都值得一读的科普书。

这是追求青春美丽的爱美人士的喜事。中国进入了一个“颜值经济”的时代。根据马斯洛的需求层次理论，人们在满足了生理和安全的基本需求之后，会产生对尊严和自我实现的更高层次的追求。毫无疑问，追求青春美丽是在健康生活得到满足之后自然而来的更高层次的需求。在崇尚“以瘦为美”的今天，人们对脂肪充满厌恶，减肥成为生活时尚。同样由于虚假信息泛滥成灾，很多人陷入减肥的误区，要么认为减肥是一件轻而易举的事情，要么误信各种虚假宣传，接受不科学甚至有害的产品，给自身健康造成严重的伤害。本书运用大量篇幅介绍了减肥背后的生物化学原理，让读者认清减肥的底层逻辑，从而做到科学减肥，科学生活，避免不必要的伤害。对于希望进行脂肪整形让自己变得更加年轻漂亮的爱美人士来说，本书还介绍了许多整形医生秘而不宣的心得体会，读后会令人受益匪浅，从而帮助读者做出正确选择。

这是中国整形美容界的一件喜事。对于医疗美容行业的从业者，无论你是医生、护士、管理、服务、还是市场人员，本书都是一本弥足珍贵的好书。我国的整形美容起步于抗美援朝战争结束后对受伤战士的整形修复。美容作为商业的萌芽起始于 20 世纪 80 年代，发展于 90 年代，发轫于 21 世纪初。历经行业发展初期混乱无序的竞争阶段后，整形美容正在向规范化和规模化发展。正如书中提到的进化论，整形美容机构也存在“优胜劣汰”，没有技术和实力的机构被成批淘汰。脂肪整形是整形美容领域的一个重要发展方向。脂肪作为填充材料取代工业假体具有得天独厚的优势，它可以给求美者带来安全、自然的美容效果。但是这有一个先决条件，那就是医生的技术水平、审美观和责任心。整形美容本质上是医疗，而一些机构却把它以商品的形式进行售卖，造成了一定数量的医疗事故和纠纷。整形机构在未来的竞争中要立于不败之地，提升团队素质是一个重要条件。本书不仅对脂肪的生理功能进行了深度剖析，也对脂肪整形和“美的定义”做出了细致、独到的讲解，是一部简单实用的整形美容读物，可供从业人员参考。

在阅读王影博士给我的初稿时，我的眼前仿佛出现一幅用脂肪描绘的宏大的、立体的山水画卷。在广度上，书中讲解了有关脂肪和肥胖的方方面面，解答了你我日常生活中有关肥胖的诸多疑问。它不仅涵盖了脂肪的化学组成、组织结构、生理功能和代谢路径等生理学知识，还有如何判断肥胖与身材的生活小常识；不仅阐述了脂肪研究的前沿科学、脂肪干细胞的发展历史和应用现状，给我们展示了一个充满光明的应用前景，还用翔实的资料分析了中西方对脂肪和乳房的审美变迁，极大地拓宽了我们对脂肪的认知。在深度上，书中不仅从源头上剖析了脂肪与健康的关系以及减肥背后的生理学原理，回答了减肥为什么如此困难等诸多问题，还讲到了节俭基因给人类带来的生存和进化优势，甚至从当今最前沿的科研领域另辟蹊径地提出了减肥的另一种可能途径——基因编辑。看看当今时代信息科学和生命科学的发展速度，你应该相信，一切皆有可能。更难能可贵的是，作者在书中通过大量生动有趣、幽默诙谐的语言，将复杂的生理学和医学知识讲得通俗易懂。在讲述 2 型糖尿病时，作者用一对夫妻之间的审美疲劳来比喻胰岛素抵抗，用侦探推理故事来形容低脂饮食得到普及的过程，这些都值得科研人员在写作时借鉴。当读到节俭基因介绍 1500 万年前导致尿酸酶丢失的基因突变给人类带来的进化优势时，作者用了“猿胖子”一词，顿时让我忍俊不禁。这幅画卷既有一望无际的名山大川，又有奔腾不息的滔滔江水；既有山林间的啾啾鸟鸣，又有小溪旁的潺潺水声。作为一部讲述脂肪的科普书，本书读起来毫无堆砌、枯燥之感。

我每年主办一届“全国脂肪医学大会暨国际脂肪移植高峰论坛”，邀请多名外国专家来中国与国内同行进行学术交流，至今已经举办了七届。在这个过程中我感到科学技术的发展是如此神速，中外科学家和临床医生们你追我赶、互相借鉴，共同推动了医学技术的进步。同时，也深深感到人们日常生活中所憎恶的脂肪对人体是多么的宝贵。脂肪医学的发展和脂肪整形技术的进步日新月异，为人们的健康和青春美丽保驾护航。

相信本书的出版将成为消费者和从业者的有益精神食粮。

美国整形外科学会（ASPS）国际委员
中华医学会医学美学与美容学分会副主任委员、脂肪学组组长
中国整形美容协会脂肪医学分会会长
中国医师协会美容与整形医师分会副会长兼总干事

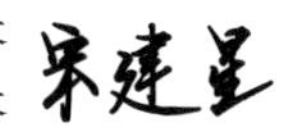

业界推荐

干细胞是医学发展重要的研究对象。将自体脂肪干细胞运用于除皱、面部年轻化、丰胸和面部塑形等方面，是干细胞产业化发展的重要方向之一，有可能在此方向产生领军企业。我认识王影很多年，他多年前回国创业，开展了自体脂肪干细胞在医疗美容领域的一系列应用。王影是一个非常勤奋、严谨的学者，如今出版的这部《脂肪传》，是他多年成果的心血之作。向他表示祝贺！

张传森

第二军医大学生物医学工程研究所所长

《脂肪传》是一部系统介绍脂肪的科普著作。编者回顾了脂肪研究的中外史，论述了脂肪的生理功能、肥胖与多种疾病的关系，介绍了脂肪干细胞的医学应用价值。这是一部集理论与实践、科学与应用、说教与趣味相结合的参考书，阅读后会极大丰富我们对脂肪的认识。

乐卫东

四川省人民医院神经病学研究所所长

脂肪看似平平无奇，背后却隐藏着大学问。我向广大读者强烈推荐王影博士的新著《脂肪传》。王影留学美国多年，结合自己在脂肪干细胞方面的研究经历，撰写了这部集科普和学术于一体的精湛之作：既详尽描述了脂肪的概念，又介绍了脂肪的“好”与“坏”，更引申出脂肪的宝贵用途和未来应用前景。通篇循序渐进，深入浅出，通俗易懂，妙趣横生，具有重要参考和收藏价值。

崔恒宓
国家自然科学基金评委

《脂肪传》是一部介绍脂肪知识的科普书，让我们从科学角度认识脂肪，认识脂肪与健康的关系，纠正我们对脂肪的错误认知；是一部了解脂肪历史的科普书，描绘了脂肪与人类文化共同进化的历史；是一部展望脂肪医学应用的科普书，呈现了脂肪整形、脂肪干细胞等前沿知识。

董明清
成都中医药大学附属第五人民医院教授

我和王影博士相识于2009年，当时他带着在斯坦福大学的研究成果刚刚落户南京创业。我敏锐地意识到脂肪干细胞应用于医美的时代即将到来。经过医院批准，我们率先在国内开展了临床试验，并共同在《中国美容整形外科杂志》上发表了2篇学术文章和1篇国际SCI收载文章。愿这部《脂肪传》给众多求美者带来知识，让大家科学减肥，健康生活，变得更美。

黄金龙

南京中医药大学附属医院整形外科主任

当前我国整形美容行业竞争加剧，倒逼行业规范化发展，促使行业洗牌。从业机构必须提高自身的技术水平、管理水平、服务水平、员工素质。《脂肪传》将极大地丰富从业人员的知识体系，提高员工的整体素质。我和王影博士相交多年，深深佩服他渊博的知识和严谨的治学风格。本书凝聚着他的心血和热爱。衷心祝愿《脂肪传》带来一场知识盛宴和行业变革。

李蜀华

传美智库创始人

脂肪作为填充材料，可以在颜面完成一定幅度的三维立体调整，达到美颜嫩肤的效果，更重要的是不开刀、无异物、广泛、和谐、连贯、持久，为整形医生进行艺术雕塑提供了广阔的发挥空间。嫩肤的秘密在于脂肪里面含有脂肪干细胞，给局部带来了再生性的改变。当《脂肪传》谈及脂肪干细胞的时候，给人们带来的遐想浩如璀璨星空。愿我和每一个读者，跟着本书在脂肪的宇宙里，去漫游和观赏美景。

李　越

《现代颜面脂肪移植术实用 FAAS 技术》作者

脂肪整形医生不仅要有高超的技术水平，还要拥有良好的审美观，更需要一种精益求精的匠人精神。对脂肪的深度了解有益于提高医生的综合素养。这种了解不仅是脂肪的性能、结构、形体美学，还包括脂肪的文化和历史。王影博士的新作《脂肪传》系统诠释了脂肪的生化特征、结构、功能和审美历史变迁，是整形医生的优秀参考书，也是广大求美者的有趣科普读物。

李永林

郑州市第一人民医院整形诊疗中心主任

王影博士在脂肪干细胞研究领域颇有建树，不仅是一位勇敢的探索者、辛勤的耕耘者，更是一位务实的知识传播者；不仅把自己的研究成果转化为改善人们容貌、促进组织修复的医学实践；还把抽象的科学理论结合日常生活知识，用通俗易懂、幽默趣味的语言进行诠释解读，激发读者对生命奥秘的兴趣和思考。但愿《脂肪传》能成为你我读万卷书中的一卷。

林国安

解放军第九九〇医院全军烧伤中心主任

脂肪作为塑形填充材料具有诸多优势：它来源于自体，没有免疫排斥反应；填充效果真实自然，没有异物感；可塑性强，可以根据需求填充到任何适当的位置。近期我编著了一部专著《脂肪美容整形外科学》，对整形医生进行技术指导。王影博士编著的《脂肪传》是进行的脂肪知识科普。两本书互相呼应，相得益彰，共同推进我国脂肪整形事业的进步。

刘成胜

中国整形美容协会中西医结合分会秘书长

我隆重地向大家推荐王影博士的《脂肪传》。作为一名痴迷于脂肪的整形医生，本书让我欣喜之情难以言表。许多故事是那么的生动而有趣，脂肪被描述得这么浪漫而富有激情，深深地感染着我，激发着我的求知欲。我推荐所有热爱脂肪和立足于脂肪研究的医生，平心静气地阅读这本书。只有了解脂肪、爱上脂肪，才可能成为一名出色的脂肪外科医生！再次感谢王影博士作出的努力与贡献！

鲁 峰

南方医科大学南方医院教授

作为一名从业多年的整形医生，我对脂肪有着特殊的感情。近些年通过举办培训班，我先后为数千名医生培训了脂肪整形技术。一名高超的脂肪整形医生不仅要有过硬的技术、一双审美的慧眼，还要具有渊博的脂肪相关知识。王影博士出版的《脂肪传》是一部难得的科普好书，是我们整形医生很好的精神食粮。它能帮助我们丰富知识、拓宽视野，更好地服务于广大求美者，值得推荐。

鲁树荣

中国整形美容协会脂肪医学分会副会长

如果说脂肪是有生命的，那么赋予它生命的核心物质是它含有的干细胞。脂肪在整形美容领域作为填充材料虽然优势明显，但是有一个长期困扰的难题：存活率低。王影博士的这部《脂肪传》让脂肪在读者的眼前变得鲜活起来。它不仅传播了与脂肪相关的科学文化知识，还向我们讲述了脂肪干细胞的原理及其在再生医学领域广阔的应用前景，是一部值得阅读的好书。

吕京陵

中国中西医结合学会医学美容专业委员会秘书长

在崇尚“以瘦为美”的今天，很多人厌恶脂肪，却不知脂肪对生命系统的正常运行有着重要作用。随着医美技术的发展，我们对脂肪的利用也大大提升了：抽吸身体的多余脂肪填充至胸部或者面部，改善身材和面部轮廓。《脂肪传》通俗易懂地讲解了脂肪不为人知的秘密，让我们更加科学、系统地认识脂肪，了解脂肪与肥胖、健康之间的关系，避开伪科学，做到科学减肥、健康生活。

潘红伟

中国整形美容协会会员

我与王影博士有过多次合作，深深敬佩他执着的探索精神与严谨的科学态度，并专注于脂肪干细胞领域的技术研发和应用探索。脂肪干细胞推动了医学整形技术的全面提升，有望引领一场医疗美容行业革命。《脂肪传》的问世带给了同行们对脂肪和干细胞更深刻的认知。愿王影“笃行致远，深耕不辍”。科技改变未来，未来——已经到来！

王　群

主任医师，临床骨科专家

作为一名追求时尚的爱美女士，我非常喜欢王影博士的著作《脂肪传》。作者用风趣的语言给我们娓娓道来关于脂肪、健康、肥胖、减肥、青春的故事。王影博士不仅学识渊博，生活中也是严于律己、真诚善良、幽默风趣。相信《脂肪传》一书能提升国人对健康美的认知度。你美，世界才美。

王悦同

河南省悦商文化传播有限公司 CEO

我作为只从事脂肪美容手术的专科医生，多年来对众多求美者反复解释脂肪的生理、解剖、形体美学等知识，最终也只传播了3万人次，而且总觉得不够系统，切身体会到需要一本脂肪专题的科普读物。《脂肪传》站在纵观世界历史人文的高度讲述了脂肪的崇高使命和鲜为人知的秘密，会点燃你探索未知的热情，帮助你在纷纷扰扰的医美信息中做出正确的判断和选择。

王志军

中国整形美容协会脂肪医学分会副主任委员

我作为一名从业20余载的烧伤整形科医生，多年来深知患者的痛苦。付小兵院士团队将干细胞诱导分化为皮肤汗腺组织，这虽是皮肤再生的一小步，却承载着人类治疗烧伤、浴火重生的希望。王影博士一直深耕于脂肪干细胞领域，近年来我们合作开展了干细胞治疗大面积重度烧伤的临床研究。如果脂肪干细胞能大范围应用在烧伤和创面修复，到时候烧伤不再是洪水猛兽，想想梦里都能笑醒。

肖　荣

解放军第九九〇医院副主任医师

我心中一直有一种疑惑：脂肪遍布全身，连成一片；在重要脏器的周围均有脂肪在护卫，脂肪一定有它的奇妙之处——是不是身体某些重要信息的传递者，是不是在扮演着某些不寻常的角色？读了王影博士的《脂肪传》，这些问题迎刃而解。本书讲述了脂肪的化学本质、生物特性、健康渊源、医学应用。读完此书，相信您一定会对脂肪有更深刻的认识、更全面的评价、更丰富的想象！

杨向群

海军军医大学人体解剖学教研室主任

每一个脂肪细胞都是一个富有生命力的载体，是一个跳动的精灵。在技术高超的美容外科医生手里，它们可以跳出欢快的篝火舞或优雅的华尔兹。随着众多像王影博士这样的脂肪干细胞科学家在该领域深耕细作，脂肪整形和脂肪干细胞技术在我国被不断地发展与应用。《脂肪传》兼具科学性、趣味性、普及性、概括性，让我们为这样一部不可多得的书击节而庆！

张小川

中国整形美容协会脂肪医学分会常委

我一直感觉世界如此奇妙，科学无限美好。王影博士的这部《脂肪传》为我展开了一幅美丽的、宏伟的科学画卷，也让我找到了许多问题的答案。尤其吸引我的是篇中那些脂肪和乳房审美变迁史，让我们在探索生命奥秘的旅途中不断地实践和总结，找到属于自己的健康秘籍！

赵 雪

中创资本董事总经理

脂肪，被遗忘的美

（代前言）

脂肪：你的美，总不被人记起！

我们进入了一个人人“憎恶”脂肪的时代，全然忘记了脂肪对人类最本真的意义：它是生命的保护神。脂肪为人体储存能量、供应能量；脂肪能保护内脏器官，抵御严寒，维持人体正常的新陈代谢。可以说，没有脂肪，就没有生命。正如诗中所写：“误解，犹如潮水；贬谪，如临深渊；而真理，深埋直达万里千重。”脂肪的美，总是被人遗忘，这是一种对生命的误解，是科学的遗憾。

我们生活在一个信息“大爆炸”的时代。尤其是自媒体时代的到来，草根文化迅速崛起，底线门槛大为降低，于是鱼龙辈出，“英雄”遍地。在带来表面繁荣的同时，各种娱乐至死、标题党、专家大咖粉墨登场。泛滥的信息伴随着种种不可告人的渔利推动，飞速传播。浑水摸鱼者有之，以讹传讹者有之，五花八门，不一而足。与每个人的生活都息息相关的健康与减肥话题，成为伪专家最多的“重灾区”。各种“专家学者”你方唱罢我登场，大行其道，贻害百姓。

作为在脂肪干细胞领域从事十余年研究的科技工作者，我深知脂肪对人体的重要作用，因此为“伪专家”大行其道、误导大众而忧愤，也为人们的盲从而深感忧虑。思虑再三，工作繁忙之余，我决定将多年来的所学、所知、所求、所愿汇聚成文章，试图在芸芸众说中梳理出一份让大众阅之受益的科普书，为在美好时代中努力追求幸福与时尚的人略尽薄力，以追源溯真。

就让我们一起来了解这份属于脂肪的“浪漫”，以及脂肪科学所蕴含的真知吧！

我们活在一个物质丰富的时代。拥有五千年文明的中华民族，如今已经历史性地摆脱了饥饿的威胁，这是人类文明史上的伟大进步。丰衣足食的幸福，伴随着肥胖和疾病带来的苦恼。肥胖，一方面威胁着健康，另一方面影响着我们的美观，减肥成为人们对健康和时尚生活的一种追求。殊不知，在数百万年漫长的演化史中，人类绝大多数时间是对脂肪充满赞美和崇拜的，而对它的排斥，则是近几百年来出现的新变化。

在人类长达数百万年的演化史中，绝大部分时间是在面对寒冷、饥荒、捕猎、瘟疫和战争威胁中度过的。只有那些拥有足够能量储备的人，才有更多的机会在恶劣的环境中得以生存。脂肪就是天然的、最好的能量源和储备库，是“天选之子”。脂肪使肥胖者在缺乏食物的饥荒中可以忍受饥饿，在天寒地冻的气候中可以抵御严寒，因此数百万年来，肥胖一直都被认为是财富和健康的象征。

人类真正解决温饱问题，也只是近两百年随着大工业时代的到来而发生的改变。蒸汽机在交通运输业中的应用使得大规模的食物运输变得廉价而迅速；工业和农业的发展带来了粮食的丰收和食物的极大富足；防腐剂的使用使得食物可以储存更长时间。人类终于迎来了食物丰富的美好时代。在数百万年的时间跨度上，几乎就是一瞬之光！

在我们还没有来得及赞美和讴歌这段辉煌盛宴的时候，一场更大的轰轰烈烈的减肥瘦身运动、声讨脂肪的战斗便汹涌而来。20 世纪中叶，某些食品工业的科技探索和进步，俨然成为这场斗争的起源。防腐剂、添加剂、糖、富含反式脂肪酸的氢化植物油，被大量应用于各种工业化食品中。被饥饿困扰了几百万年的人类，迅速被各种现代美食所毒化、催肥。由于脂肪堆积、肥胖而引起的高血压、高脂血症、心脏病、脑卒中、糖尿病、脂肪肝、痛风、肾损害等疾病，正严重威胁着人们的健康。我们不得不开启一场与肥胖的斗争。而这场斗争却来得如此突然、惨烈和艰难。

何谓突然？早在中世纪时，欧洲便飘荡着厌恶肥胖的声音。奉行西方世界的天主教，更是对肥胖者提出严厉批判，并且对其强行扣上贪婪、放纵、懒惰、迟缓、愚笨、意志力不坚定等道德软弱的

“帽子”。但是真正建立以瘦为美的价值观，还要从欧洲文艺复兴之后的启蒙运动开始算起。自20世纪80年代后，这场战斗趋于白热化。彼时全体美国民众接受了“低脂饮食”的观念，抛弃了饮食中的脂肪，但各种糖类却大行其道，加上大量食用富含反式脂肪酸的油炸食品，美国迎来了灾难性的肥胖暴发，并迅速波及全世界。然而，与人类数百万年的进化史相比，这短短几十年的减肥运动可谓是沧海一粟！

何谓惨烈？2021年全球肥胖症患者已达6.5亿，预计到2030年将增长至11.2亿，肥胖已经成为威胁全人类健康的严重问题。在我国18岁以上的人群中，每两个人就有一个为超重或肥胖。由于肥胖而导致的疾病高达上百种，因为肥胖而死亡的人数已经过亿。这种趋势愈演愈烈，不胜唏嘘！

何谓艰难？黑格尔说：“存在即合理。”经过数亿年演化，生命早已形成一个极其复杂的高效运转系统，形成了自有的规律和记忆。当你将减肥的决心付诸行动的时候，你身体的各个器官会联合起来对你的减肥行动发出抗议。一方面，它们会向大脑发出饥饿的信号；另一方面，会更加高效地将吃进去的少量食物转化为脂肪。脂肪似乎能够记住自己原来的样子，当你松懈下来的时候，或者坚持不住而准备放弃的时候，脂肪又能够精准地回到减肥前的状态。这一切都表明，减肥不仅需要你的决心，更需要你的毅力来坚持。从这一观点来看，如果你在这场减肥战斗中败下阵来，也不必羞愤。你可以将它理解为：我在与人类数百万年强大基因记忆的搏斗中憾有惜败，虽败犹荣。

正当人们似乎对脂肪束手无策时，科技发展却又峰回路转。人们可以抽吸出身体的多余脂肪，填充至胸部或者面部，改善身体和面部轮廓。脂肪塑体备受爱美女士的追捧。

脂肪干细胞的发现及其应用技术的进展，更是赋予了脂肪以新的生命、新的希望。脂肪干细胞分化形成的多种组织细胞和分泌的上百种细胞因子，能够替代衰老、凋亡的细胞，修复病变的细胞和组织器官，为治疗多种重大难治性疾病带来了希望。脂肪干细胞，可以提高各器官功能和身体健康水平；可以通过皮肤组织再生祛除皱纹，提升皮肤质地；也可以推动脂肪组织再生来进行身体和面部轮廓的改善。脂肪干细胞的应用给医疗美容行业带来了革命性的变化。这种全新的“源于自体，用于自身”的安全理念，赋予这场新技术革命以特殊意义，为追求美好生活的人们带来福音。

本书在我心中筹划已久，终于能在 2022 年居家期间开始全心写作。这是一本科普书，力争用生活语言来讲述科学故事，结合大家普遍关心的健康、减肥和美容的时代话题，进行深入浅出、栩栩如生的讲述。我希望通过它实现两个目标：一是让读者相信科学，进而科学生活、科学减肥、科学地追求健康，不再被各种各样的“伪专家”所蒙蔽。二是让读者认识脂肪的本相，认知脂肪的宝贵，不再对脂肪有过度的恐惧和憎恶。我们应该科学看待脂肪，拥抱脂肪，利用脂肪，保持健康的生活方式。

我希望，这是一本关于脂肪的系统性科普作品。书中的每一个章节、每一个知识点，都尽量通过读者视角，再融入些小故事、冷知识，以增强阅读体验和乐趣。我真诚建议：读者们能把它认真读完。在这本书中，你会了解到许多妙趣横生的生活常识与科学知识。

你可以看到，脂肪的生物化学本质及其对生命的巨大贡献；油腻腻的、不溶于水的脂肪，如何在体内完成运输和代谢的奇妙之旅。

你可以看到，倡导少吃肥肉的“低脂饮食”竟然是一场跨越了半个世纪的骗局。

你可以看到，人类为减肥而做出的各种努力，减肥如此艰难的深层原因。

你可以看到，人人讨厌的脂肪如何被整形医生妙手回春，创造美的奇迹；脂肪干细胞应用于美容和医疗中的神奇功效。

你甚至可以看到中西方文明的审美观如何从“以胖为美”变成“以瘦为美”，对乳房的审美是如何从“以小为美”变成“以大为美”。

本书序章、第 1 章至第 9 章、第 13 章和后记由王影博士撰稿；

黄濬森博士对第 8 章、第 9 章内容提供了诸多内容和建议。第 10 章由王东院长撰稿，王影博士修改；第 11 章由赵辉博士和王影博士撰稿，王影博士修改；第 12 章由高舒平博士和于登伟教授提供资料，王影博士修改。感谢南开大学韩杰教授为书中化学结构式作图，感谢刘英超先生对本书结构和语言提出的诸多建议。

本书以大家普遍关心的脂肪作为主要话题，并延伸出对生命奥秘的探索和思考，标新立异，趣味横生。本书可以作为基础医学和临床医学的课外延展，可以作为医疗美容从业者的科普读本，也可以作为减肥和爱美人士的参考书。

在本书即将封装的时候，胡适先生的一句话跃然心间：怕什么真理无穷，进一寸有一寸的欢喜。

开卷有益，读万卷书，行万里路。

愿本书能成为你的万卷之一。

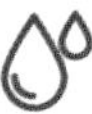

谨以此书

献给热爱脂肪事业的我与热爱美好生活的你

Contents

Part B 困惑的脂肪

Part C　浪漫的脂肪

Part D　宝贵的脂肪

Prologue
“节俭基因”的传说

2600 多万年前，地球上发生了一次大分家行动：
在非洲东部，最早的猿类和猴类从共同的祖先分家了。

2600 多万年前，地球上发生了一次大分家行动：在非洲东部，最早的猿类和猴类从共同的祖先分家了。这时候的非洲是一片富饶的土地，气候温暖，树上果实累累，猿们和猴们可以尽情享用。东非大地是它们（他们）生活的天堂，于是古猿迅速繁衍，出现种族多样性。在进化过程中，某个种群的古猿发生了一场基因突变，尿酸酶消失或静默了，导致这个族群的古猿尿酸水平升高，也使得他们逐渐肥胖起来。

科学界流传着一个“节俭基因”的传说：在漫长的历史长河中，人类长期生活在饥饿、寒冷、争斗、灾害的威胁之中，食物短缺和营养不良曾经是人类长期面临的困境。脂肪是人体储存和供应能量的重要组织，肥胖者更容易在恶劣的环境中存活下来。科学家们猜测人类在进化过程中形成了一种节俭基因，自然选择倾向于保留那些能够从少量的不规律的饮食中仍能储存脂肪的节俭基因型的人。这些人在面对更严峻的饥荒时，仍能以节俭的方式储存和利用脂肪。这种能力在那时决定了生死，也决定了在恶劣环境中的进化优势。

谁是节俭基因

在人体的 2 万多个基因中，到底哪一个是节俭基因？目前还没有共识。随着研究的深入，科学家把寻找节俭基因的目光聚焦到尿酸酶的基因突变上。有趣的是，人类形成节俭基因，并不是因为尿酸酶基因发挥作用，而是它失去作用才导致的。尿酸酶的基因失活如何造就了节俭基因？它为人类带来什么样的生存和进化优势？

猿和猴分家不久，第四纪冰川时代即将到来。请注意，这里说的“不久”，也是至少数百万甚至上千万年的时间。地球温度正在降低，森林逐渐退化，水果日益稀缺，属于古猿们的美好时代一去不复返了。一部分古猿迁徙到了欧洲，开始以植物的块茎和根部作为食物，如土豆、红薯等。气候越来越冷，尤其是漫长的冬天，这是大自然对物种无情的淘汰。古化石研究发现，900 万～1200 万年前的古猿牙齿出现了条纹，这是他们经常挨饿出现的应激反应。约 700 万年前，欧洲的古猿基本消失殆尽，但是仍然保留下来一些活种：那些发生了尿酸酶突变，容易储存脂肪的猿胖子们得以幸存下来。据考证，这个尿酸酶失活的基因变异发生在 1300 万～1500 万年前。这些幸存下来的欧洲古猿，一些迁徙到了亚洲；成为猩猩和长臂猿的祖先；一部分回迁到非洲，演变成非洲猿类，有的最终演变成现代智人。通过对不同灵长类动物的研究，没有在人类、猩猩、大猩猩、黑猩猩或长臂猿中发现任何尿酸酶活性，但是在其他种类的猴子中发现了功能性尿酸酶。这真是很有趣的事情，当你带着孩子去动物园游玩的时候，你可以告诉孩子，那些可爱的猩猩，真是我们人类的近亲。

尿酸是人体内嘌呤代谢的最终产物。体内产生的尿酸 20%～30% 经肠道排泄，70%～80% 经肾脏排泄。可是在其他哺乳动物身上，尿酸不是最终产物，而是一个代谢中间产物。其他动物的体内存在尿酸酶，尿酸酶将尿酸进一步转化为尿囊素→尿囊酸→尿素→氨气 + 二氧化碳（图 0–1）。在进化过程中，人类丢失了表达尿酸酶的那个基因，尿酸酶基因静默了。也许正是因为人类尿酸酶活性的丧失，以及由此带来的尿酸升高，才赋予了人类进化优势，没有被大自然淘汰。

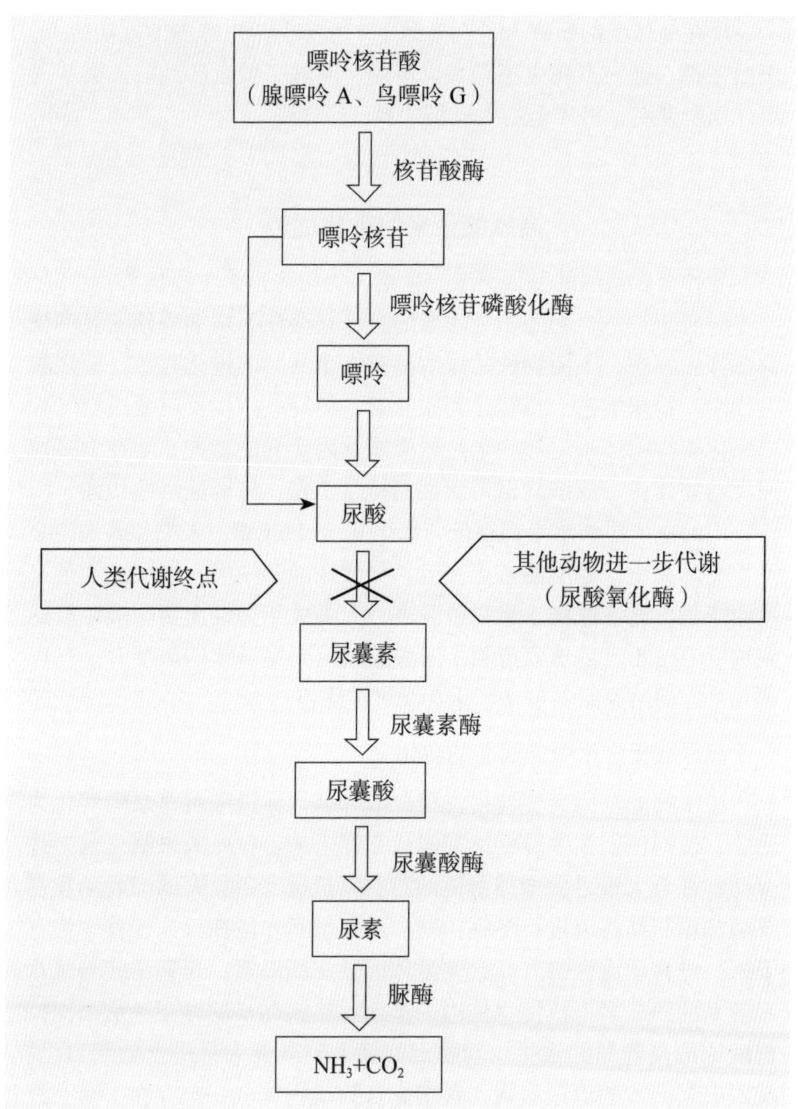

▲ 图 0–1 嘌呤代谢过程
尿酸是人类的代谢终点，也是猩猩们的代谢终点。其他动物进一步把尿酸代谢，最终产物是氨和二氧化碳

现在地球上的所有人种都来源于7万年前走出非洲的现代智人。坦白来说，这一点我也感到难以接受，但这一观点已经被人类基因组计划所证实，世界上的主流科学界已经接受。

高尿酸带来的进化优势

为什么尿酸酶的基因突变，会给人类祖先带来生存优势?

尿酸酶是一个起源非常古老的酶，它存在于从细菌到哺乳动物的多种生物中，不同物种的尿酸酶有一个共同的进化起源。尿酸酶将代谢产物尿酸进一步转化为尿囊素，经过进一步反应变成氨气和二氧化碳排出体外。那些未经尿酸酶基因变异的物种，如在大多数哺乳动物体内，尿酸酶保留活性而持续工作，将尿酸继续代谢，因此它们的血清尿酸水平都很低，低于0.5～1 mg/dl。人类和其他高级灵长类动物由于尿酸酶基因突变，导致尿酸酶缺失，尿酸成为最终代谢产物，血清尿酸水平显著升高。人类成年男性血清尿酸浓度达到约6.0 mg/dl。科学家猜测，尿酸酶基因突变导致的尿酸升高在以下几个方面给原始人带来了生存和进化优势。

高尿酸促进果糖向脂肪的转化

尿酸酶的基因突变使得古猿尿酸升高，促进细胞将果糖转化为脂肪，使得他们在寒冷的冰河时代幸存下来。在冬天来临之前，许多动物都会大量进食增加身体的脂肪以抵抗寒冬。有的哺乳动物需要增加脂肪储备以进行冬眠，鸟类需要增肥才能在长途迁移中生存下来。进食后血糖的升高会刺激体内分泌胰岛素，长期高胰岛素水平带来的胰岛素抵抗使得体内的细胞忽略胰岛素的存在，从而保持血液中的高葡萄糖水平。动物们如何做到既能大量进食催肥自己，又不引起严重的糖尿病呢?科学家认为动物体内一定存在一个“开关”。经过研究，科学家终于找到了这个“脂肪开关”——果糖。高果糖饮食的小鼠，比正常饮食的小鼠吃得更多，活动更少，更容易堆积脂肪。果糖与瘦素的作用正好相反。肥胖者的脂肪细胞会分泌更多的瘦素，告诉大脑“我饱了，停止进食。”果糖恰恰削弱了瘦素的作用，告诉大脑继续进食。这真是一件美妙的事情，古猿们最容易获得的食物就是树上的果实。

高尿酸水平维持一定的血压

古猿居住在亚热带森林，水果是他们的主要食物，获得食盐的途径极其稀缺。据估计，500 万年前，古猿的食盐摄入量仅为每天 225mg；100 万～200 万年前这个数值约是 690mg。这与当前世界卫生组织（WHO）建议的成人每日食盐摄入量不超过 5g 相差甚远。研究表明，高尿酸血症和高血压有明确的相关性，当两者并存时，常常是高尿酸血症早于高血压出现。在低盐摄入的情况下，尿酸增加可以维持血压，这个调节过程既可以是通过刺激肾素 – 血管紧张素系统的急性作用，也可以是通过调节微血管和间质性肾病诱导对盐的敏感性的慢性作用。血尿酸增加引起的血压升高对于原始人开始直立行走至关重要，升高的血压能够保证直立时大脑的能耗和氧气。

高尿酸提高抗氧化能力

氧气虽然是生命赖以生存的物质，但它又是一个强氧化剂，在体内能够夺取其他分子的电子，产生自由基。自由基是人体内的破坏分子，产生毒性作用，这叫作氧化损伤。预防和修复氧化损伤的保护系统有超氧化物歧化酶和谷胱甘肽过氧化物酶。此外，人体还需要抗氧化剂来清除体内产生的过量自由基。常见的抗氧化剂有β– 胡萝卜素、维生素 E、抗坏血酸（维生素 C）、谷胱甘肽和尿酸。尿酸是人体内一种强有力的抗氧化剂和自由基清除剂。有研究认为，尿酸对血液抗氧化能力的贡献值超过 50%。也有研究认为，尿酸酶的丢失与人类合成维生素 C 的能力丢失有关。4000 万～5000 万年前，L– 古洛糖酸内酯氧化酶发生突变，导致体内无法合成维生素 C。由于当时灵长类动物的饮食中含有大量维生素 C，这种突变几乎不会产生危害。后来灵长类动物的饮食结构发生巨大变化，维生素 C 的摄入减少，抗氧化能力随之减弱。尿酸酶活性丧失导致具有强大抗氧化能力的尿酸水平升高，这应该是对丧失维生素 C 合成能力的一个补偿。

尿酸能够保护神经，提高智力

大脑的新陈代谢率很高，会消耗大量氧气。我们每天吸入的氧气有 1/5 供应给大脑，因此大脑非常容易受到氧化损伤。研究发现尿酸对多发性硬化症和神经退行性疾病有保护作用。神经退行性病变常见于老年人，如帕金森病、阿尔茨海默病（俗称“老年痴呆”）、肌萎缩侧索硬化（俗称“渐冻人”）。痛风和多发性硬化症似乎互不相容，目前还没有发现痛风合并多发性硬化症的病例。

尿酸酶活性丧失带来的尿酸水平升高，可能是导致人类进化过程中智力发生质的飞跃的重要一环。尿酸和其他嘌呤一样，能够刺激大脑皮层，这可能是导致高级灵长类动物拥有更高智力的重要原因。1966 年的一项研究似乎支持了这一观点：在给精神发育迟滞的患者施以谷氨酸治疗时，患者有改善认知功能的迹象，谷氨酸可以参与人体内尿酸的产生。研究发现，儿童和年轻人体内的高尿酸水平与更高智力之间有着显著的相关性，痛风与更高智力之间也有关联。

看看下面的名单，你会发现什么？牛顿、达尔文、歌德、米开朗基罗、莫泊桑、但丁、亚历山大、本杰明·富兰克林、忽必烈、腓特烈大帝、路易十六，这些人分别是顶尖的科学家、艺术家、政治家等。他们有一个共同的身份：痛风患者。因此痛风还有一个别称——帝王病。

纵贯千万年的脂肪画卷

尿酸酶基因的丢失成就人类节俭基因，该学说目前还只是推测，需要今后更长时间的研究论证。尿酸酶作用的丧失让果糖向脂肪的转化更为容易，并且在人类智力提升、在低盐饮食中增加血压以适应直立行走、抗氧化延长寿命等方面都可能产生作用。

尿酸酶基因的缺失导致尿酸升高，这一事实让人类获得了进化优势，具备了更强的生存能力。尿酸升高所带来的潜在威胁和痛苦，却是人类之所以成为人类，并且成为这个星球上最高等动物所必须付出的代价。

如果有一天，这个假设得到了确证，那我们就可以围绕脂肪、肥胖及相关疾病这个所有人关心的问题，描绘出一幅纵贯千万年的完美画卷：2600万年前的非洲，风和日丽、森林茂密，就像《圣经》中记载的伊甸园。在1300万～1500万年前，部分古猿的身体发生了基因突变：他们体内能够把尿酸进一步代谢成最终废物的尿酸酶消失了。这个变化使得他们能够高效地把水果中的果糖转化为脂肪，从而变得肥胖起来，所以在那个时候已经出现了一些“猿胖子”。殊不知，这个悄然发生的变化给他们带来了巨大的生存能力和进化优势。

随着冰河世纪的迫近，气候渐冷、果实渐少，一部分饥饿的古猿迁徙到欧洲，以植物根茎为食，生活空间也从树上搬到了地面。气候越来越冷，在严寒和食物短缺的双重打击下，大部分古猿惨遭淘汰，那些发生尿酸酶基因突变的古猿们因为能够储存更多脂肪得以幸存下来，后来一部分回迁到非洲。这个尿酸酶的基因突变不仅使得古猿们更有效地将果糖转化成脂肪，还能够帮助他们在低盐摄入的情况下升高血压，从而支撑直立行走。另外还能够提高智力，使他们变得更加聪明，在群居生活中产生分工合作。又经过数百万年的进化演变，成为现代智人，也就是隔着书页的你和我，还有此刻世界上其他人的共同祖先。

在千万年的进化历程中，人类祖先大多数处于食物严重短缺的饥荒期，于是他们产生了这种为了生存而利用一切机会有效储存脂肪的节俭基因。近一百多年来，由于工业和农业的飞速发展，和平与发展成为国际主流，人类整体摆脱了长期面临饥饿的威胁，而节俭基因无时无刻不在工作着，再加上多糖饮食，于是，人类作为一个物种而整体肥胖起来。作为获得进化优势的代价和补偿，肥胖带来的各种疾病，如高血压、高脂血症、心脏病、脑卒中、脂肪肝、肾损伤等，也不可预料地暴发了。

现在，就让我们从这个“节俭基因”的传说开始，徐徐拉开本书的宏伟篇章，一起来一场趣味盎然的生命科学之旅，在字里行间探索和感受生命科学的无穷奥秘。

Part A
科学的脂肪

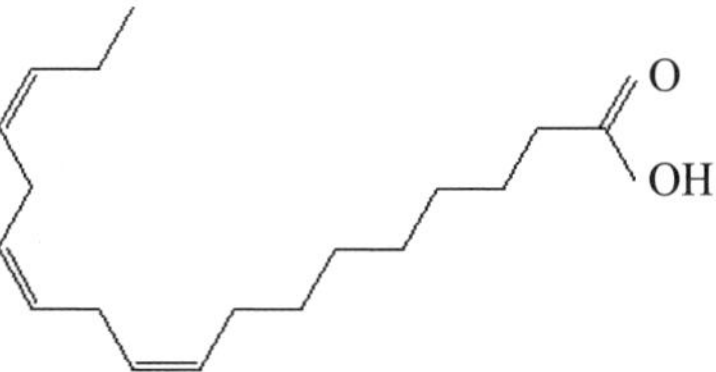

Chapter 1
脂肪是什么

就像石油是当今世界重要的能量提供者，
脂肪也是人体重要的能量储备，即高倍能量体。

在现代社会，几乎人人痛恨脂肪，因为肥胖会让我们看上去体态臃肿，影响整体美感，并且会损害身体健康。殊不知，脂肪其实是人体内极其重要的物质，是重要的储存和供应能量的器官，具有保持体温、保护内脏器官、调节内分泌与代谢等功能。

近年来，在消费主义利益的驱动下，加上部分媒体的误导，人们对脂肪的认知，逐渐产生了偏差，由此带来的生活方式改变，可能会给人们的身体健康带来一定危害。因此，在本书的开篇，我们从专业的角度，用通俗易懂的语言详细讲解脂肪科学知识的方方面面，让读者走近脂肪的科学本质。

然而，毕竟脂肪是一类生物分子，其分子结构、功能、生物代谢等涉及专业的生物化学知识，要想彻底理解本章内容，还需具备一些基本功底。希望你能认真阅读下去，虽然有时候你不一定具备必须的专业知识，但是穿插在字里行间的各种小知识点和小常识，会让你在某处遇到一个答案，让困扰许久的问题茅塞顿开。下面，我们就来开启一段奇妙的生物化学之旅。

我们最好先搞清楚——究竟什么是脂肪。

生命的化学本质

在开始阅读之前，我们有必要对构成世界的万事万物有一定的了解。从化学的角度来说，世界由两种物质组成：无机物和有机物。顾名思义，无机物的意思是与机体（生命）无关的物质。有机物是来自生物体的物质，因为早期发现的有机物都是从生物体内分离出来的。在化学成分上，它们的划分以是否含碳元素为准：无机物是不含碳原子（C 原子）的物质，有机物一定是含碳的化合物。但是随着认知的发展，这些划分标准都不再绝对。按照上述划分标准，水属于无机物，但是哪个生命体离开水能够存活呢？对外星生命感兴趣的读者会发现，在天文学研究中，判断一个星球是否有可能存在生命的一个基本前提是上面是否有水。

无机物

《现代汉语词典》中把无机物定义为“单质和无机化合物的统称”。单质是由同一种元素组成的纯净物，如氧气是由 2 个氧原子组成的分子（分子式为 O_2），氮气是由 2 个氮原子组成的分子（N_2），氢气是由 2 个氢原子组成的分子（H_2）。世界上硬度最大的物质是金刚石，这是由碳（C）原子按照正四面体结构排列而成的大分子纯净物（图 1–1）。虽然金刚石全部由碳原子组成，但它是由单质碳组成的无机物。这里我说金刚石可能提不起你的兴趣，它还有另一个名称你一定喜欢——钻石！没错，钻石的主要成分就是金刚石，钻石中碳元素含量可高达 99.98%。当前非常热门的研究领域之一石墨烯就是碳元素以另一种形式存在的无机物。

无机化合物就更多了，水（H_2O）、二氧化碳（CO_2）、氨气（NH_3）、金属（金、银、铜、铁、锡）、氧化物（氧化铁、氧化铝、氧化钙等）、各种酸（盐酸、硫酸、碳酸、硝酸）和碱（氢氧化钠、氢氧化钾、熟石灰氢氧化钙）、各种盐类（食盐氯化钠 NaCl、石头的主要成分碳酸钙 $CaCO_3$）等都是无机物。是否含碳是区分无机物和有机物的标准，但是一些简单的含碳的物质，如二氧化碳、一氧化碳（CO）、碳酸（H_2CO_3）、碳酸盐、烷基金属等都属于无机物。

有机物

有机物是与生物机体有关的物质，在化学成分上主要含有碳、

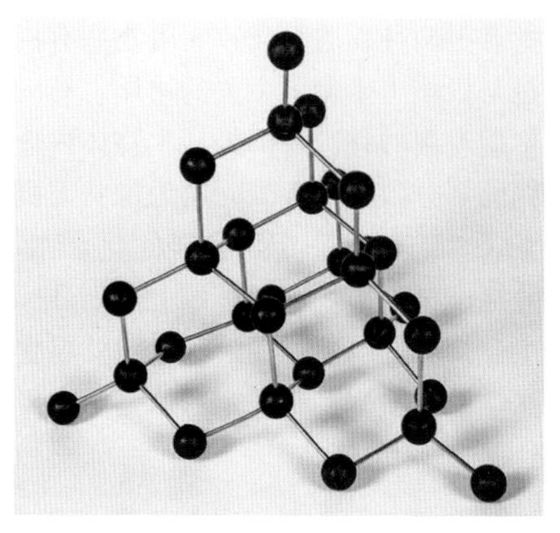

◀ **图 1-1　金刚石的分子结构示意**

这是一种完全由碳原子组成的单质纯净物。每个碳原子以正四面体的形式与另外四个碳原子以单键相连，该碳原子位于正四面体的中心，另外四个碳原子分别位于正四面体的四个顶角。每个顶角的碳原子以同样的方式与其他四个碳原子相连，这样无限延伸形成一个超级网络结构

氢、氧，另外还含有氮、磷、硫等原子，一些蛋白酶中还含有金属离子。现在我们从最简单的有机分子开始，来层层剖析有机物的组成和结构。

最简单的有机分子是烃，这是仅含有碳原子和氢原子的有机物，“烃”（音听）字就是碳和氢发音的组合。每个碳原子以单键形式最多可以连接四个其他原子。最简单的烃是“甲烷”，它由一个碳原子连接 4 个氢原子，分子式是 CH_4，分子结构是正四面体：碳原子在中心，4 个氢原子分别在正四面体的四个顶角（图 1–2）。增加一个碳原子的有机物叫作“乙烷”（$CH_3–CH_3$），两个碳原子之间以碳碳单键相连，每个碳原子另外连接 3 个氢原子（图 1–3）。再增加一个碳原子叫作“丙烷”（$CH_3–CH_2–CH_3$），依此类推，分别叫作丁烷、戊烷、已烷，等等。丙烷分子中两边的碳原子分别连接一个碳原子和 3 个氢原子，称为“甲基”（$–CH_3$）；中间碳原子由于在两边各有一个碳原子，最多只能连接 2 个氢原子，称为“亚甲基”（$–CH_2–$）。分子链上超过 10 个碳原子时就直呼其数目，如含有 18 个碳原子的叫作“十八烷”。在有机物的化学结构式中，当分子比较大时，碳原子的符号 C 有时候不会显示，只以折线表示。在这些分子中每个碳原子都以单键的形式连接另外 4 个其他原子，统称为“烷”。烷的意思是齐全了，碳原子最大限度地被其他原子占满了，

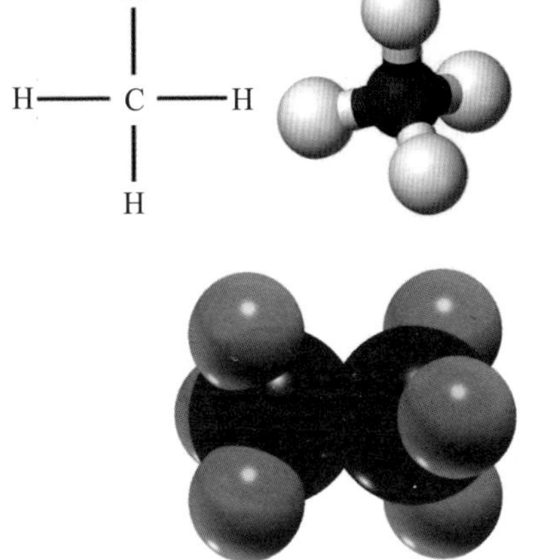

◀ 图 1–2　甲烷的分子式和分子结构示意
碳原子在正四面体的中心，4 个氢原子分别在正四面体的四个顶角

◀ 图 1–3　乙烷的分子结构示意
两个碳原子之间以碳碳单键相连，每个碳原子另外连接 3 个氢原子。碳原子与周边的 4 个原子仍然形成四面体结构。由于原子大小和键长的不同，不再是正四面体。两个碳原子可以围绕中间的轴线进行旋转

化学上叫作“饱和”。

在链状分子中，两个碳原子可以围绕两者中间的轴线进行旋转，因此长链烷烃具有一定的柔韧度，可以扭曲成不同的形状。细胞膜的主要成分磷脂中含有的饱和脂肪酸具有一定的柔韧度，这为物质进出细胞提供了一定的条件。有趣的是，一个长链分子当旋转到首尾接近时可以形成一个闭环。含有 6 个碳原子的正己烷分子首尾碳原子各失去一个氢原子，然后进行首尾相连，形成环己烷。环状结构在有机物中很普遍，例如，葡萄糖就是由 6 个原子组成的一个环状结构。它是由第一个碳原子和第五个碳原子发生缩醛反应形成的一个闭环。环己烷和葡萄糖分子的结构见图 1–4。组成 DNA 的腺嘌呤（A）、鸟嘌呤（G）、胸腺嘧啶（T）、胞嘧啶（C）四种脱氧核苷酸分子上也都含有环状结构。

当碳原子没有被最大量的氢原子占据时，会产生不饱和键。以乙烯为例，饱和状态下乙烷的每个碳原子连接 3 个氢原子，当每个碳原子都失去一个氢原子时，它们各自多出一个空间（自由电子），这时候两个碳原子共享那个多出来的空间，每个拿出自己多余的自由电子形成碳碳双键（C=C），这种物质叫作乙烯（$CH_2=CH_2$），分子结构如图 1–5 所示。碳碳双键不能像碳碳单键那样自由旋转，乙

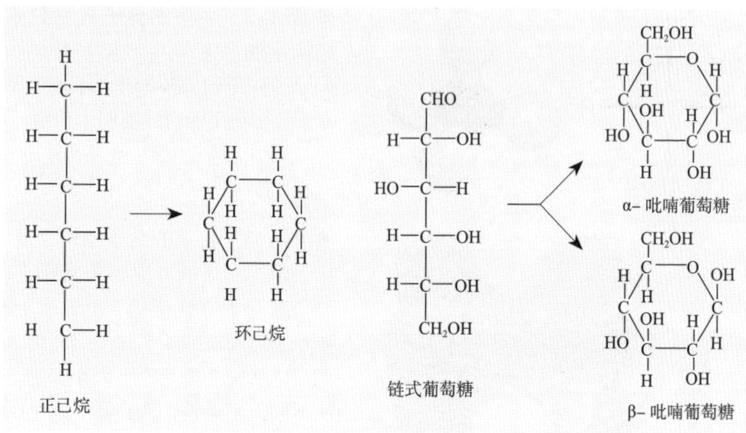

▲ 图 1–4　环己烷和葡萄糖的结构

在葡萄糖成环的过程中，第 5 个碳原子（从上面数）上的氧原子与第 1 个碳原子结合时，根据第 1 个碳原子上新形成的羟基（— OH）在环的下方或上方分为 α 和 β 两种构型

烯中的 2 个碳原子和 4 个氢原子处在一个平面上。随着碳原子的增多，烯烃的名字分别叫作丙烯、丁烯、戊烯，依次类推。

烯烃分子链上的碳原子根据碳碳双键所处的位置进行编号。例如，1- 戊烯是双键处于第一和第二个碳原子上，其分子式为 $CH_2=CH-CH_2-CH_2-CH_3$；2- 戊烯是双键处于第二和第三个碳原子上，其分子式为 $CH_3-CH=CH-CH_2-CH_3$。一个长链分子可以有两个或两个以上双键，称为多元不饱和。这就是后文中多元不饱和脂肪酸的由来，它意味着在脂肪酸的分子长链中含有两个及以上碳碳双键。

在一个不饱和长链分子中，如果碳碳双键不在第一和第二碳原子之间，那么在碳碳双键的两侧除了两个氢原子之外，还会有两个其他由碳和氢原子组成的基团，我们称之为 R_1 和 R_2。由于碳碳双键形成一个刚性的平面结构，不能旋转，这样 R_1 和 R_2 就有可能出现在碳碳双键的同一侧或相反的一侧，如图 1–6 所示。R_1 和 R_2 在同一侧的称为顺式，在相反一侧的叫作反式。理解了顺式和反式，就可以理解下文中顺式不饱和脂肪酸与反式不饱和脂肪酸的意义。

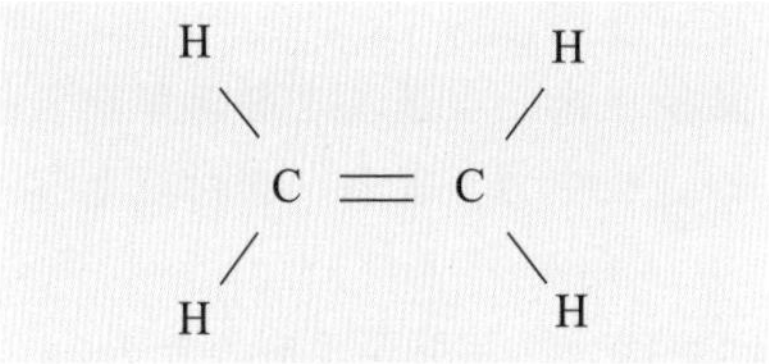

◀ **图 1-5 乙烯的分子结构**
两个碳原子之间不能旋转，它们和 4 个氢原子处在同一个平面上

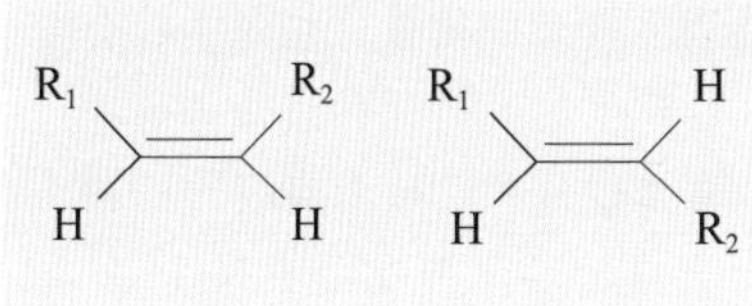

◀ **图 1-6 顺式和反式烯烃的结构**
顺式是碳碳双键上的两个氢（H）原子或两个 R 基团在同一侧；反式是两个 R 基团在相反的两侧
左 . 顺势；右 . 反式

【科学小纸条】加水就能跑的汽车，靠谱吗？

2019 年 5 月，一则消息引爆网络舆论：某市官媒报道了水氢发动机正式下线，这意味着只需加水就能跑的汽车诞生了！

对于我这个接受过正统教育的“理科男”来说，这完全违背科学常识！石油的主要成分是有机物烷烃等。随着石油资源的日益枯竭，人类急需寻找替代能源。20 世纪 80 年代兴起的“水变油”骗局，实际上是往水中加入一种强还原剂，置换出水分子中的氢原子产生氢气，氢气与氧气燃烧生成水。直至 1997 年始作俑者被抓捕，这场骗局才算收场。

2019 年爆出的“加水能跑的汽车”与“水变油”如出一辙，骗术却更加高明，但带来的危害更大。由于生产出样车，项目被多地招商引进，某地甚至投入 40 亿元资金支持。反科学的事物终究经不起实践的检验。真相最终被揭穿，行骗者带着骗来的钱财不知所踪，给各地带来巨大损失。

为什么样车加水能跑？样车使用的燃料是铝合金粉

末，加水后金属铝把水中的氢置换出来，生成氢气和氢氧化铝。氢气在与氧气反应生成水的过程中释放能量，推动汽车前进。

问题来了，这样做具有实际价值吗？答案是没有。首先，铝合金的成本要远远高于汽油，极大地增加了使用成本。其次，通过电解的方式制备铝需要消耗极大的能量，这对于社会资源来说得不偿失。最后，加水后产生的大量固体残渣如何处理？这极大地增加了环保压力。真希望这样“收智商税”的骗局永远不要再现。可见，社会对大众的科学普及刻不容缓。

生物大分子：糖类和蛋白质

前文描述的是最简单、最基本的有机物。当氧、氮、磷、硫等原子加入到有机分子之中时，就赋予了无尽的可能，形成数量极其庞大、结构极其复杂的有机大分子。这些有机大分子是构成生命的物质基础。

人体由八大系统组成：运动系统、神经系统、内分泌系统、循环系统、呼吸系统、消化系统、泌尿系统、生殖系统。这些系统相互协调配合，共同完成人体内各种复杂的生命活动。每个系统由各自的器官组成，每个器官由其独特的组织所构成，组织内含有形态和功能各异的细胞。细胞是组成生命的基本单位，人体由约 60 万亿个细胞组成，而组成每个细胞的基本物质就是各种各样的生物分子，还有水、二氧化碳、盐等无机物。人体内水分含量约占体重的 70%。可以说，人体就是一个浸泡在水中的生命体。每个细胞在它的生命周期中，每时每刻都在发生着无数的化学反应，因此无时无刻不在消耗着能量。这些能量的来源，就是我们一日三餐中的糖类、脂肪和蛋白质。脂肪是储备和提供能量效率最高的物质。同样重量的脂肪可提供糖类和蛋白质 2 倍以上的能量。

糖类家族

我们先介绍糖类家族。由于糖的分子式中包含若干个碳原子和若干个水分子，所以糖又被称为“碳水化合物”。实际上糖分子中并不包含完整、独立的水分子，只是氢原子和氧原子的比例恰好是 2∶1，如葡萄糖的分子式是 $C_6(H_2O)_6$。单从分子式上看，葡萄糖是由 6 个碳原子和 6 个分子水组成（图 1–4）。糖有许多种类，分为单糖、低聚糖、多聚糖、结合糖。在本书中糖和“碳水化合物”具有相同含义，两者在表述时经常进行互换。除了一些结构多糖和复合糖之外，糖在生命体内的主要作用就是提供能量。

单糖是构成糖类的基本单位，不能被分解成更小的单位，如葡萄糖、果糖、核糖、脱氧核糖。脱氧核糖核酸就是 DNA，是由磷酸、碱基、脱氧核糖组成的脱氧核苷酸聚合的生物大分子，是基本的生命遗传物质。

低聚糖又称寡糖，由 2～10 个单糖分子脱水缩合而成。具有营养意义的是双糖，两个单糖通过缩醛反应去掉 1 个分子水而形成。最常见的双糖是甘蔗和甜菜中的蔗糖，乳汁中的乳糖。

多聚糖又叫多糖，是由几百至几万个单糖分子缩合生成，化学通式为 $(C_6H_{10}O_5)_n$，最重要的多糖是动物体内的糖原、植物中的淀粉（图 1–7）和纤维素。

复合糖是糖的衍生物，是糖类与其他物质结合生成的具有独特功能的生物分子。糖类与蛋白质生成糖蛋白，是抗体、酶类和激素的成分。糖类与脂类生成糖脂，是细胞膜和神经组织的原料。糖类与碱基、磷酸结合形成核苷酸和脱氧核苷酸，分别是构成遗传物质 RNA 和 DNA 的原料。

食色性也，皆蛋白也

现在，我们简单介绍一下蛋白质。蛋白质是构成生命的物质基础，是构成细胞的基本有机物，是一切生命活动的主要承担者。蛋白质在人体中发挥着诸多功能：胶原蛋白在人体皮肤、脂肪、软骨等组织中发挥着结构支撑作用；血液中的血红蛋白负责运输氧气和

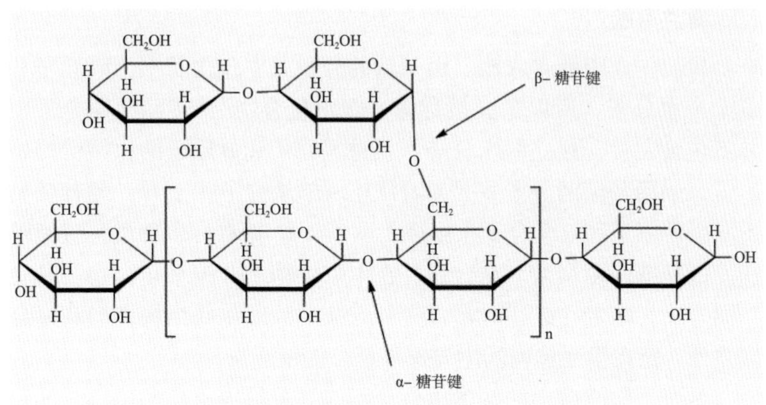

▲ 图 1–7 淀粉的结构式

葡萄糖分子之间通过缩醛反应形成大分子

二氧化碳；载脂蛋白负责搭载运输人体吸收的脂肪和胆固醇到达指定的位置；血液中还含有大量的免疫球蛋白对人体起到免疫保护作用；人体器官分泌的对多种功能进行调节的激素，如性激素和调节食欲的瘦素等都属于蛋白质。“食色性也，皆蛋白也”——人体内每时每刻都在发生的各种生物化学反应都需要蛋白酶的催化作用。可以说，没有蛋白质就没有生命。

生物大分子都有自己的基本构成单位。就像葡萄糖是构成淀粉和糖原的基本单位一样，蛋白质的基本构成单位是氨基酸。氨基酸的基本结构如图 1–8 所示，中间是一个碳原子，左边是一个氨基（$-NH_2$），右边是一个羧基（–COOH），中间的碳原子还连接一个氢原子和一个 R 基团。自然界中的蛋白质由 20 种氨基酸构成，正是这个 R 基团的变化决定了氨基酸的不同，也带来了蛋白质的千变万化。一个氨基酸的羧基与另一个氨基酸的氨基结合，失去一分子水，生成肽键。蛋白质就是由氨基酸按照这样的方式首尾连接起来形成长链。含有 2 个氨基酸的肽称为二肽，含有三个氨基酸的肽称为三肽（图 1–8），依此类推。一般把 2～10 个氨基酸组成的肽称为寡肽，11～50 个氨基酸组成的肽称为多肽，超过 50 个氨基酸组成

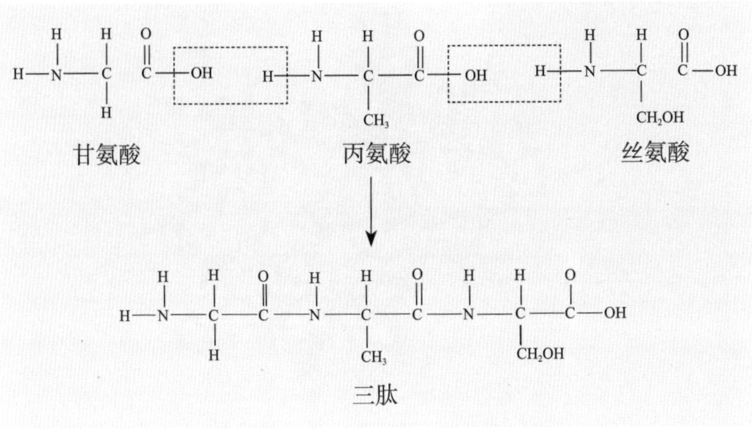

▲ **图 1–8** 氨基酸的结构（上）和由三个简单的氨基酸组成的三肽（下）

的肽称为蛋白质。

蛋白质共有四级结构。蛋白质的一级结构是组成蛋白质的氨基酸序列；二级结构是蛋白质长链的邻近区域按照什么样的方式进行折叠和盘绕，主要有 α 螺旋、β 折叠和无规则卷曲；三级结构是多肽链在二级结构的基础上进一步盘曲或折叠形成的三维空间结构，蛋白质的诸多功能与它的三级结构有关；四级结构是指当蛋白质具有两条或两条以上独立的多肽链时，各个多肽链之间通过次级键进一步结合形成的空间结构，此时每个具有独立三级结构的多肽链称为“亚基”。世界上第一个被研究清楚的蛋白质是胰岛素，对它的研究诞生了多个诺贝尔奖。胰岛素含有 51 个氨基酸，由 A、B 两个肽链组成。人胰岛素 A 链有 21 个氨基酸，B 链有 30 个氨基酸。A 链和 B 链通过两个二硫键相连。胰岛素在后文中会有详细描述，它的结构如图 1–9 所示。

蛋白质还有一种容易被忽略的功能，那就是在能量高度缺乏时为人体提供能量。蛋白质作为人体能量储备，一般不被轻易使用，只有在糖原、脂肪无法提供人体所需的能量时才会动员蛋白质供能。这类似于军队中的预备队，当前线吃紧时预备队就要顶上。

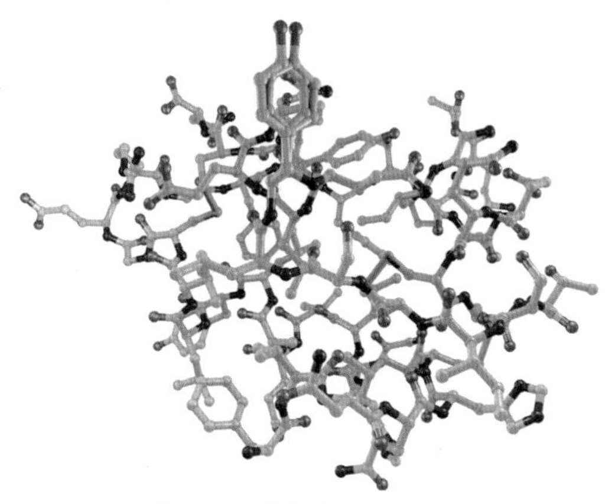

▲ 图 1–9　胰岛素分子结构模型

【科学小纸条】人体的三大能源储备

人体内有三大能源储备：糖原、脂肪、蛋白质。糖原是多聚葡萄糖，其结构与淀粉相似，是一种短期的能源储备。当人体剧烈运动时，糖原很容易被动员起来迅速分解为葡萄糖提供能量。糖原在有氧和缺氧的条件下都可以供能。人体的红细胞、脑细胞和其他神经组织严重依赖葡萄糖的氧化供能，这两点是脂肪无法比拟的。脂肪必须在有氧条件下进行氧化供能，但是脂肪的能量储存效率要远远高于糖原（超过 2 倍）。人在运动和饥饿的时候，首先动用的是糖原。饥饿一天一夜之后，糖原会被耗尽，开始动员脂肪。蛋白质是最后的能源储备，一般不轻易动用，只有在长期饥饿时，蛋白质才会分解成氨基酸提供能量。但是氨基酸在分解的时候会产生有毒的氨，机体需要对其解毒。

三大能源储备按照其提供能量的先后顺序和部署，糖原类似于军队里打先锋的尖刀部队，脂肪就是正规军大部队，蛋白质是最后顶上的预备队。

亲水性与疏水性

在对生物大分子的理解中，有一对非常重要的概念，那就是亲水性和疏水性，其在一定程度上决定着生物大分子的结构和功能。人体中水分含量约 70%，可以说，人体就是各种生物大分子浸泡在由水组成的汪洋大海中。巧合的是，地球表面也是约 70% 的区域被海水覆盖。

水的分子式是 H_2O，它的结构如图 1–10 所示。氧原子在中间，2 个氢原子在两边与氧原子通过共价键相连，2 个氢原子之间形成约 104.5° 夹角。由于氧原子对电子的吸引力比氢原子大，把氢和氧之间化学键形成的电子云拉向自己一边，于是在氧的一侧具有负电荷，氢的一侧具有正电荷，这叫水分子的“极性”。正是水分子这个微小的电荷差异创造了这个五彩缤纷的世界。在一杯水中有无数个水分子（18 克水含有 6.02×10^{23} 个水分子）。我曾经开玩笑说，一杯水有多少个水分子我看一眼就能算出来，误差不超过 10%。这些水分子靠着正负电荷之间的吸引形成氢键：一个水分子上带有负电荷的氧原子吸引旁边水分子上带有正电荷的氢原子，而这个被吸引的水分子上的氧原子又会吸引它旁边其他水分子上的氢原子，这样形成一个庞大的氢键网络（图 1–11）。

我们知道，自然界的物质大部分都是固体比液体重，水刚好相反。水在结冰时，原来流动状态的水分子被限制在一个固定的位置，与周边的水分子以氢键相连，每个水分子可以结合另外 4 个水分子，最终形成晶体。水在流动状态时水分子之间的氢键结合更加紧密，于是水的密度比冰大。水的密度是 1g/ml，冰的密度是 0.9g/ml。这就是造成“冰山一角”的原因，冰山有 90% 的体积藏在水面下。冰比水轻是极其重要的物理性质：冰

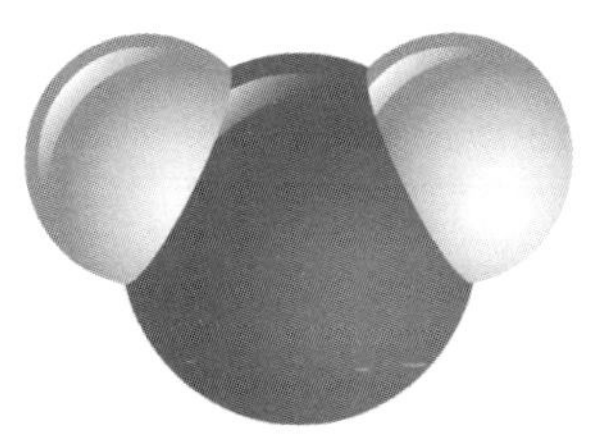

▲ 图 1–10　水分子结构模型
氧原子在中间，2 个氢原子在两侧形成约 104.5° 夹角。氧原子把与氢原子形成的电子云拉向自己，使得氧原子一侧带有负电荷，氢原子一侧带有正电荷

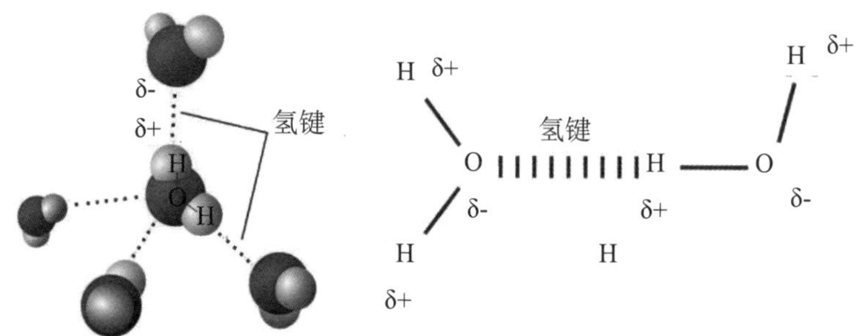

▲ 图 1-11　氢键示意图（左），氢键分子式（右）
氧原子带有负电荷，吸引周围氢原子的正电荷

浮在水面上，既保持了冰面下的水温，防止无限制结冰，又保护了水面下生物的存活。如果冰比水重，结成的冰就会沉在水底，上面的水会一直结冰，最终形成冰的世界，“白茫茫大地真干净”，地球上就不可能出现生命。

我们都知道油不溶于水，这是因为水是极性分子，而油是非极性分子。化学上把这种性质分别称为“亲水性”和“疏水性”，疏水性又叫“憎水性”或“亲油性”。当食盐溶于水时，氯化钠（NaCl）离解成带正电荷的钠离子（Na^+）和带负电荷的氯离子（Cl^-）分散在水中。有机分子如烷烃是由碳和氢组成的长链非极性分子，分子上没有分布不均的电荷，所以烷烃不溶于水，这就是为什么石油不溶于水的原因。有机物大分子中常常含有极性部分和非极性部分。如前所言，人体中的生物大分子都是“浸泡”在水的海洋中，非极性部分（疏水基因）常常互相抱团聚在一起，而把极性部分露在外面与水分子接触。

在蛋白质中，这些亲水和疏水的部分是决定蛋白质三级结构的重要因素。脂肪亦是如此。虽然脂肪酸中的羧基（-COOH）有一定的亲水性，但是由于脂肪酸往往有一条长长的疏水“尾巴”，羧基上的电荷不足以让脂肪酸溶解于水。脂肪酸与甘油结合成甘油三酯（人体脂肪的主要成分）之后极性变弱，更加不溶于水。

所以，脂肪在体内的运输必须借助能溶于水的物质作为载体，这就是载脂蛋白和乳糜微粒的作用。细胞内外充满了水，磷脂是构成细胞膜的主要成分。细胞膜是双分子层结构，疏水的长尾巴聚在一起在细胞膜的内部，亲水的头部在外面排成两面墙分别朝向细胞的内外方向。这样不仅利用疏水尾巴把细胞内外隔开，为细胞创造一个独立的环境，还可以通过调节细胞膜的流动性来控制细胞内外的物质交换。

理解了这些化学知识，我们就可以开始一步步揭开脂肪的神秘面纱。

脂肪的生物化学本质

“不识庐山真面目，只缘身在此山中。”我们对脂肪存有偏见，是因为没有对它全面的了解。现在请你不要局限于身上那颤颤的肥肉，你要站在一个更高的维度来认识脂肪。本书中所谈的脂肪是一个广义概念，可以称为“脂类”或“脂质”，是指生物体内一大类不溶于水（或微溶于水）但溶于有机溶剂的物质。脂类有许多种，它们是构成人体内分子、细胞、组织和器官的重要组成部分。我们平时所称的脂肪，其真实身份是常温下呈固体型式存在的脂类。

接下来，我们将从脂肪最基本的化学组成部分脂肪酸开始，层层解析各种脂肪的结构，让你逐步了解日常生活中经常听到或遇到的各种脂类物质的化学结构及其化学本质。

按照化学结构来划分，脂质可分为三大类：简单脂质、复合脂质、衍生脂质。

简单脂质，是指游离脂肪酸以及由游离脂肪酸和醇结合形成的酯类。日常生活中烹饪用的植物油是游离的脂肪酸，动物油脂大都是脂肪酸和甘油形成的甘油三酯。

复合脂质，是简单脂与其他成分结合形成的更复杂的分子。例如，与磷酸基团结合的称为磷脂，与糖基结合的称为糖脂。这两种复合脂是构成各种生物膜的主要成分，如细胞膜。

衍生脂质，如异戊二烯类脂，是从异戊二烯衍生而来，结构上可以剖析成若干个异戊二烯单位，主要包括萜、脂溶性维生素、类固醇。胆固醇是这一类脂质中最典型的代表。

脂肪酸：人体的能量战略储备

脂肪酸（fatty acid，FA）是构成脂类的基本物质。脂肪酸之于脂类，就像盖房子用的砖块一样。脂肪酸的基本结构由两部分组成，一端是羧基（–COOH），羧基后面是一条长长的尾巴。在软脂酸（属于常见的脂肪酸）分子结构中（图 1–12），左边的部分是羧基，它使得分子具有一定的酸性和一定的亲水性能，这也是它们之所以被称为脂肪酸的原因。羧基的右边是一个长长的由碳原子连接起来的长链，每个碳原子除了与两边的碳原子相连之外，还与两个氢原子相连，最右边的碳原子连接 3 个氢原子。这样的脂肪酸叫饱和脂肪酸，"饱和"的意思就是碳原子最大限度地结合了氢原子。

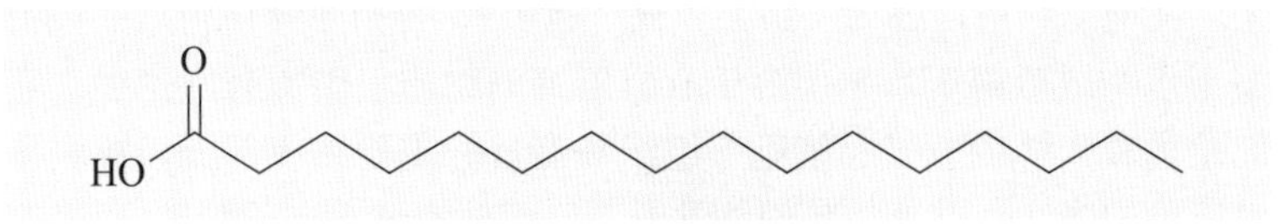

▲ 图 1–12　软脂酸的分子结构

图中每一个拐点处都是一个碳原子，分子中含有 16 个碳原子。最左边是羧基（–COOH），最右边是甲基（$-CH_3$），中间 14 个碳原子是亚甲基（$-CH_2-$）。除羧基外所有的碳原子都被最大量的氢原子占据，所以叫饱和脂肪酸

当不考虑羧基（–COOH）时，脂肪酸的长链结构，其实也是石油的主要成分——烃。石油是当今世界重要的能源提供者，同样地，脂肪酸（脂肪）是人体内重要的储备能量的物质，是高倍能量体。在人类的三种重要营养物质（糖类、蛋白质、脂肪）中，1 克脂肪在体内完全氧化后可以释放 38 千焦的能量，比 1 克葡萄糖或 1 克蛋白质所释放的能量多 2 倍以上。

脂肪酸中碳原子的数目很重要 [包含羧基（–COOH）中的那

个碳原子]，可以是偶数，也可以是奇数。脂肪酸的碳原子数越多，碳链越长，越容易形成固态脂肪。天然脂肪酸的碳原子数绝大多数是偶数。12 个碳原子的叫月桂酸，14 个碳原子的叫豆蔻酸，16 个碳原子的叫软脂酸，18 个碳原子的叫硬脂酸。在人体内脂肪酸经常与其他成分相结合形成更复杂的分子，也随之完成更复杂的功能。未与其他成分结合的独立的脂肪酸分子称为游离脂肪酸，在食用的植物油中很普遍。

不饱和脂肪酸：心脑血管守护神

前面说过了饱和脂肪酸，相对地，还有不饱和脂肪酸，即长链结构中含有碳碳双键的脂肪酸。

脂肪酸中碳原子的编号是从羧基（–COOH）中的碳原子开始，此为 1，依次类推。如图 1–12 中含有 16 个碳原子的软脂酸，羧基（–COOH）中的碳原子为 1 号，紧邻的是 2 号，末端的甲基碳原子是 16 号。

我们经常听到 ω3– 脂肪酸。ω（读作"欧米伽"）是希腊字母中的第 24 个，也是最后一个，因此这里的 ω 是从末端倒数的意思。ω3– 脂肪酸是指如果从长链末端的甲基碳（ω–碳）开始编号，在 3 号位上有双键，即 C3 与 C4 之间是双键。不饱和脂肪酸中碳碳双键的数量可以不止一个，两个双键之间常常有一个亚甲基（$–CH_2–$）存在，所以，不饱和碳碳双键的位置常常是 ω3、ω6、ω9。

生活中，会与我们发生纠缠的几种不饱和脂肪酸包括 ALA（α– 亚麻酸）、EPA（二十碳五烯酸）、DHA（二十二碳六烯酸）。这些都是人体内必需的多元不饱和脂肪酸。20 世纪 70 年代开始，科学家发现居住在格陵兰岛的因纽特人因常年食用富含 ω3– 脂肪酸的鱼类而很少患有心血管疾病。进一步研究证实，ω3– 脂肪酸具有降低血脂、舒张血管、抗炎症、抗血栓、抗动脉粥样硬化形成等多种功效，经常食用可以显著降低罹患心脑血管疾病的风险。因此，深海鱼油也成为深受欢迎的保健品，而 EPA 是鱼油中的主要成分之一。

DHA（图 1–13）经常被俗称为“脑黄金”，可以优先被脑组织吸收，参与到脑细胞和视网膜细胞膜上的磷脂分子上，是一类对人体极为重要的多不饱和脂肪酸。

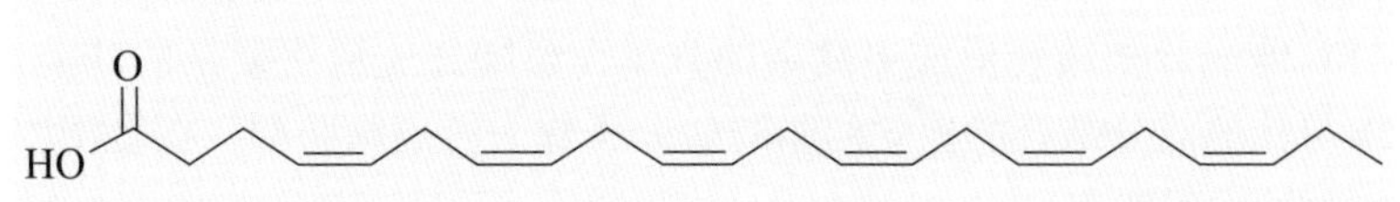

▲ 图 1–13　DHA 的分子结构

DHA 是二十二碳六烯酸，分别在 4、7、10、13、16、19 号碳原子上有碳碳双键。如果从末端（右端）开始算，则是（ω3、6、9、12、15、18）多元不饱和脂肪酸

【科学小纸条】产品标签上常见的 ω3– 脂肪酸是什么？有好处吗？

脂肪酸分子是一类由碳原子连接起来的长链结构，一端是羧基（–COOH），一端是甲基（$-CH_3$）。脂肪酸分子中碳原子的编号从羧基开始是 1 号，甲基碳原子是最后一个。ω 是希腊字母的最后一位，因此 ω3 就是从最后一个碳原子开始数第 3 个碳原子上有碳碳双键的意思。

对 ω3– 脂肪酸的研究起点，是发现了因纽特人很少得心血管类疾病，而鱼类是因纽特人重要的食物来源。ω3– 脂肪酸有很多种，其中最重要的两种 EPA 和 DHA 最早在鱼类中发现。ω3– 脂肪酸能降低血浆中胆固醇、甘油三酯、LDL（坏胆固醇）、VLDL，增加 HDL（好胆固醇），具有舒张血管、抗炎症、抗血小板聚集、抗血栓、抗动脉粥样硬化等作用，因此经常食用 ω3– 脂肪酸能够降低血脂、预防心脑血管疾病。

不是所有的不饱和脂肪酸都对身体有好处。ω6– 脂肪酸能促发炎症，并且在脑细胞的细胞膜中与本该大量存在的

ω3-脂肪酸竞争位置，因此对身体有害，提高心血管疾病的风险。反式不饱和脂肪酸在自然界中很少见，但是在高温加热的植物油、反复加热的烹炸油、工业加工的氢化植物油中大量存在。反式脂肪酸对身体有诸多危害，如诱发炎症；升高血液中甘油三酯和坏胆固醇，降低好胆固醇，诱发心血管疾病；进入细胞膜，损害细胞功能；与癌症、阿尔茨海默病、糖尿病等有着明显的相关性。因此我们要少吃反复油炸的食品，炒菜时要热锅凉油，先把锅烧热再加入烹饪油，就是这个道理。

坏的脂肪：反式不饱和脂肪酸

饱和脂肪酸的长链结构有一定柔韧性，碳链在一定范围内可以旋转和扭曲。不饱和脂肪酸中的碳碳双键，则是一个刚硬结构，不可旋转。在双键两侧，如果与碳原子相连的另外两个碳原子在双键碳原子的同一侧，则为顺式不饱和脂肪酸（简称顺式脂肪酸），反之就是反式不饱和脂肪酸（简称反式脂肪酸，图 1-6）。天然不饱和脂肪酸多为顺式，反式脂肪酸在自然食品中含量很少。多种顺式脂肪酸如前文提到的 ALA、EPA、DHA 能起到舒张血管、抗炎症、预防心血管疾病等作用，是人体的必需脂肪酸。然而，随着食品工业的发展，为了方便富含多元不饱和脂肪酸的植物油的保存和运输，会将植物油进行加氢反应。经过加氢反应后的氢化植物油含有较多的反式脂肪酸。日常烹调中的油炸和煎烤也容易将植物油中的顺式脂肪酸转变成为反式脂肪酸。反式脂肪酸能升高低密度脂蛋白胆固醇（坏胆固醇），降低高密度脂蛋白胆固醇（好胆固醇），增加心血管疾病的风险，这是近百年来肥胖症和心脑血管疾病飙升的重要因素之一。

食品工业的发展虽然为人们带来了丰富的食品，却在不经意间制造了有害的物质。这种危害经过几十年的时间才逐渐被人们认知。这真是一场本不该发生的误会！

【科学小纸条】为什么烹饪时不能让油温过高？

厨房用的烹饪油大多是富含多元不饱和脂肪酸的植物油，没有经过加氢处理。在高温加热的过程中，顺式的碳碳双键会打开，形成带自由基的碳碳单键，围绕着两个碳原子之间的中心轴进行旋转。当旋转到 180° 时会重新形成碳碳双键，产生对身体有害的反式脂肪酸。炸油条时反复加热的植物油会发生氧化反应，产生多种氧化产物，如反式脂肪酸、醛类、降解的甘油三酯等，可在锅底堆积成泥状物，对人体危害很大。

甘油三酯：颤巍巍，肥嘟嘟

甘油三酯也属于简单脂，它就是我们身上那些肥嘟嘟、一碰就颤抖的脂肪。事实上，生活中烹饪用的植物油，都属于游离脂肪酸；而动物油脂大部分是以甘油三酯形态存在的。一个甘油分子含有 3 个碳原子，每个碳原子上结合一个羟基，每个羟基与一个脂肪酸的羧基结合，形成一个酯键。

如果一个甘油分子结合一个脂肪酸，叫作单酰甘油；结合两个脂肪酸的叫作二酰甘油；结合三个脂肪酸的叫作甘油三酯，又称为三酰甘油。这样，一个甘油分子最多可结合三个脂肪酸。这三个脂肪酸可以相同，也可以不同，分别用 R_1、R_2、R_3 表示。动物油脂中主要包含的就是甘油三酯，我们身上肥颤颤的脂肪也是甘油三酯。甘油和甘油三酯的结构见图 1–14。甘油三酯分子类似于一个三叉戟或者天线的形状。

磷脂：细胞膜的砖瓦

如果把甘油三酯中的 $-COOR_3$ 用磷酸基团来替代，就得到了甘油磷脂。磷脂属于复合脂，它的分子结构见图 1–15。在磷脂分子中两个长链结构（$-COOR_1$ 和 $-COOR_2$）可以看成两条排斥水的长尾巴（疏水基团），甘油端加上磷酸基团是亲水部分。你可以把磷脂分

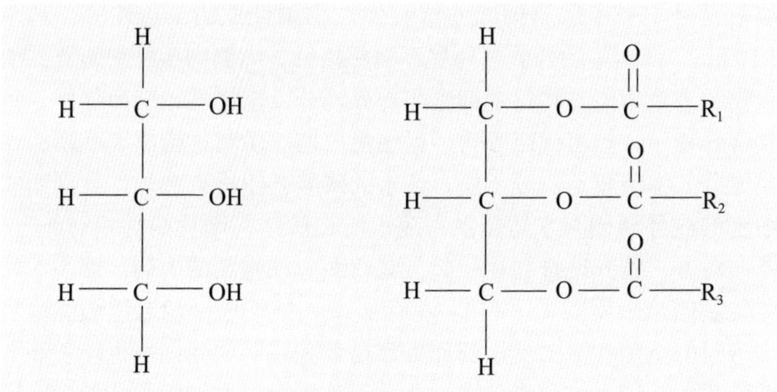

▲ 图 1–14 甘油的分子结构（左），甘油三酯的分子结构（右）

甘油的分子结构是三个碳原子分别连接一个羟基（-OH）。甘油三酯的分子结构是每个羟基通过一个酯键结合一个脂肪酸，形状像三叉戟。身体内的脂肪绝大部分是甘油三酯，又称为三酰甘油

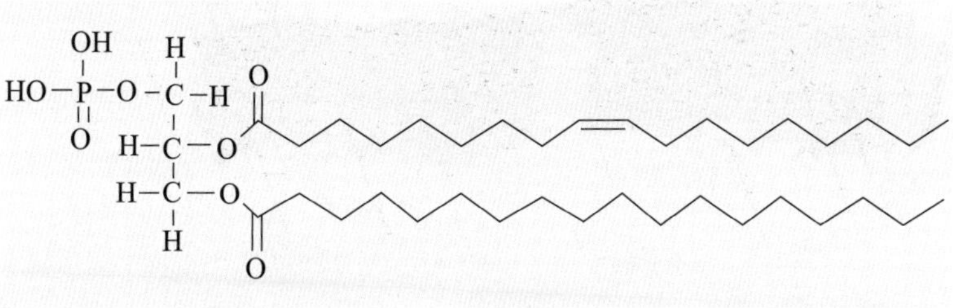

▲ 图 1–15 磷脂的分子结构

左边是一个亲水的头部，右边有两个长长的疏水尾巴。磷脂是构成细胞膜的主要成分。在这个磷脂分子中，下面的脂肪酸是饱和的含有 18 个碳原子的硬脂酸；中间的脂肪酸是含有一个双键、18 个碳原子的 ω9- 不饱和脂肪酸

子想象成一个带有两条尾巴的蝌蚪，头部是亲水基团，两条尾巴是疏水基团。磷脂是构成所有生物细胞的细胞膜的主要成分，没有磷脂就没有动物细胞。

人体有 40 万亿～60 万亿个细胞，每个细胞都被细胞膜包裹。

细胞膜是主要由磷脂构成的富有弹性和柔韧性的半透性膜，膜厚7～8nm。细胞膜的外侧与外界环境相接触，内侧则接触细胞质。细胞膜的主要功能是将每个细胞与外界隔开，选择性地交换物质，吸收营养物质，排出代谢废物，运输蛋白质。磷脂是构成细胞膜的主要成分。细胞膜是双分子层，亲水的磷酸基团排列在外，分别朝向细胞的内外两侧与水质接触；疏水的长链结构则从两侧相对而行，伸向对方，整齐地排列在一起，双双面向细胞膜的内侧，被亲水的磷酸基团与水质隔开（图 1–16）。碳碳长链结构中的双键能够增加细胞膜的空隙和流动性；到处贯穿在细胞膜中的胆固醇也能够调节细胞膜的空隙大小和流动性，从而调节细胞透过细胞膜与外界的物质交换。

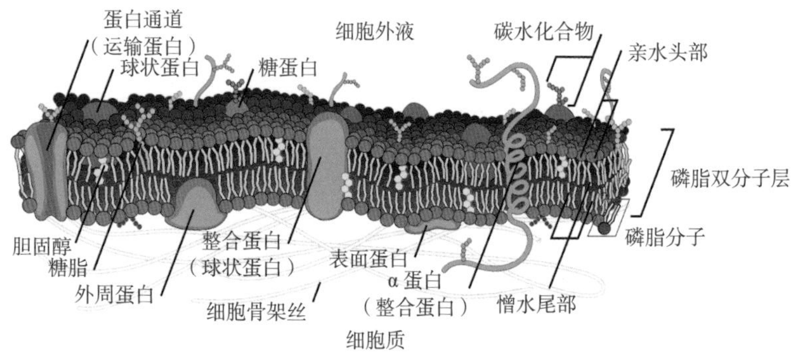

▲ 图 1–16　细胞膜结构

这是一个双分子层结构：疏水基团的长尾巴（图 1–15 中右边那两条长长的脂肪酸）聚在一起朝向细胞膜内侧，亲水基团（图 1–15 中左边的基团）集体朝向细胞膜的外侧，与水溶性环境接触。细胞膜上镶嵌着各种蛋白与外界进行信号传递。胆固醇在细胞膜内调节细胞膜的流动性，方便细胞与外界进行物质交换

另一种重要的磷脂是鞘磷脂。如果用神经鞘氨醇代替甘油，就得到鞘磷脂。鞘磷脂也是生物膜的重要组成部分，它在动物的神经组织中，尤其是在髓鞘里含量较高。

此外，还有一类重要的复合脂——糖脂，是通过糖类的半缩醛羟基与脂质以糖苷键连接而成的糖缀化合物，其主要功能也是参与细胞膜的构成以及参与细胞之间的通信。这里就不多说了。

【科学小纸条】卵磷脂是什么，它有什么好处？

如果磷脂中的磷酸基团连接的是胆碱，得到的磷脂叫作磷脂酰胆碱，就是我们常说的卵磷脂（图 1–17）。卵磷脂是 1844 年从蛋黄中发现的，又名蛋黄素。它是生命的基础物质，存在于每一个细胞之中，更多集中在神经系统、血液循环系统、免疫系统，以及脑、肝、心、肾等重要器官。多种动植物都含有卵磷脂，含量较高的是大豆、蛋黄和动物肝脏。

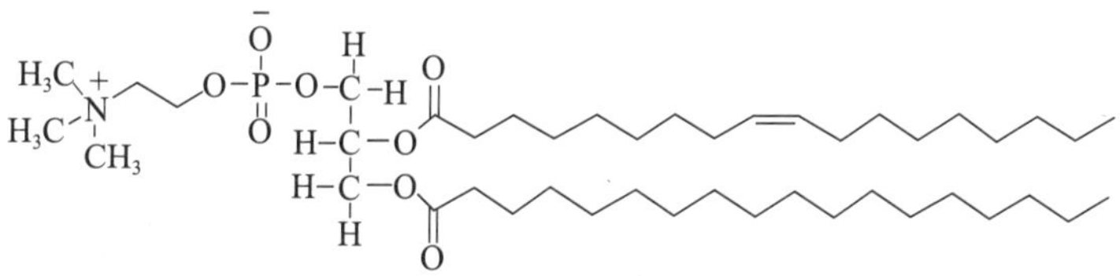

▲ 图 1–17 卵磷脂的分子结构

在磷脂分子的基础上，磷酸基团与胆碱连接

卵磷脂是人体内非常重要的营养物质，具有以下几大功能。

✓ 有益大脑。脑神经细胞中卵磷脂的含量占其质量的 17%～20%。乙酰胆碱是大脑内的一种信息传导物质，因此卵磷脂可以提高脑细胞的活性化程度，促进大脑神经系统与脑容积的增长发育，提高记忆与智力水平，也可以预防阿尔茨海默病的发生。

✓ 保护心脏。有效调节胆固醇在人体内的含量，预防高血脂和冠心病的发病率。

✓ 预防心血管疾病。卵磷脂具有乳化、分解油脂的作用，可增进血液循环，清除血液中的脂质和过氧化物，减少脂肪在血管壁内的滞留时间，促进动脉粥样硬化斑块的消散，可预防和治疗动脉硬化。

✓保护肝脏。降低血液中胆固醇及中性脂肪的含量，保护肝脏，预防脂肪肝，促进肝细胞再生，防止肝硬化。

✓糖尿病患者的营养品。补充卵磷脂可以增强胰脏功能，促使其分泌胰岛素，减轻糖尿病的病情。

✓预防和化解胆结石。胆结石约90%是由胆固醇组成。卵磷脂是胆汁的重要成分，它可以分解、吸收胆固醇，使胆汁中的胆固醇保持液体状。所以，每天吃一定量的卵磷脂可以有效预防胆结石，对已形成的胆结石起到化解作用。

✓柔润皮肤。卵磷脂是人体每一个细胞都不可缺少的物质。如果缺乏了，就会降低皮肤细胞的再生能力，导致皮肤粗糙，容易出现皱纹。适当摄取卵磷脂，皮肤的再生活力就可以得到保障。

胆固醇：生命能量的卷帘大将

第三类重要的脂质，是异戊二烯类脂，主要包含各种萜类、脂溶性维生素、类固醇。其最重要的代表莫过于胆固醇，其分子结构见图1–18。

胆固醇也是人体内一种重要脂类，主要有三种功能。

第一，构成细胞膜。胆固醇是构成细胞膜的重要成分，胆固醇贯穿在细胞膜中，可以增加细胞膜之间的空隙及大小。胆固醇借此来调节细胞膜的流动性，以及调节各种小分子穿越细胞膜进行细胞内外物质交换的能力。如果没有胆固醇的调节，人体的细胞膜就像一堵墙壁，阻挡着细胞所需的各种物质的进出。可以说，胆固醇是细胞与外界进行物质和能量交换的“卷帘大将”。

第二，形成胆酸。胆汁产生于肝脏而储存在胆囊内，释放进入小肠，与被消化的脂肪混合。胆汁的功能是将大颗粒的脂肪变成小

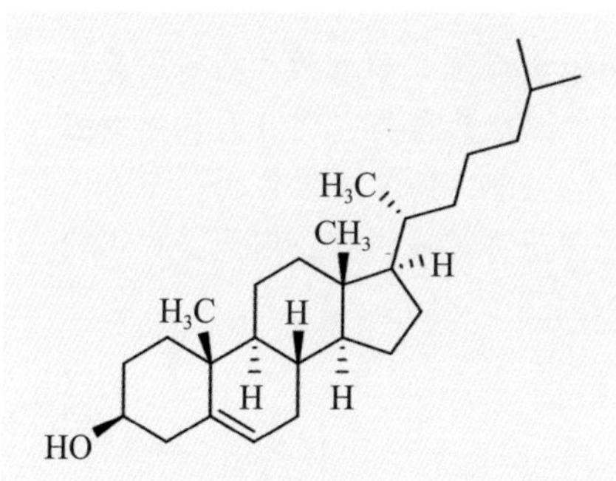

◀ **图 1-18 胆固醇的分子结构**
除了唯一的那个羟基具有亲水性之外，其余部分都是疏水性质，因此胆固醇的疏水性强，在体内的运输需要载脂蛋白的帮助。众多胆固醇分布在细胞膜中，调节细胞膜之间的空隙，方便细胞内外的物质交换

颗粒，使其易于被小肠中的酶作用。

第三，合成激素。激素是协调不同细胞代谢作用的化学信使，参与机体内各种物质的代谢，对维持人体正常的生理功能十分重要。人体的肾上腺皮质和性腺所释放的各种激素，如皮质醇、醛固酮、睾酮（雄激素）、雌二醇（雌激素）及维生素 D 都属于类固醇激素，他们的前体物质就是胆固醇。

人们常把胆固醇等同于有害物质，如临大敌，其实不然。我们同样可以说，没有胆固醇，就没有生命。在医学领域，胆固醇也是临床生化检查的一个重要指标。正常情况下，机体在肝脏中合成的胆固醇和从食物中摄取的胆固醇，将被转化为甾体激素或成为细胞膜的组成部分，使得血液中胆固醇的浓度保持恒定。当肝脏发生病变时，胆固醇浓度会降低；而在黄疸性梗阻和肾病患者体内，胆固醇浓度常常会升高。

【科学小纸条】多吃鸡蛋导致胆固醇升高？

鸡蛋由于营养丰富、美味可口、烹制简单而广受欢迎。但我们经常能听到老一辈说，鸡蛋不能多吃，因为里面胆固醇含量高，容易引起心脑血管疾病。其实这是一个认知误区，为了减少胆固醇的摄入而少吃鸡蛋是得不偿失的。一枚鸡蛋含有约220mg胆固醇和700mg卵磷脂。胆固醇和卵磷脂是人体内必不可少的物质，每一个细胞都需要它们。人体内的胆固醇60%~70%来自肝脏合成，20%~30%来自饮食。正常人在胆固醇水平过高时身体会自动将其代谢掉。因此，你下次再吃鸡蛋时，可不要有心理负担。

好胆固醇，坏胆固醇

胆固醇在血液内分为高密度脂蛋白胆固醇和低密度脂蛋白胆固醇两种。低密度胆固醇如果偏高，患冠心病的危险因素会增加，我们通常称低密度胆固醇为“坏胆固醇”。

血液中的胆固醇绝大多数是以脂蛋白的形式存在，包括高密度脂蛋白、低密度脂蛋白、中密度脂蛋白、极低密度脂蛋白，日常表达时习惯省略掉“胆固醇”三个字。与胆固醇结合的蛋白质，叫作脱辅基脂蛋白，又称载脂蛋白，具有脂质转运、配体识别和结合、激活或抑制酶的活性、脂蛋白残体清除等功能。

低密度脂蛋白可以被氧化成氧化低密度脂蛋白。当低密度脂蛋白，尤其是氧化低密度脂蛋白在血液中的含量超标时，它携带的胆固醇容易沉积在心脑等部位血管的动脉壁上，逐渐形成动脉粥样硬化性斑块，阻塞相应的血管，引发冠心病、脑卒中和外周动脉病多种疾病。

高密度脂蛋白胆固醇（HDL）对血管有保护作用，我们称它为“好胆固醇”，它有以下几种好处。

✓ HDL是医学界公认的“血管清道夫”。它可将血液中多余的胆固醇和血管壁上沉积的胆固醇等脂质垃圾转运到肝脏，处理分解成胆酸盐，通过胆道排泄出去。HDL能增强血脂代谢能力，保持血管畅通，使血管更清洁。高水平的HDL胆固醇能显著降低心脑血管病的危险。

✓ HDL 具有抗氧化作用。它能保护低密度脂蛋白不受氧化，减轻低密度脂蛋白对血管内皮细胞的破坏，减轻冠心病的诱因。若低密度脂蛋白被氧化，易形成血垢，致使动脉血管发生粥样硬化，是诱发冠心病的重要危险因素之一。

✓ HDL 具有抗动脉硬化因子。高密度脂蛋白能够将沉积在血管壁的脂质斑块破碎并携带出血管壁，恢复血管内皮细胞功能，修复血管内膜的破损，消退动脉硬化斑快，恢复血管弹性。

简说脂肪代谢

先说明，这里不是要彻底讲清楚脂肪代谢。要想把这个过程写清楚，我们可能要再写一本书——关于脂肪代谢的过程，以及这个过程中都发生了哪些化学变化，估计读者都要睡着了，或者匆匆翻两页就束之高阁。但是，我猜你会对以下几个问题感兴趣。如果是，不妨读下去。

当你吃进一滴油，它在你的身体里发生了什么？
你吃进去的油，如何转变成你肚子上的油？
你肚子上的油，如何为你提供一天所需的能量？
你血液中流淌的油脂太多了为什么不好？

只有对脂肪的代谢过程有一定了解，才能对肥胖、减肥的奥秘以及肥胖所引起的各种疾病有更深入的理解。

人体的新陈代谢是个极其复杂的过程，其复杂程度远超想象。从生物化学的角度来看，这些无比复杂的生命活动被极其严密的程序所操纵。生命活动就是在这样早就设定好的精密程序的支配下高效地运转着。

脂肪最重要的生理功能是储存和供应能量。不仅饮食时摄入的脂肪能被储存起来，人体摄入的过量糖类和蛋白质，也能在生物酶的作用下转变成脂肪储存下来。反之，有需要时，脂肪也可以在生物酶的作用下，经过一系列生物化学反应，转变成氨基酸和葡萄糖，分别供应蛋白质和糖类合成。

这里只介绍我们摄入的脂肪如何转变成体内脂肪，以及体内脂肪如何进行生物燃烧提供能量的简单过程。至于人体如何消化糖和蛋白质，如何在体内合成它们，不是本书讨论的内容。

一滴油的生命旅程

现在，假设你吃了一口肥肉，无论是猪、牛、羊、鸡、鸭、鹅的肥肉，首先入口的都是甘油三酯。脂肪的吸收与糖类和蛋白质截然不同。糖和氨基酸都是水溶性的，可被直接吸收，而脂肪不溶于水，需要借助外力吸收，提供这种外力的是胆汁酸。胆汁酸是胆固醇的衍生物，在肝细胞内合成，先转移到胆囊，再分泌到消化道。胆汁酸是一种两性分子，既有亲油基团，能与脂肪分子结合，又有亲水基团，能溶解于水。在胆汁酸的作用下，大脂滴被分散成小脂滴，这个过程称为乳化。

甘油三酯在小肠上段经过胆汁酸的乳化作用后，在多种酶的作用下，水解为甘油和脂肪酸。参与脂肪水解的脂肪酶有 3 种，分别是舌脂肪酶、胃脂肪酶、胰脂肪酶。

脂类的吸收包含两种情况：短链和中链脂肪酸构成的甘油三酯（分子量小）经乳化后即可吸收直接进入肠黏膜细胞，吸收后在肠黏膜细胞内水解为甘油和脂肪酸，经由门静脉进入血液循环。长链脂肪酸构成的甘油三酯（分子量大）在肠道分解为长链脂肪酸和甘油一酯，吸收后在肠黏膜细胞内再合成甘油三酯，与载脂蛋白、胆固醇等结合成乳糜微粒（图 1–19），最后经淋巴进入血液循环。乳糜微粒是一个由单层磷脂分子包裹起来的球体，亲水基团向外，疏水的长链结构向内，与甘油三酯和胆固醇等脂质结合形成疏水内部。球的表面是亲水的磷酸基团，把不溶于水的甘油三酯和胆固醇包裹

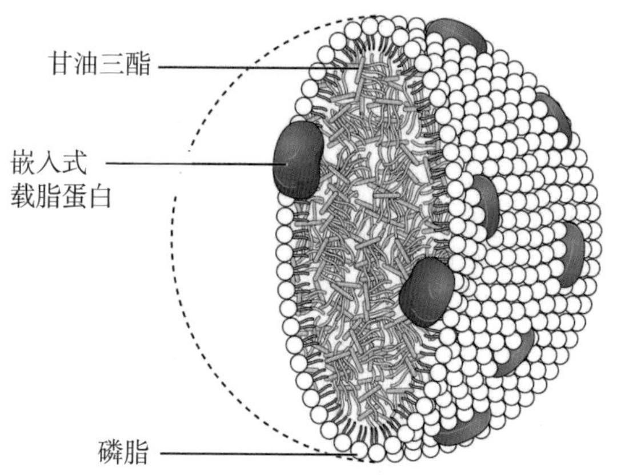

▲ 图 1–19 乳糜微粒的结构

单层磷脂分子的长链疏水基团向内与甘油三酯和胆固醇结合，亲水基团向外与水环境接触。不溶于水的油脂和胆固醇通过这种方式在人体的水环境内进行转运

在内与水环境隔绝。其他几种脂蛋白如低密度脂蛋白的结构在外观上与此类似，只是内部所含的甘油三酯和胆固醇的含量不同，表面的载脂蛋白的类型也不同。

乳糜微粒在小肠上皮细胞形成后，经由淋巴系统和血液循环运送至机体组织，在脂蛋白脂肪酶的作用下，内部的甘油三酯水解为游离脂肪酸和单酰甘油被体细胞吸收，进行氧化供能。乳糜微粒的体积逐渐缩小，最终蜕变成残体被肝细胞吸收。

由此可见，吃进去的脂肪在肠道部分就可以被分解吸收，并被转运到各种体细胞进行氧化供能，或者转运到脂肪细胞内堆积起来。没有被体细胞完全吸收的部分随着乳糜微粒残体进入肝脏，在肝脏内被重新利用合成脂肪，组装成极低密度脂蛋白进入血液循环。

肝、脂肪组织、小肠是合成脂肪的重要场所。在肝细胞内，在多种酶的作用下，分别将游离的甘油、脂肪酸进行活化，然后把脂肪酸通过缩合反应一个一个分别添加到甘油分子上，先后形成单酰甘油（加上 1 个脂肪酸）、二酰甘油（加上 2 个脂肪酸）、三酰甘油（加上 3 个脂肪酸）。在肝脏内合成的甘油三酯需要与载脂蛋白、胆固醇等结合成极低密度脂蛋白，进入血液循环运送到肝外组织进行储存或加以利用。甘油三酯是构成脂肪的主要成分，若肝内合成的甘油三酯不能及时转运，会形成脂肪肝。

脂肪代谢的主要标志物有甘油三酯、磷脂、胆固醇、血浆脂蛋白四类脂质，整个过程受胰岛素、胰高血糖素、饮食营养、体内生化酶活性等复杂而精密的调控，转变成身体各种生化反应所需要的物质成分。

胆固醇的代谢对人体的健康有着重要影响。胆固醇合成和代谢的主要场所是肝细胞，其他细胞虽然也能合成胆固醇，但是所得到的量太少，不能满足自身需求，需要从肝细胞中得到补充。人体中存在 3 条转运胆固醇的路线：①从食物中获取的胆固醇转运到肝细胞；②将肝细胞中的胆固醇转运到肝外细胞进行利用；③将肝外细胞多余的胆固醇运回肝细胞。

其中第 3 条也被称为胆固醇的逆向转运。由于胆固醇不溶于水，只能与载脂蛋白结合在一起形成脂蛋白才能在血浆中进行转运。

血浆中的脂蛋白按照密度从低到高的顺序来排列，分别是乳糜微粒（chylomicron，CM）、极低密度脂蛋白（very low density lipoprotein，VLDL）、中密度脂蛋白（intermediate density lipoprotein，IDL）、低密度脂蛋白（low density lipoprotein，LDL）、高密度脂蛋白（high density lipoprotein，HDL）。

乳糜微粒，来源于小肠上皮细胞，是脂肪在小肠部位被消化吸收之后与载脂蛋白和胆固醇形成的一个复合结构，它的功能是将从上皮细胞吸收的甘油三酯进行血浆内运输。

极低密度脂蛋白，来源于肝细胞，在肝细胞内形成后直接进入血液，此时它含有高比例的脂肪（55%）和一定比例的胆固醇及胆固醇酯（25%）。极低密度脂蛋白在身体内游走和物质交换的过程中逐步衍生出中密度脂蛋白和低密度脂蛋白。极低密度脂蛋白转变成中密度脂蛋白时脂肪比例已经下降到 20%，胆固醇升至 40%。中密度脂蛋白转变成低密度脂蛋白时脂肪比例下降到 5%，胆固醇上升至 50%。

低密度脂蛋白，也就是“坏胆固醇”，是导致动脉粥样硬化的重要元凶。其发展过程是：低密度脂蛋白沉积在血管内皮，随着时间的推移而被氧化。氧化的低密度脂蛋白引来巨噬细胞。巨噬细胞因吞噬低密度脂蛋白而充满脂质，形成泡沫状物质，死亡后在血管壁释放出大量脂质。在细胞因子的趋化作用下，平滑肌细胞覆盖在脂质上，越积越大，并吸引新的巨噬细胞前来降解。帽状结构破裂暴露出内部的胶原和脂质，吸引血小板在此聚集凝血，血管随时就有堵塞和破裂的危险。如发生在冠状动脉，就容易导致心肌梗死；如发生在脑部，就可能引起脑卒中。这就是引起心脑血管疾病的最重要原因。能有效抑制低密度脂蛋白氧化的抗氧化剂，有预防心肌梗死和脑卒中的功效。

高密度脂蛋白，来源于肝细胞和小肠上皮细胞，它的功能是将血液中的胆固醇带回肝脏进行回收，能有效预防心脑血管疾病的发生，因此又称为“好胆固醇”。

养兵千日：脂肪如何提供能量

脂肪的主要功能是储存和提供机体运行所需要的能量。人体饮食摄入的物质如糖分、蛋白质和脂肪，多余部分可以被用来合成脂肪酸储存能量。那么，所谓“养兵千日，用兵一时”，脂肪是如何为人体提供能量的呢?

人体内的脂肪，主要成分是甘油三酯，以脂滴的形式存在于脂肪细胞中。人在饥饿状态下，身体接受指令，胰高血糖素和肾上腺素进入脂肪细胞，促进脂肪水解，产生游离的甘油和脂肪酸。经水解后释放出来的游离脂肪酸通过自由扩散进入血液循环，与血浆中的白蛋白结合。白蛋白的作用是与血液中溶解性能不好的中、长链脂肪酸结合，带领它们到达骨骼肌、心肌、肝等组织细胞内进行氧化分解并提供能量。

脂肪酸的氧化分解是通过 β- 氧化，每次从长链上脱落两个碳原子形成乙酰辅酶 A。乙酰辅酶 A 是直接参与氧化反应提供能量的物质。脂肪酸通过 β- 氧化供应能量的效率要高于葡萄糖。例如，含有 12 个碳原子的饱和脂肪酸分子完全氧化时可以产生 78 个三磷酸腺苷（adenosine triphosphate，ATP；又称腺苷三磷酸）分子。ATP 是生物体内提供生物能量的最直接单位，可以理解为身体内的能量货币。而同样含有 12 个碳原子的 2 个葡萄糖分子完全氧化时则产生 60～64 个 ATP 分子。

代谢是一个极其复杂的生化过程。在脂质代谢的过程中产生的某些中间产物也是糖和氨基酸代谢的中间产物。当形成此中间产物之后，人体有一套信号和控制系统对此中间体进行调度，根据人体的不同需求决定中间体下一步的反应方向。

【科学小纸条】跑 100 米和跑马拉松的耗能有什么不同？

100 米的世界纪录是 9 秒 58，是由牙买加运动员博尔特在 2009 年田径世锦赛上创造的。马拉松全程为 42.195km，世界纪录是 2 小时 01 分 09 秒，是由肯尼亚名将埃鲁德·基普乔格在 2022 年的柏林马拉松赛上创造的。那么对于 9 秒 58 的全速奔跑和 2 小时多的漫长赛程中，身体是如何供能的，有什么差别？

身体内直接提供能量的物质是 ATP。人体所有的活动，包括肌肉运动、大脑思考、肠胃蠕动都需要 ATP 来直接供能，因此 ATP 又被称作能量货币。ATP 失去一个磷酸基团变成腺苷二磷酸（ADP），释放一个高能磷酸键来供能。ADP 通过其他途径获得一个磷酸基团来补充 ATP，这些其他途径就是从糖类、脂肪、蛋白质等的生物氧化来供能。

100 米赛是短时间内的剧烈运动，属于无氧运动，主要靠磷酸原系统（ATP-CP 系统）来供能。人体内的能量供应就像一场接力赛跑。起跑后，第一棒是消耗肌肉内的 ATP，这个过程持续不到1秒。第二棒靠CP即磷酸肌酸供能，CP是存在于肌浆中由肌酸合成的高能磷酸化合物，在酶的作用下将磷酸传递给ADP，迅速合成ATP，继续由ATP供能。这个过程可持续6～8s。第三棒也是最后一棒的能量则由葡萄糖通过糖酵解反应产生的ATP供能，最终抵达终点，整个过程不需燃烧脂肪。

马拉松是低强度长时间的耐力项目，属于有氧运动。运动员首先消耗肌肉内的ATP和CP，这是第一棒。当ATP-CP系统枯竭时，使用糖类系统进行供能。糖原是由葡萄糖分子连接起来的高度分叉的大分子，可以从多个节点迅速水解出葡萄糖提供能量，这是第二棒。当糖原耗竭时，机体动员脂肪参与有氧反应来提供能量，这是第三棒。

脂肪是能量的战略储备，当机体的葡萄糖和糖原被使用接近枯竭时，机体才通过燃烧脂肪来供能。因此，通过锻炼来达到减肥的目的，一定要一次坚持足够长的时间才能燃烧脂肪。

读到此，你是否已经发现本书的许多与众不同之处？这不是一本读起来味同嚼蜡的教材！文中有许多有趣的知识！

你是否对以前的许多疑问有一种恍然大悟的感觉？

我们身上的脂肪原来跟石油类似，都是由碳氢分子链所组成，怪不得大家都叫“油”！原来都是提供能量的物质！

脂肪不溶于水原来是因为它分子中的碳氢链有憎水性！

我们常听说的ω脂肪酸，ω原来有倒着数的含义！

我们平时所惧怕的胆固醇原来在身体内还有这么重要的作用，竟然是组成细胞膜的成分，每个细胞都离不开它！

我们吃进肚子的不溶于水的油在身体内原来是搭乘着能溶于水的蛋白质进行运输的！

我们身体所需的能量原来是先消耗糖、再消耗脂肪、最后消耗蛋白质来供能的！

随着后面的章节在你面前一页页展开，你会发现更多有趣的知识和故事在等着你。

Chapter 2 脂肪在哪里

内脏脂肪是健康的巨大威胁

在第 1 章，我们从分子的微观层面解读了脂肪的物质构成。如果再放大一个维度，构成我们身体的脂肪组织又是如何建造而成的？脂肪组织是由什么构成的？脂肪细胞的结构呢？脂肪酸在脂肪细胞内是如何聚集的？脂肪细胞都有哪些种类，都有什么作用？

脂肪的主要功能是储存和供应人体活动所必需的能量，还有保护内脏器官、参与内分泌等功能。只有熟悉脂肪组织的结构，才能更好地了解脂肪的功能，以及其背后的科学原理。

脂肪组织的结构

脂肪组织是一种结缔组织，大量脂肪细胞聚集在疏松结缔组织中形成脂肪组织。脂肪细胞沿着小血管呈单个或成群分布，被薄层疏松结缔组织分隔成多个小叶（图 2–1）。

细胞在各自的岗位上分工明确，各司其职，细胞外基质（ECM）也发挥着关键的作用。细胞外基质是由细胞分泌到细胞外面的大分子物质，这些物质构成复杂的网架结构。过去长期以为细胞外基质是对组织起到物理支持物的作用，或是将细胞连接在一起而形成组织和器官。随着科学的发展，对细胞外基质功能的了解也逐渐深入，细胞外基质的更多功能也逐渐被发现。它至少肩负着以下使命。

- 为组织细胞提供结构性支持和生存发育的微环境。
- 隔离开不同的组织。

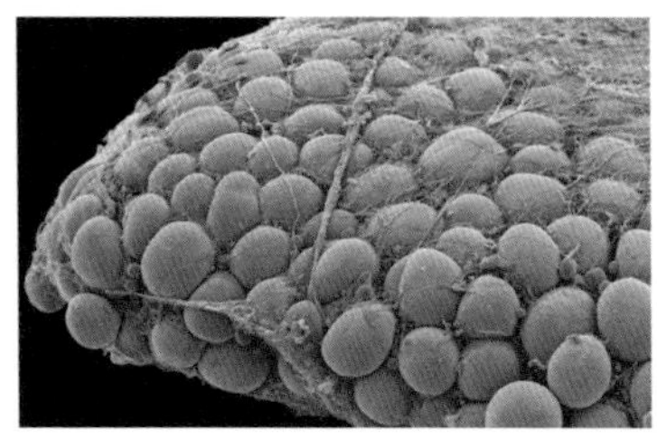
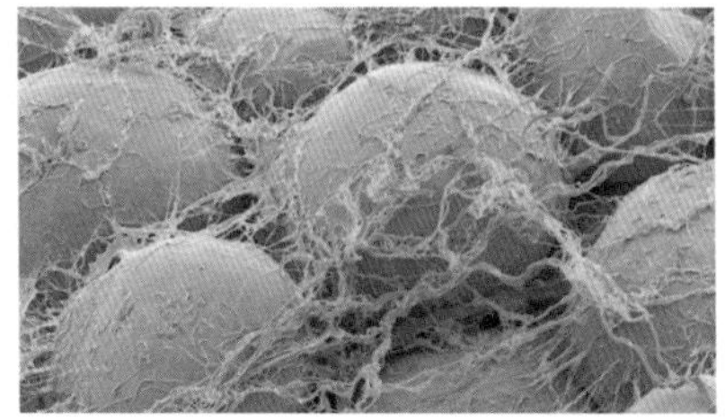

▲ 图 2–1　扫描电子显微镜（SEM）下的脂肪组织
细胞外基质主要是胶原蛋白组成的网络，脂肪细胞沿着小血管分布在纤维网络中（来源：Steve Gschmeissner/Science Photo Library）

- 参与细胞之间的信号传递。
- 调节组织内的干细胞行为和免疫反应。
- 调控生长因子和其他生物活性分子。
- 参与和调控组织细胞的生理生化行为，包括细胞的生长、分化、凋亡、修复、再生等。

此外，在细胞外基质中还存在着无形胶状结构，内含有糖蛋白、氨基多糖、蛋白聚糖、蛋白酶、生物活性分子、电解质和水分。这些无形胶状结构还提供信号传递、细胞迁移、储藏生物活性物质等功能，同时还赋予组织一定的柔软性和对外力的缓冲能力。

脂肪组织的细胞外基质主要是多种型号的胶原蛋白形成的网络结构，包括Ⅰ、Ⅲ、Ⅳ、Ⅴ、Ⅵ、Ⅶ型，另外还有层粘连蛋白（laminin）和纤维连接蛋白（fibronectin）。层粘连蛋白是一种糖链结构复杂的高分子糖蛋白，起到固定基底细胞的作用；纤维连接蛋白在细胞黏附中起中心作用，可调节细胞极性、分化和生长。脂肪组织疏松，细胞间隙较大，脂肪细胞处在由细胞外基质、各种生长因子和电解质形成的“海洋”之中。在成熟脂肪细胞的内部，脂肪聚集成一个大的脂滴占据细胞的大部分空间，包括细胞核在内的各细胞器被挤在细胞的边缘（图 2–2）。

构成脂肪组织的细胞有脂肪细胞、脂肪干细胞、成纤维细胞、免疫细胞等。这些细胞统统分布在细胞外基质形成的支撑网络体系

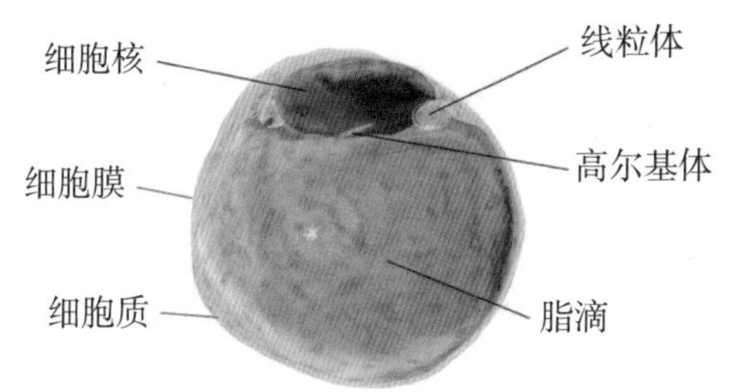

▲ 图 2–2 脂肪细胞结构

细胞内部充满脂滴，各种细胞器被挤在边缘（来源：Cathleen Kronemer/NFPT）

内，另外还有血管、神经等结构贯穿其中。

脂肪细胞是脂肪组织内主要的结构单位，被周围的纤维组织分割包裹成脂肪小叶。脂肪细胞占据了脂肪组织中细胞数的 50%，却占据了脂肪组织体积的 96%。人体脂肪细胞约有 250 亿个，肥胖者可达 950 亿个。脂肪细胞的大小随所含脂类的量而改变，直径为 20～120 微米，最大可达 200 微米（0.2 毫米）。中国女性脂肪细胞平均直径约为 92 微米，皮下脂肪细胞的直径从人体上部至下部逐渐增大：面颊部约 68 微米，上腹部约 76 微米，下腹部约 92 微米，臀部约 106 微米，这与女性皮下脂肪组织的分布量有一定的相关性。脂肪细胞常态下呈现球形，但是由于挤压变形，光学显微镜下常呈现出椭圆形和多边形。脂肪在脂肪细胞内聚集成一个脂滴，将其他非脂类的细胞质和细胞核挤向边缘。

脂肪组织中另一类重要细胞是脂肪干细胞。干细胞是一类未完全分化成熟的细胞，在合适的环境下，它可以分化成为不同种类的其他细胞。脂肪干细胞在脂肪组织内平时处于休眠状态，接收到信号后分化成为脂肪细胞。其转化过程是一个不对称分裂，一个脂肪干细胞分裂为两个细胞，其中一个继续作为干细胞保留下来，另一个分化成为脂肪前体细胞。脂肪前体细胞开始积聚脂滴，起初是多个脂滴在细胞内出现，最后汇聚成一个大的完整脂滴，形成一个成熟的脂肪细胞。脂肪干细胞通过这种方式来取代和补充老化、凋亡的脂肪细胞，维持脂肪组织的动态平衡和正常生理功能。脂肪干细胞还有许多神奇的性质，在后文会进行专门描述。

【科学小纸条】肥嘟嘟的脂肪细胞内部是什么结构呢？

脂肪细胞的主要功能是合成并储存脂肪，里面的脂肪大部分是甘油三酯。起始脂肪细胞内是多个分散的脂肪小滴，脂肪多了之后聚集成一个大脂滴，将细胞核和细胞质挤到细胞的角落。脂滴外围被蛋白质包裹，小脂滴和大脂滴外围的蛋白质不同。脂肪细胞未成熟时，小脂滴外围包裹的是亲脂素（adipophilin）和波形蛋白（vimentin），这时小脂滴容易被脂肪酶（lipase）分解，释放出脂肪酸到细胞外为机体提供能量。当脂肪细胞形成大脂滴时，不仅造成内部甘油三酯与脂肪酶的接触面积减少，同时大脂滴外面包覆的是对内部的脂滴有一定隔离和保护作用的脂滴包被蛋白 A（perilipin A）。脂滴包被蛋白 A 必须首先被磷酸化后，内部的脂肪酸才能够被脂肪酶分解。以上原因造成大脂滴的分解速率比小脂滴慢了 5 倍。这也是为什么减肥如此艰难的一个重要原因。

本书中会反复提到减肥的艰难。一旦开始实施减肥行动，你身体的器官会联合起来发出抗议，导致你很难继续坚持。从生理学的角度分析，器官的联合抗议行动由两方面组成：一是各个消化器官分泌的多种激素反复告诉你的下丘脑你很饿；二是人体能够将你摄入的少量食物高效地转化成脂肪。所以你最好不要胖起来，否则减肥需要你巨大的毅力来坚持。

脂肪组织的分类

脂肪组织按照颜色、形态、功能的不同可分为两类，分别是白色脂肪组织（white adipose tissue，WAT）和棕色脂肪组织（brown adipose tissue，BAT）（图 2–3）。前者主要为机体提供化学能，后者主要提供热能。我们平时所说的脂肪，或者说成人体内最常见的脂肪是白色脂肪组织，有时称为黄色脂肪组织。

棕色脂肪组织：幼儿的保暖衣

棕色脂肪组织内的脂肪细胞较小，细胞呈现多角形，直径约为60μm。细胞核呈圆形，位于细胞中央。细胞质丰富，内含数量较多的圆形线粒体。与白色脂肪细胞形成一个大的脂滴不同，棕色脂肪细胞内含有许多大小不一的脂滴，这些脂滴游离在细胞质的基质中。棕色脂肪组织的血管异常丰富，细胞内含有大量线粒体，线粒体内部有大量的铁离子，这也是它呈现较深颜色的原因。

棕色脂肪组织只大量存在于幼儿体内，在成人体内含量极少。棕色脂肪组织的功能是不发抖产热，即棕色脂肪组织是用来供热的。它在极端寒冷的情况下有利于维持体温，对于维持动物的体温和能量平衡起重要作用。在寒冷的环境下，棕色脂肪细胞内的脂类被很快动员起来，产生的自由脂肪酸大部分留在脂肪细胞内进行氧化来产生热能。棕色脂肪在幼儿体内大量存在，有利于幼儿在冬天

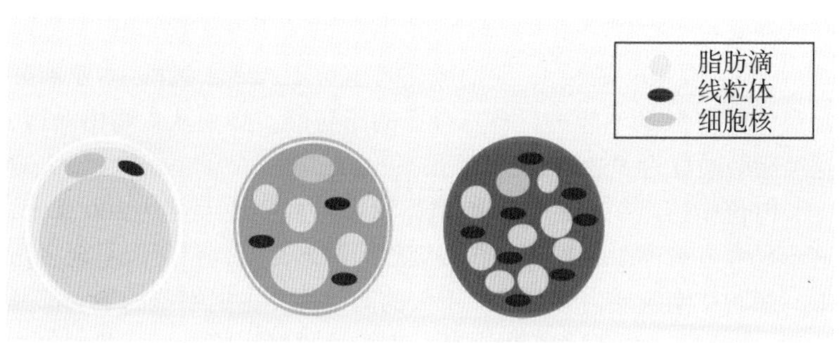

▲ 图 2–3　白色脂肪细胞（左）；黄色脂肪细胞（中）；棕色脂肪细胞（右）

白色脂肪细胞中脂滴大，细胞内细胞器的空间被挤占；棕色脂肪组织中脂滴小而多，线粒体多。中间黄色脂肪细胞是过渡态（此处没有反映出细胞的正常大小比例，白色脂肪细胞比棕色脂肪细胞大许多）

的抗寒。棕色脂肪占新生儿体重的2%～5%，主要分布在肩胛间区、腋窝、颈外侧区、颈背等处。新生儿出生1年后棕色脂肪开始减少，男孩比女孩消退慢。

【科学小纸条】为什么说“老天给了小孩3年铁屁股”

年纪大点的人都有这样的记忆，在农村，冬天经常能看到婴儿穿着厚厚的棉衣，却光着屁股，看着就为他们感觉到冷，家长们倒说孩子不冷。这就是因为婴儿身上有较多棕色脂肪，它的作用就是燃烧供热，能够在严寒的冬天里给婴儿带来热量。

白色脂肪组织：天赐的宝藏

在白色脂肪组织中，脂类占60%～85%，蛋白质占2%～3%，水分占5%～30%。其中脂类90%～99%是甘油三酯，此外有少量的脂肪酸、二酰甘油、胆固醇和磷脂，极少量的胆固醇脂和单酰甘油。在三酰甘油中的脂肪酸有较大差异，但90%以上由6种成分构成：豆蔻酸（十四[烷]酸）、棕榈酸（十六[烷]酸，又称软脂酸）、棕榈油酸（十六碳-顺-9-烯酸）、硬脂酸（十八[烷]酸）、油酸（十八碳-顺-9-烯酸）、亚油酸（9，12-十八碳二烯酸）。亚油酸是身体需要但是不能进行自身合成的脂肪酸，必须从食物中获得，这类脂肪酸称为“必需脂肪酸”。

白色脂肪组织中的脂肪细胞体积大，直径最大可达200微米，这个尺寸可被肉眼观察到。脂肪细胞为圆形，受到挤压时呈现多角形。脂肪在细胞质内聚集成一个大的脂肪滴，占据细胞的绝大部分体积，把细胞核挤向细胞的一侧，细胞质被挤压成月牙形状，仅占细胞体积的2%～3%。这种脂肪细胞被称为单泡性脂肪细胞，以区别棕色脂肪组织中的多泡性脂肪细胞。

很多现代人厌恶自身的脂肪，却不知这些脂肪里面储存着大量的脂肪干细胞，这是上天赐予人类的天然宝藏，或者说是数百万年进化史给人类带来的生存优势，只是在最近 20 多年才被人们所认知。脂肪干细胞在体内时，通过自我更新和分化来补充衰老和凋亡的脂肪细胞，维持脂肪组织的正常功能；可以分泌多种细胞因子，参与机体的多项生理功能尤其是自我防御。在皮肤受伤时皮下脂肪中的脂肪干细胞能够自我分化成为表皮细胞和真皮细胞，并且分泌炎症因子抑制瘢痕增生，分泌生长因子促进成纤维细胞的迁移和增殖加速伤口的愈合。如果抽取少量脂肪在体外获得并培养脂肪干细胞，则脂肪干细胞可以应用在多种重大难治性疾病的治疗中，恢复身体健康。若应用在医疗美容中，可以保持面部皮肤青春靓丽，有望给美容界带来技术革命。

脂肪组织在哪里

从这里开始，让我们忘掉棕色脂肪，因为成人体内的脂肪几乎都是白色脂肪。

皮下脂肪：啤酒肚的危害

在大多数人眼中，脂肪就是腰腹部、大腿、臀部、颈背部等处的肥肉，因为肉眼可见的肥胖往往就是在这些地方。事实上这只是我们能够看得到的皮下脂肪，除此之外，脂肪还有内脏脂肪和管道脂肪。皮下脂肪过多只影响美观，对健康并没有明显的影响，甚至人体需要这些皮下脂肪来供能、保暖、保护内脏器官。如果脂肪堆积在内脏周围，或者管道脂肪过多，才是真的可怕！

皮下脂肪通常有三层：皮下固有脂肪层、浅层脂肪层、深层脂肪层。有的部位只有前两层，而没有深层脂肪，如小腿部。当人发胖时主要是浅层脂肪细胞积聚脂滴使得体积增大，和其他层面的脂肪细胞体积相比可以相差很多倍。

虽然皮下脂肪处处皆是，但是脂肪还是喜欢在特定的部位进行堆积。皮下脂肪最容易堆积的地方是腹部，这符合进化规律，因为腹部内脏器官多，且外面没有骨骼保护，堆积厚厚的脂肪可以对腹部的内脏器官起到很好的保护作用；其次是腰部和大腿部容易堆积脂肪。

性别不仅会影响身体内脂肪量的多少，还会影响到脂肪的分布，这是受性激素的引导。当激素水平随着年龄、怀孕、运动等生命活动发生改变时，脂肪的分布会随之改变，转移到身体的其他部位。雄激素睾酮将脂肪引领至腹部，所以男性容易形成典型的“啤酒肚”。啤酒肚的脂肪，在腹壁外层、腹膜腔外、器官周围、器官内、腹膜腔后等均有分布。器官内脂肪是危害健康的元凶，这就是为什么肥胖人群尤其是有啤酒肚的男性比女性更容易突发心肌梗死、脑梗死等心脑血管疾病的原因。男性随着年龄增加，脂肪分布会有所变化，多余的脂肪更容易堆积在后背和颈背。大街上常常可以看到肥头大耳的男子在后脑勺上堆积成沟壑一般的肥肉。有人认为，这比大腹便便的肥肚腩更难看。男性脂肪堆积部位如图 2-4 所示。

雌激素优先将脂肪分配到大腿和臀部，所以女性容易形成下半身肥胖的梨型身材。随着年龄增长，雌激素水平下降，女性在更年期会变得更胖，并且逐渐形成男性化肥胖——腹部变得更大。女性绝经后皮下脂肪比更年期之前多 49%，脂肪消耗的更少，存储的更多，有可能是因为绝经后需要脂肪组织产生雌激素。

内脏脂肪：生命的威胁

内脏脂肪是健康的巨大威胁。

相信大家对日本的相扑运动员印象深刻。他们不仅身材夸张地

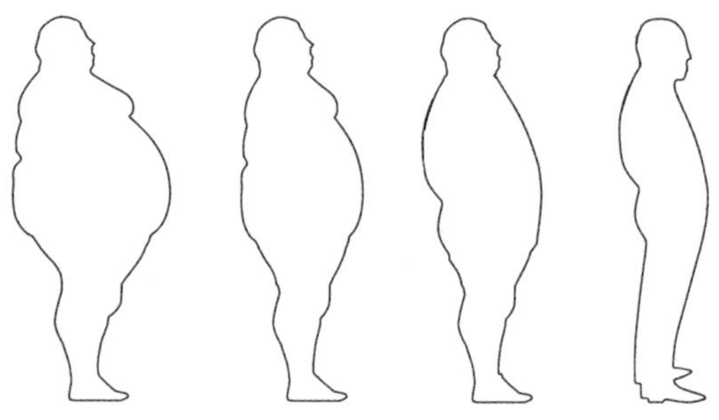

▲ 图 2-4　男性脂肪堆积区域

肥胖，还个个力大无穷，看不出那些不健康的痕迹。在运动员生涯期间，他们体内的血糖、甘油三酯、胆固醇水平是正常的。为什么会出现这种情况？这是因为相扑运动员通过训练，把身体的脂肪都堆积到皮下部位，而不是堆积到内脏区域及周围。

内脏脂肪与皮下脂肪不同，它围绕着人的脏器，主要存在于腹腔内。一定量的内脏脂肪其实是人体所必需的，起到支撑、稳定和保护脏器的作用。但是过多的内脏脂肪则对身体健康带来巨大的危害。图 2–5 展示了一个健康心脏和一个被脂肪严重包裹的心脏。

内脏脂肪比皮下脂肪更多地参与到代谢过程。内脏脂肪过多会导致代谢迟缓、内脏功能紊乱、肝功能衰退，还会引起脂肪细胞因子水平（如瘦素）的降低，导致身体储藏过多不必要的脂肪，引发高血压、高脂血症等病症，进而增大心脏疾病风险，所以内脏脂肪过高，是一件非常危险的事情。

过多的内脏脂肪有可能带来以下风险：①心脏病，内脏脂肪会导致体内毒素难以正常排出，产生多种有害化学物质，与心脏病关系密切；引起心脏肥大，使得心脏的泵血效率大大降低，导致气短和疲劳。②脑血管疾病，内脏脂肪引起代谢功能紊乱，肝功能衰退，易引发高血压、高甘油三酯，使好胆固醇减少，坏胆固醇增多，增加脑血管疾病的发生率；过多的内脏脂肪还会导致脂肪细胞因子水平如瘦素的降低，使得身体进一步积累脂肪。③糖尿病，内

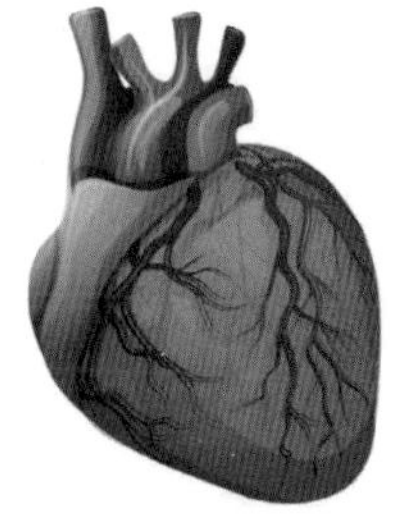

健康心脏

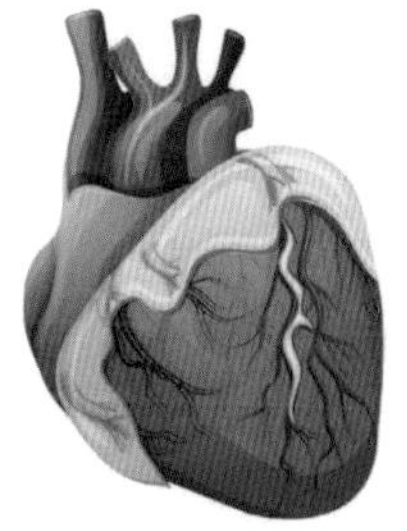

被脂肪包裹的心脏

▲ 图 2–5　健康心脏和被脂肪包裹的心脏

脏脂肪过多时代谢产生的毒素和炎性物质难以正常排泄，它们通过门静脉进入肝脏，引发炎症反应和胰岛素抵抗，葡萄糖使用效率降低，引发糖尿病。④呼吸急促，腹部脂肪会压迫肺部，使得肥胖者躺下时感觉呼吸急促。呼吸困难容易造成血流中含氧量不足，进而引起全身乏力、免疫力受损、甚至高血压，形成恶性循环。⑤致癌风险，据英国癌症研究中心估计，体重超标男性的结肠癌发病率高出正常人 25%，而肥胖症男性患者此病的发病率比正常人高 50%。

内脏脂肪面积或内脏脂肪指数是身体成分分析仪的测试指标之一，是评价是否属于隐性肥胖的重要指标。

脂肪肝：最易忽视的慢性疾病

肝脏是人体最重要的代谢器官。它是多种物质完成代谢的场所，并在身体里面扮演着去氧化、储存肝糖、排毒、分泌胆汁等多种任务。肝脏的健康对人体健康至关重要。

脂肪肝是典型的内脏脂肪囤积。正常人的肝内总脂肪量约占肝重的 5%，内含磷脂、甘油三酯、脂肪酸、胆固醇。脂肪量超过 5% 为轻度脂肪肝；超过 10% 为中度脂肪肝；超过 25% 为重度脂肪肝。脂肪肝患者的总脂量可达 40%～50%，甚至达到 60% 以上。

脂肪肝有以下几种类型：①肥胖型脂肪肝，肝内脂肪堆积的程度与体重成正比。体重减轻时脂肪肝程度可逆转；②酒精性脂肪肝，酒精的存在会干扰肝细胞对脂肪酸的代谢，引起肝内脂肪堆积形成脂肪肝；③营养不良性脂肪肝，营养不良、缺乏蛋白质是引起脂肪肝的重要原因，不能合成载脂蛋白，导致甘油三酯积存于肝内，形成脂肪肝；④糖尿病性脂肪肝，糖尿病患者约 50% 可发生脂肪肝。成年肥胖患糖尿病的人数较多，其血浆胰岛素水平与血浆脂肪酸增高；⑤药物性脂肪肝，某些药物，如四环素、肾上腺皮质激素、嘌呤霉素、环己胺、依米丁，通过抑制蛋白质的合成而致脂肪肝。

轻度脂肪肝经常没有临床症状，常常被忽视。中重度脂肪肝有类似慢性肝炎的症状，表现为疲倦乏力、食欲不振、恶心、呕吐、体重减轻、肝区或右上腹隐痛。重度脂肪肝患者可有腹水和下肢水肿、电解质紊乱等症状体征。

我们一定要重视脂肪肝。肝脏是人体内最大、功能众多、物质代谢最活跃的腺体器官，它参与人体的消化、解毒、排泄，是蛋白质、糖、脂肪、维生素等许多物质的重要代谢场所，是维持人体生命活动不可缺少的重要器官。一旦肝内细胞被大量脂肪浸润而使得肝细胞变性，必然会使肝脏的正常结构发生重大改变，严重影响到人体的消化功能和肝脏正常的代谢功能，使人体的生化、血浆蛋白、血脂、肝功能、内分泌系统等发生异常变化。脂肪肝不是一个独立性的疾病，而是由多种疾病如糖尿病、肝营养不良等引起的。这些疾病会因脂肪肝对肝脏的损害而受到不同的影响。脂肪肝是造成许多疾病久治不愈或决定肝功能能否得到恢复的重要原因。脂肪肝如果得不到积极有效的治疗，部分患者可发展为肝纤维化或肝硬化。平均每年有 10% 左右的脂肪肝发展为肝硬化，有引起肝癌的风险。

【科学小纸条】男性和女性谁更容易发胖?

环顾四周，你是否发现，日常生活中，生活和饮食习惯近似的一对夫妻，女性往往比男性更胖一些？为什么女性比男性吃得少，但更容易发胖呢？为什么女性减肥要比男性需要更大的毅力，付出更多的努力呢？

性别对脂肪占体重的比例（简称“体脂率”）有着显著影响。在世界的每一个角落，不同区域、不同种族、不同肤色、不同文化的人群有一个共同的特性，就是女性比男性更容易发胖。两性对食物的消化能力有所差异，主要是受遗传因素、激素分泌和生化路径等因素的影响，导致女性摄入的食物更容易转化为脂肪。西班牙萨拉戈萨大学的科学家跟踪了 4500 多名新生儿，测量他们出生时的身高、体重、代表脂肪含量的皮肤皱褶，发现在刚出生的婴儿中，女婴就普遍比男婴更胖。在随后的生长发育过程中，从 10 岁开始差距进一步拉大。青春期女孩的皮下脂肪比男孩皮下脂肪增加得更加明显，到 17 岁时，女孩的脂肪总量比男孩多 44%～93%。女孩在青春期每年会增加 1 千克脂肪，而男孩每年只增加 0.2 千克。男孩饭量和体重都比女生要大，将摄入的能量更多地转化为肌肉和骨骼这些非脂肪成分。

美国国家卫生和营养健康（NHANES）项目曾经收集了 15 912 名受试者的资料，结果表明美国境内每个种族的女性都比男性能更加高效地储存脂肪。男性的平均非脂肪体重比女性高 33%，但是却比女性多消耗 51% 的热量，这意味着女性将更多的通过饮食摄入的热量转变成脂肪。

体脂率的正常范围是：男性 15%～18%，女性 20%～28%。女性普遍比男性的体脂率更高，这符合进化规律。脂肪是供应人体能量的载体，女性多储存脂肪，有足够的营养来保证青春期发育，保证怀孕期的营养，保证哺乳。如果女性的体脂率达不到一定的水平，可能无法启动月经和怀孕过程。女性在怀孕期间身体脂肪量增加，生产后身体的部分脂肪能够转换成母乳哺育新生儿。这也证明了脂肪有另一种重要的生物学意义：它为人类的生存和繁衍而生。

Chapter 3
脂肪的秘密

脂肪的真实身份是一个交互式的内分泌器官。

前文我们介绍了脂肪的基础知识，包括脂肪的化学构成、脂肪的储能和保护功能、脂肪的结构与分布，这些都是对脂肪的传统认知。在相当长的时期内，脂肪被单纯作为储存能量的组织，后来肥胖对健康的危害逐渐被大众认知，脂肪因为对审美和健康的负面影响日益受到人们的排斥。随着研究的深入，科学家陆续发现脂肪内部隐藏着许多不为人知的秘密。可以说，脂肪是一座无比丰富的宝藏，蕴藏着人类的健康和青春密码。生命进化出脂肪，不仅仅是储存能量这么简单的功能。脂肪对人体生理功能的微观调节，对生命系统的正常运行，对人类的再生能力，都有着重要作用。生理学上这一重要的概念更新将对生命科学及临床医学产生重大且深远的影响。

本章将对脂肪的这些“不为人知的秘密”进行剖析，让大家对脂肪有一个更加全面、更加清晰的认知。你在本章所看到的也许是你以前从未听说过的奇闻趣事。

经过全世界科学家数千项的研究，人们逐渐认识到：脂肪的真实身份是一个交互式的内分泌器官。

脂肪：一位短距离信使

加利福尼亚大学伯克利分校的乔治·布尔（George Burr）和他的太太为了解维生素 E 的化学本质，在给大鼠的饮食中去除维生素 E，但是维生素 E 还是会出现在食物中。后来夫妻两人严格去除了食物中的所有脂肪成分，只提供糖、酪蛋白、维生素和盐分。很快他们发现大鼠得了严重的疾病——皮肤出现大量鳞屑，脸和喉咙附近毛发脱落、长疮，尾部和爪子发炎；大鼠体重不断减少，三四个月后死亡。解剖发现死亡大鼠的肾脏和泌尿道受损严重。研究者在尝试了多种办法不见好转之后，开始给大鼠的食物中添加脂肪，刚开始只是滴进去几滴猪油，大鼠的健康很快好转，炎症慢慢消失。当时的科学家普遍认为，所有的脂肪都是对身体不利的。布尔改变了这种看法，他确信正是脂肪中的某些成分拯救了这些大鼠。又经过一年多的研究，他发现了根本原因——亚油酸。

前面我们曾经提到，脂肪（不是脂类）的主要成分是甘油三酯，而 90% 以上的甘油三酯是由 6 种脂肪酸构成，其中就包含亚油酸。亚油酸是身体的“必需脂肪酸”，人体对它必不可少，但不能进行自身合成。亚油酸的功能不仅仅是储存能量，还肩负着一种使命：人体内抑制炎症的信号分子。虽然布尔的研究结果在发表初期并不被人们广泛接受，但是随着时间的推移，脂肪酸的信号作用越来越获得认可。这些发挥信使作用的脂肪酸一旦出现异常，甚至有可能引发关节炎和癌症。

由此可见，饮食中绝对无脂是一种绝对的无知，“必需脂肪酸”必须从饮食中获得。

富含亚油酸的食物有葵花籽油、橄榄油、芝麻油、花生油，还有核桃仁、葵花籽、松子、杏仁等坚果类食物，平时可以多吃。再次强调一下，亚油酸是多元不饱和脂肪酸，高温加热时会被氧化，甚至产生反式脂肪酸，所以日常烹饪中不能让植物油温度过高。

瘦素：脂肪给你的意外惊喜

肥老鼠和糖老鼠

从 20 世纪 30 年代开始，位于美国缅因州巴尔港的杰克逊实验室，以培育出各种供科学研究的标准化模型鼠而闻名。这里的科学家建立了两个肥胖的模型鼠，一个叫作“*ob* 鼠”（obesity，意为“肥胖”，以下简称“肥鼠”），另一个叫作“*db* 鼠”（diabetes，意为“糖尿病”，以下简称“糖鼠”），后者不仅肥胖还患有严重的糖尿病。这是两个因基因变异而患有重度肥胖症的小鼠，它们食欲超好，不停进食，体重是正常小鼠的 3 倍，而脂肪量是正常小鼠的 5 倍。借助生物技术的发展，科学家通过肥鼠来研究脂肪组织的活动、脂肪组织对器官的影响、脂肪的新陈代谢过程等。

从 1965 年起，道格拉斯·科尔曼（Douglas Coleman）博士开始了“连体鼠”的实验，用外科手术把两只鼠的皮肤连在一起，使它们的血液循环相通。这个实验的目的是解决这样一个疑问，肥鼠和糖鼠如此肥胖，是否是因为它们的体内缺少一种可以抑制食欲的物质，所以肥鼠和糖鼠会不停地进食。首先相连的是一只糖鼠和一只正常小鼠（图 3–1）。按照假设，正常小鼠分泌的这种抑制食欲的物质进入糖鼠，就可以给它减肥了。然而，实验结果跟预期恰恰相反，不仅糖鼠没有丝毫的改变，正常小鼠反而开始变得食欲不振，病态恹恹，最后竟然被饿死了！

苹果公司有一句广告词我非常喜欢：“Think different”（从不同的角度思考问题，或译为不同凡“想”）。人类只有在不断的怀疑中、在变换角度的观察和思考中才能进步。表面上看，日月星辰全部围绕地球在转，如果没有哥白尼挑战“地心说”，人们永远无法迈出探索宇宙的第一步。如果没有普朗克、薛定谔、玻尔、德布罗意、海森堡、泡利、费米、玻恩、狄拉克、爱因斯坦等一批伟大科学家的集体智慧，对以牛顿为代表的经典力学发出挑战，就

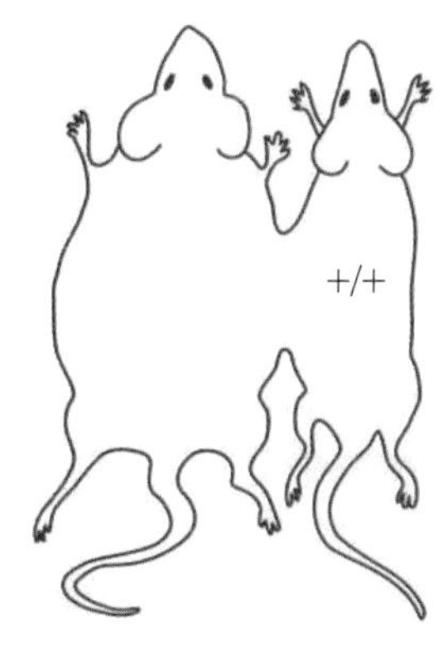

▲ **图 3–1** 糖鼠和正常鼠连体示意
来源：Jackson Laboratory

不会有今天的量子力学。伟大的科学家从来都是在怀疑和求证中获得真相。

科尔曼开始怀疑自己原来的设想，是不是从一开始就犯了一个根本的错误？于是他来了一个180°的转变，开始了天才的思考，是不是糖鼠体内分泌这种抑制食欲的物质，连体后这种物质源源不断进入正常小鼠体内，把正常小鼠饿死了？糖鼠为什么不受这种物质的影响而减少食欲？那是因为糖鼠身上没有能感受到这种物质的受体，就是说，这种抑制食欲的物质在糖鼠身上不管用！

带着这种假设，科尔曼开始了下一个实验，把肥鼠和正常小鼠相连。因为肥鼠和糖鼠的身材一样，得到的结果应该也一样吧——正常小鼠会饿死？然而，结果再一次反转，和科尔曼预想的完全相反。这一次，正常小鼠没什么变化，反倒是肥鼠开始食欲降低，慢慢减肥了！

换作是谁，遇到这样的结果估计都会抓狂，但是在抓狂之后需要冷静的思考和分析。科尔曼开始更进一步的思考：糖鼠能够大量分泌这种抑制食欲的物质，但它本身没有感知这种物质的能力，所以它自己很胖，而与它血液相连的正常小鼠却因为不停地接收这种抑制食物的物质而把自己饿死了。肥鼠的结果完全相反。

现在，我们一起“Think different”，如果这种物质在正常小鼠体内以正常方式存在着，但肥鼠由于基因变异的原因而不能通过自身来合成，于是肥鼠体内就缺乏这种抑制食欲的物质，使得自己不知疲倦地日日进食而变得身材臃肿不堪。

简单来说，虽然肥鼠和糖鼠都极其肥胖，但是它们肥胖的原理，就像太极图一样精妙。肥鼠体内缺乏某种能够抑制食欲的物质而肥胖；糖鼠能够大量分泌这种抑制食欲的物质，但是由于体内感受不到这种物质的存在，也会不停进食而肥胖。如果把一只肥鼠和一只糖鼠相连，会不会糖鼠分泌的这种物质就可以源源不断地进入肥鼠体内，从而导致肥鼠瘦下来呢？

带着这种假设，科尔曼继续前行，把肥鼠和糖鼠连在了一起。

相信此时看书的你，也能猜到结果了。糖鼠依然我行我素，而肥鼠原来旺盛的食欲消失了，日渐消瘦，最后也把自己饿死了！

科尔曼的研究引起世界轰动。他终于可以骄傲地向全世界宣布：存在一种能够抑制食欲的因子。小鼠体内存在两个基因，其中一个负责合成这种因子，而另一个负责感知这种因子。科尔曼认为如果能寻找到这种物质，将成为治疗肥胖症的关键，但是直到退休科尔曼也没有找到它，人生总会有些遗憾！这个任务落到了另一位科学家杰弗里 · M. 弗里德曼（Jeffrey M. Friedman）的肩上。这就是科学的传承，科学家的传承，也是科学精神的传承（图 3–2）。

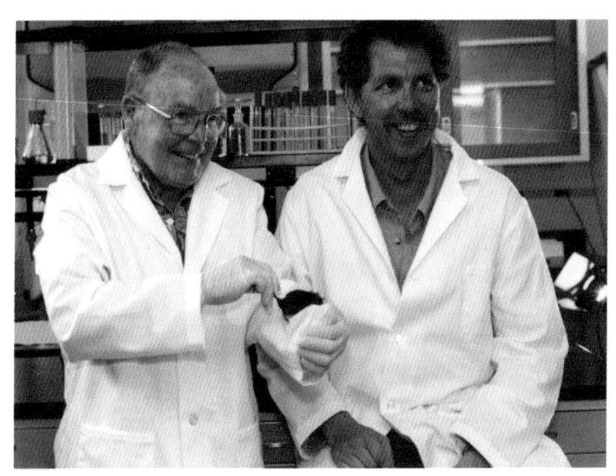

▲ **图 3–2　科尔曼与弗里德曼**

两个平凡而伟大的科学家（来源：*Cell* 期刊 /Jim Ceravolo）

全世界很多科学家开始寻找这种神秘的能抑制食欲的血源性因子。弗里德曼的实验室在洛克菲勒大学，从 1986 年开始，他率领团队加入到寻找这个神秘因子的行列。1994 年，经过 8 年大海捞针般的搜寻，弗里德曼终于在一个周日的早晨找到了表达这种神秘血源性因子的 *ob* 基因。后来他又率领团队在实验室中合成出这种基因所表达的蛋白质，完成了一个划时代的创举。

尽管人体的每一个细胞都包含所有的遗传信息，任何一个基因都会出现在人体的所有细胞中，但是这个 *ob* 基因只在脂肪细胞中表达，也就是说，只有在脂肪细胞中这个基因才发挥作用，合成出它所对应的蛋白质。这个蛋白质就是许多科学家寻找多年的那个能降低食欲的血源性因子，弗里德曼把它命名为“瘦素”（leptin）。这是一个含有 167 个氨基酸的小分子蛋白质。弗里德曼和他的团队把得到的瘦素注射到正常小鼠体内，小鼠变瘦了，肌肉和骨骼没有发生变化，但是脂肪减少了；把瘦素注射到肥鼠内，肥鼠也变瘦了；把瘦素注射到糖鼠体内，糖鼠没有任何变化。

瘦素是一种小分子蛋白质，只在脂肪细胞中才能合成出来，然后进入循环系统。这种蛋白质的正常功能是抑制食欲。在科尔曼的实验中，肥鼠携带的 *ob* 基因发生了变异，其所合成的蛋白质也是一种功能异常的蛋白质，因此肥鼠无法获得停止进食的指令，只能不停进食，导致异常肥胖。与肥鼠血管相连的糖鼠，则合成了过量的瘦素，通过血液交叉输送到肥鼠体内，肥鼠不停地接收到这种抑制食欲的瘦素，食欲和体重下降。之后，千禧年制药公司（Millennium Pharmaceuticals）的科学家找到了那个感知瘦素分子的物质，并顺理成章地把它命名为瘦素受体（leptin receptor）。糖鼠由于基因变异，体内无法合成瘦素受体，出于补偿机制，于是大量分泌瘦素。尽管如此，瘦素在糖鼠身上不起作用，于是它依然会暴饮暴食，成为一只大大的患有糖尿病的肥鼠。

与“诺奖”失之交臂

我们如何理解瘦素这个神奇的物质呢？脂肪细胞能分泌一种蛋白质，这种蛋白质能够抑制人的食欲，让人变瘦！并且这种蛋白质只在脂肪细胞中被合成出来，这听起来实在是不可思议！

其实你只需要知道一件事，生命的奇妙、人体所具备的功能，远远超出你的现有知识和想象力。脂肪在一日三餐中被源源不断地储存起来。人体有几千克到几十千克脂肪，一定有某种机制对脂肪的合成进行合理的调控。瘦素的分泌量跟体脂量有关，脂肪越多，分泌的瘦素越多。瘦素从脂肪组织中分泌并进入循环系统，与调节食欲的下丘脑部位的物质结合，告诉大脑现在身体能量充足，于是对身体发出停止进食的指令，避免无限制地肥胖。当我们营养不良而变瘦时，瘦素的分泌水平也下降，对食欲的抑制力下降，我们又开始经常感到饥饿，大量进食来积累脂肪。瘦素就这样神奇地调节着我们的进食和新陈代谢，让我们维持在一个合适的体重范围。后来的研究陆续发现，瘦素不仅调节食欲，还对身体的其他生理功能有着调节作用，甚至会影响到女性的生育。

蕾拉是一个巴基斯坦小女孩，她的父母是远房表兄妹。很不幸，蕾拉出现了 *ob* 基因的变异。她从 1 周岁时开始无休止地吃，身体也变得过于肥胖。当时还没有发现 *ob* 基因和瘦素，医生尝试了当时认知范围内的所有诊疗手段，都无济于事。后来蕾拉治疗小组的医生们读到了弗里德曼关于 *ob* 基因及其对肥胖影响的研究报告，认为蕾拉的病情完全符合 *ob* 基因变异的症状，并采用当时已经制备出来的瘦素对蕾拉进行治疗，最后竟神奇地治好了她的肥胖症。

蕾拉的故事给我们的启发是，作为一名临床医生，无论是多么有名望的专家，也要时时关注科学的发展。科技发展永不停止，学习知识也永不止步。这适用于任何科学领域。

虽然瘦素引起了科学界和企业界的震动，但是把瘦素作为治疗肥胖症的药物开发却遭遇了滑铁卢。这是因为我们正常人的体内不缺少瘦素，像蕾拉那样的基因变异患者全世界也没有发现多少例，绝大多数肥胖症患者身体内并不缺乏瘦素。相反，瘦素过量的时候会产生因瘦素受体功能下降而导致的瘦素抵抗，即机体下调了对瘦素的反应强度，瘦素起不到抑制食欲和减肥的作用了。事实上，在瘦素药物临床试验的初期，确实观察到了受试者体重降低的现象，但是不久就会发生体重反弹。瘦素减肥药没有取得成功。2011 年，瘦素减肥药的开发宣布失败。

瘦素的发现，虽然在当时是一个轰动世界的研究成果，但是由于瘦素减肥药没有开发成功，因发现瘦素而享誉世界的科尔曼和弗里德曼两位科学家却并没有像发现胰岛素的班廷那样幸运地获得诺贝尔奖。班廷和几位科学家于 1922 年发现胰岛素，1923 年即获得诺贝尔生理学或医学奖，科尔曼和弗里德曼却与诺贝尔奖失之交臂。如果有朝一日，科学家能够解决瘦素抵抗的问题，相信瘦素减肥药能够真正应用于临床，给肥胖人群带来福音。

各显其能：脂肪分泌的其他激素

尽管与诺贝尔奖失之交臂，但是科尔曼和弗里德曼的杰出成就，赋予了脂肪以新的定义，从此对脂肪的研究进入到一个新时代。脂肪不再被简单地视为储存和供应能量的组织，而是一个对身体的很多器官具有调控功能的内分泌器官。瘦素的发现是开启脂肪内分泌功能研究的一个起点，此后科学家陆续发现脂肪分泌的其他特有的激素，包括脂联素、内脏脂肪素、抗胰岛素蛋白、降脂蛋白、视黄醇结合蛋白 –4、脂肪营养蛋白等。这些激素各自兢兢业业地发挥着自有功能，默默无闻地为我们的身体保驾护航。

脂联素亦称为脂连蛋白，含有 244 个氨基酸。脂联素是一种由脂肪细胞分泌的蛋白质激素，是体内唯一与体脂含量呈负相关的脂肪因子，即体脂量越高，脂联素含量越少。脂联素能激活、提高人体对胰岛素的敏感性，减轻炎症，具有抗动脉粥样硬化的作用。肥胖导致内脏脂肪沉积时，脂连蛋白的分泌量就会下降。维持血液中脂连蛋白在一定水平以上（意味着降低人体脂肪量），能够有效减缓患者动脉粥样硬化的发展。

内脏脂肪素又叫内脂蛋白，是另一种由脂肪细胞分泌的因子，因在内脏脂肪组织中含量较高而得名，又称为内脂蛋白。它的生理功能包括：维持正常的胰腺 B 细胞，增加胰岛素的敏感性，调节糖代谢；内脂蛋白在不同的炎症反应中也有不同的表达；也可以在脂肪干细胞中聚集，参与脂肪干细胞的分化和脂肪细胞成熟并积聚脂滴。

网膜素又称网膜蛋白，是由网膜脂肪组织分泌的蛋白质，含 313 个氨基酸。网膜素在网膜脂肪中表达最多，在小肠、肺、心脏中有少量表达，在肌肉和肾脏中微量表达，在其他组织中不表达。蛋白质的表达可以简单理解为蛋白质的生产。网膜素在内脏脂肪组织中的含量是在皮下脂肪组织的 150 倍。网膜素可抑制炎症反应，增强胰岛素的敏感性，促进内皮依赖性血管的舒张，它可能是联系炎症、血管形成及动脉粥样硬化间的重要分子。

脂肪组织是人体重要的免疫功能的参与者。脂肪细胞和脂肪干细胞可以分泌重要炎症因子如肿瘤坏死因子（tumor necrosis factor，TNF）、白细胞介素 –1（interleukin-1，IL-1）、白细胞介素 –6（interleukin-6，BCDF）。脂肪组织通过内分泌和旁分泌作用，分泌大量的细胞因子，包括前文提到的瘦素、脂联素、内脂蛋白、抵抗蛋白等，来承担起免疫防御、信号转导和调控免疫平衡等作用。脂肪组织中包含的巨噬细胞，也在机体免疫反应中发挥着作用。

瘦素能促进血管生成和迁移，促进癌细胞增殖和抗凋亡，增加癌细胞侵袭能力。研究表明，瘦素与直肠结肠癌、乳腺癌、前列腺癌和褐色素瘤呈正相关。请注意，瘦素含量与体脂量也呈正相关。也就是说，肥胖者体内瘦素水平高，患癌风险也相应增高。血清瘦素是肺癌的独立危险因素，可促进肺癌的发生和发展。内脂蛋白也与人体各器官肿瘤的发生发展具有密切关系，在乳腺癌、胰腺癌、前列腺癌和卵巢癌中含量明显增高。脂联素能抑制血管增生，诱导癌细胞凋亡，对肿瘤的发生有重要的抑制作用。前面提到脂联素与体脂量是负相关。人越瘦脂联素含量越高，对肿瘤的抑制作用越强。从瘦素和脂联素的关联表现中可以看出，肥胖者含有较高的瘦素（瘦素促进肿瘤）、较低的脂联素（脂联素抑制肿瘤），所以更容易罹患癌症。

缺少脂肪：不能承受的生命之轻

脂肪不仅仅能够提供人体所需的能量，保护人体器官，还与我们的健康息息相关。缺少它，老人会变得痴呆愚钝；缺少它，女性会导致不孕不育；缺少它，骨骼会变得脆弱疏松；缺少它，伤口就会迁延不愈。

老人太瘦易失智

失智症是一种由脑部伤害或疾病引起的渐进性认知功能退化，

这种退化的幅度远高于正常老化的进展。最常见的失智症就是阿尔茨海默病。

ob 小鼠因 *ob* 基因变异而不能合成瘦素。研究者发现 *ob* 小鼠大脑的重量减少，体积缩小，大脑重要区域的神经细胞数量减少。显然，*ob* 小鼠的大脑发育不够成熟，发生退行性病变的概率较大。每天给 *ob* 小鼠注射瘦素，6 周后大脑重量恢复正常，大脑也变得活跃。

人类亦是如此。中年人的 BMI 值低于 20 时会导致晚年患上失智症的风险高出 34%［BMI 是身体质量指数，是用体重（千克）除以身高（米）的平方，BMI 值越大表明越肥胖（见第 6 章）］。脂肪合成的瘦素能够使大脑体积增大，功能增强。然而，也并非越胖越好。2008 年美国加州凯萨医疗机构的研究表明，40—45 岁时腹部脂肪最多的人在 70 岁时罹患失智症的风险是正常人的 3 倍。腹部脂肪（主要是内脏脂肪）产生的炎症因子可能会因胰岛素和瘦素抵抗造成脑容量的缩小。可见，不胖不瘦保持正常身材，有利于让我们老年时保持清醒的头脑。

孕育生命的脂肪

哈佛大学公共卫生学院的研究员罗斯·弗里施（Rose Frisch）致力于脂肪研究，尤其是青春期的脂肪发育。1974 年，弗里施在《科学》（*Science*）杂志上发表了她的研究成果：女孩在青春期脂肪组织增长最快，初次月经前体脂率增加约 120%。女孩子要启动青春期至少需要 17% 的体脂率，而要维持正常的月经周期需要 22% 的体脂率，低于这个标准的女性有可能不具备生育能力。

弗里施对芭蕾舞演员进行跟踪研究。芭蕾舞演员为了保持身材往往进行极度节食。她发现只有 33% 的演员有正常的生理周期，超过 22% 的演员没有出现月经初潮，30% 的演员月经周期不正常。经过体脂率的进一步分析，结果符合弗里施所发表论文的研究成果：月经正常的演员们体脂率不低于 22%，不正常的演员体脂率约 20%，完全没有来月经的演员体脂率只有 19% 或者更低。弗里施还发现，演员们一旦停止跳舞和训练，月经周期就会恢复正常。

女性分泌雌激素的主要器官是卵巢，脂肪也是雌激素的重要来源之一。雌激素的合成需要脂肪组织的参与，脂肪细胞对内分泌系统和神经系统具有一定的影响，具有促进雌激素分泌的作用。女性的皮下脂肪可以将雄激素转变为雌激素。如果女性过于消瘦，就会造成雌激素水平偏低，影响到子宫内环境的正常发育和功能。太瘦的女性会停止排卵，导致无法受孕。从这个角度来说，是否脂肪越多越有利于女性的青春期发育和生育呢？当然不是。肥胖女性身体内的雌激素、胰岛素、瘦素水平偏高，也会对生殖系统造成干扰。应该将体脂率维持在一个健康的范围内。

脂肪分泌的瘦素，也对女性的生育功能产生影响。女性在青春期能够检测到瘦素水平提高，这可能与促性腺激素的分泌有关，启动了青春期的发育。如果脂肪不能合成足够的瘦素，有可能造成生殖系统推迟发育。

男性也不例外，脂肪在男性的发育中也发挥着重要的作用。如果成年男性在饮食中没有足够的热量，会造成性欲减退，精子活性降低，精子寿命变短。太瘦的男性如果低于标准体重 25%，精子数量也会下降。男生在青春期发育过程中往往身高飙升，身材显得单薄，因此一定要注意饮食的合理搭配，保证每天摄入足够的能量，维持一定的体脂量。

弗里施的研究在初期很难得到人们的认可。常规认为，青春期是到了一定的年龄而水到渠成的事情。弗里施的研究表明，没有脂肪就没有青春期，生殖系统发育迟缓，女性无法受孕。

没有脂肪，生命就无从孕育！

【科学小纸条】臀部大的女性容易生儿子，这种古人的择偶标准有问题吗？

臀部大的女性容易生儿子还是生女儿，在科学上并没有得到验证，也许这只是民间的经验。弗里施的研究表明，女性需要有17%的体脂率才能启动青春期，至少22%的体脂率才能维持月经周期正常。但通过本章我们能科学地认识到：臀部宽大，至少对女性有以下这些好处。

✓下身脂肪较多说明女性有一定的脂肪量和体脂率，不至于因为过瘦而影响生育。

✓女性骨盆较大，分娩过程更加轻松和顺利，产妇痛苦小，对新生儿伤害也小。

✓臀部丰满，说明对身体有益的皮下脂肪多，对身体健康有害的内脏脂肪少，血脂水平低，不容易得心脑血管疾病。

✓臀部宽大的女性相对聪明。这也许是因为她们相对丰满，脂肪合成瘦素可使大脑的体积增大，功能增强。适当量的脂肪堆积在正确的部位，有助于维持大脑的正常运作。

据此，从结果上看，古人这种择偶标准还是有一定道理的。

胖就代表能打吗

体脂率低会导致骨质疏松？这是真的！

首先，骨骼和脂肪在胚胎发育过程中都来源于中胚层，属于同宗同源。在骨髓和脂肪中都含有一定数量的间充质干细胞，分别被命名为骨髓间充质干细胞和脂肪间充质干细胞，两者具有类似的分化能力。脂肪干细胞可以分化为成骨细胞，补充凋亡的成骨细胞，维持一定的骨密度。而瘦人体内的骨髓干细胞容易被诱导分化为脂肪细胞。想象一下，骨髓内产生脂肪细胞，这是一件多么可怕的事情，容易引起骨质疏松。

其次，瘦人雌激素分泌不足，容易引起骨质疏松，加大骨折的风险。女性绝经后，卵巢停止合成雌激素，脂肪成为雌激素的主要来源。因此绝经后的女性，尤其是老年妇女，更需要脂肪来保护骨骼。如果你看到过中国古代名将们的画像，你会发现他们的身材往往不是施瓦辛格型的肌肉男，而是膀大腰圆的肥胖哥。长时间的战场厮杀，需要大量的脂肪来提供能量，显然肥胖哥比肌肉男的耐久力更强。另外，脂肪增强骨密度，也是将军们力大无穷的另一个重要原因。传说，宋朝开国皇帝赵匡胤同时也是一位武林高手，一套“太祖长拳”和一根“太祖盘龙棍”打下大宋江山。历史上的赵匡胤就是一个皮肤黝黑、体型肥硕的人，有画像为证（图 3-3）。

脂肪加速伤口愈合

皮肤下面处处覆盖着皮下脂肪组织。脂肪内含有丰富的脂肪干细胞，对于加快伤口的愈合及减少愈合后的瘢痕至关重要。

被烧伤后，皮肤的创面愈合是一个复杂的生物学过程，涉及身体内多种细胞、炎症因子、胶原蛋白、促血管生成因子等多种生物学变化，可分为伤口清理、炎症反应、肉芽组织增生、创面上皮化、瘢痕形成、创面愈合等多个过程。脂肪干细胞可参与烧伤局部的炎症调节、血管新生、组织修复、结构重塑等各个阶段，从不同方面调控创面局部微环境，促进创面愈合，改善机体状况。

烧伤皮肤的创面愈合分为三个阶段。第一阶段是炎症细胞浸润

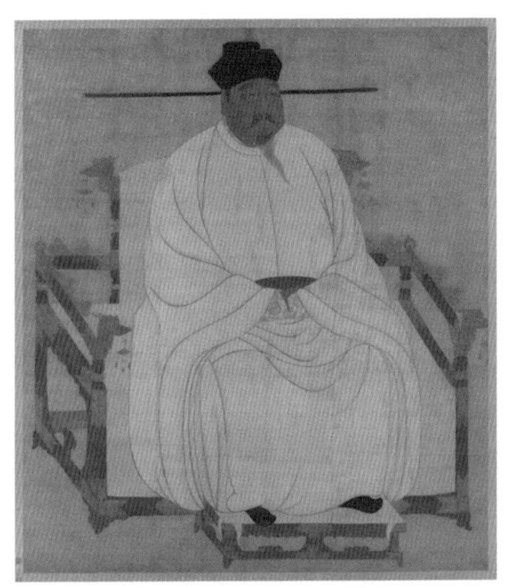

▲ **图 3-3　宋太祖坐像**
宋代画轴，台北故宫博物院藏

期。当皮肤受伤后，人体的创伤修复系统被快速调动起来，免疫系统被激活，引起血液中的中性粒细胞和单核细胞在创面部位迅速聚集并转化为巨噬细胞，起到免疫保护作用。皮下脂肪组织中的脂肪干细胞经过一系列复杂程序，对于促进伤口愈合起到重要作用。脂肪干细胞能够分泌大量的细胞因子和生长因子，抑制创面部位的炎症反应，促进皮肤成纤维细胞增殖和迁移，促进胶原蛋白的合成，有利于建立更好的损伤修复微环境，促进创面的早期修复。

第二阶段是创面愈合的增殖期，也是肉芽组织形成期。由巨噬细胞、血管内皮细胞、成纤维细胞组成的肉芽组织开始填补创面。肉芽组织形成上皮组织而完成创面的早期修复。此阶段脂肪干细胞能促进成纤维细胞的增殖和迁移，辅助分泌胶原蛋白和纤维连接蛋白等皮肤组织的细胞外基质成分。脂肪干细胞分泌血管内皮生长因子，促进血管再生，加快伤口愈合；同时分泌多种调节蛋白和生长因子来严密调控鳞状上皮细胞、毛细血管内皮细胞、免疫细胞、基底细胞等细胞的增生，加快烧伤部位皮肤的修复重建，促进烧伤愈合。

第三阶段是创面修复重建期。创面的上皮组织完成重建，细胞增殖和血管新生停止，瘢痕组织开始形成，创面修复进入重塑期。瘢痕的形成使得创面机械性能降低，造成皮肤内部与外界物质交流的障碍，严重时可引起畸形和功能障碍，不仅影响美观，还因为皮肤物质交换的问题使得患者即使痊愈之后也会感觉非常痛苦，严重影响患者的预后生活质量。此阶段的脂肪干细胞利用自身的分化潜能，可以分化为内皮细胞、成纤维细胞、表皮细胞，直接参与创面修复，抑制瘢痕组织的过度生成，完成皮肤组织再生。干细胞还能再生毛囊、汗腺等皮肤附属物，提高创面愈合后的皮肤质地，帮助重建完整皮肤结构。

【科学小纸条】表面积最大的人体器官

你知道吗？皮肤是表面积最大的人体器官。成人皮肤表面积可达 1.2～2.0m^2，是人体维持内环境稳定，免于脱水、损伤、感染的第一道防线。当皮肤严重缺损时，机体内环境遭受严重损坏甚至导致死亡。我国每年烧伤、烫伤、溃疡等患者约1500万人，需要移植皮肤的总用量为38 800m^2，相当于5个半足球场的面积。

科学在不断进步，认知也需要及时跟进。30多年前，人们尚不知道脂肪是一个人体器官。在传统认知中，心肝脾肺肾是我们常说的器官，在人体内部一个固定的空间内发挥着特定的功能。随着研究的深入，科学家发现脂肪不仅仅是提供能量和保护作用的人体组织，还是一个有着多种内分泌功能的交互式器官。直到今天，认识到脂肪是人体器官的人依然是少之又少。

联想到皮肤也是人体器官，并且是最大的人体器官，几乎每一寸皮肤下面都覆盖着脂肪组织，这就形成一个非常有趣且值得思考的问题。皮肤是包裹全身的人体第一道屏障，在它下面又增加一层脂肪提供进一步保护，形成隔离外来入侵的双重保险。可以说，“皮肤＋脂肪＋免疫”是大自然馈赠给人类的陆海空三维立体防护系统。大自然如此热爱我们的生命，我们有什么理由不珍惜自己的身体！

Chapter 4
低脂饮食：一场半世纪骗局

脂肪被判有罪，一个假设成了真理。

在高档宴席或自助餐中，你看着琳琅满目的各类鲜美肉食而垂涎欲滴，却默默地夹起一些蔬菜水果沙拉放进盘子。在舒适的夏夜，你看到路边那些被烤得滋滋冒泡、嗒嗒滴油的羊肉串，却狠狠地咽了一下口水，悄悄离开。

近几十年来，在各种媒体的宣传下，人们普遍相信多吃脂肪有害健康。被妖魔化的脂肪深入人心，低脂主义饮食广受欢迎。然而，最近十几年的时间，越来越多的人揭示出，这是一场跨越了半个多世纪的骗局。餐饮中的肥肉其实没那么可怕！

低脂饮食的兴起

20世纪上半叶，美国人罹患心脏病的比率突然大幅升高，引起了全国性的恐慌。在寻找原因的过程中，“热量不变论”成为人们的指导原则，医生和营养学家常常建议人们计算饮食中的热量。既然各种食物中脂肪的热量最高，那你就来背锅吧。在美国，人们对脂肪的饮食恐惧最早可追溯到20世纪20年代，当时人们追求苗条的身材，保险公司会根据人的身高和体重来决定基础保险费。既然脂肪比同等重量的糖类或蛋白质含有超过两倍的热量，人们自然而然首先怀疑饮食脂肪是让人发胖的罪魁祸首。但，这只是一个假设。要知道，吃进去的脂肪和身体长出来的脂肪完全是两码事。

【科学小纸条】热量和能量是一回事吗？

“热量不变论”就是物理学中所说的“能量守恒定律”，是热力学第一定律。可以表述为：一个系统的总能量的改变只能等于传入或者传出该系统的能量的多少。你可以理解为：能量不生不灭，它是从一种形式转变成另一种形式。开车是把汽油中的化学能转变成动能；高铁是把电能转变成动能；“飞流直下三千尺”的瀑布是把水在高处的势能转变成动能；健身是把身体内的化学能转变成动能；混合动力汽车在刹车时给电池充电，是把动能转变成电池中的化学能。爱因斯坦著名的质能方程式 $E=MC^2$，是指质量和能量也能互相转换，当某个物质“消失”时，它所释放出来的能量是其自身质量乘以光速的平方。能量守恒定律是经过物理学家和化学家们多年研究得到的科学真理。“永动机”永远不可能造出来，就是基于能量守恒定律。“加水就能跑的汽车”，一直在变换着方式欺骗众人。发生在人体内的各种生化反应也是严格遵守这个定律，只是由于生化反应的复杂性，导致不同人对这条定律的理解和解释不同。

虽然“能量”和“热量”的物理学含义并不完全等同，在生物化学中，两者没有什么区别。在本书中两者具有相同含义，均表示食物中所包含的能量，以及各种新陈代谢过程和各种生物化学反应中所吸收或者释放的能量。

假设成为真理的重要推手是明尼苏达大学的生物学和生理学教授安塞尔·基斯（Ancel Keys）。他曾经在二战期间为美军开发了“K- 战斗口粮”，借此奠定了美国军队营养学的基础（图 4–1）。

20 世纪 50 年代初，正是美国民众为心脏病高发而日益担忧的年代，基斯和妻子开始在全球游历，评估当地人饮食中的脂肪含量，测量当地人的胆固醇值。当时人们普遍认为，胆固醇是造成心脏病的一个主要因素。在这个过程中，基斯逐渐得到一些“结论”：

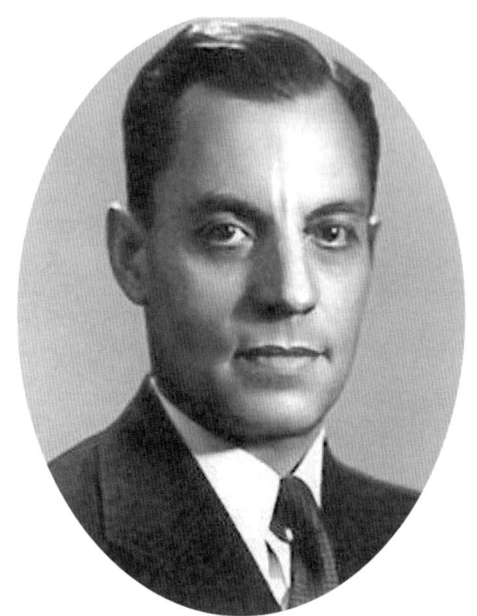

▲ 图 4–1　安塞尔 · 基斯
来源：Wiki Pedia

“到目前为止只有脂肪的因素显得最重要”，冠心病不能简单归咎于遗传，必然是饮食导致的。在这些游历和研究中，基斯并没有按照正确的研究方法进行归纳和总结。他只观察了少数人，并且没有用科学的方法来测量他们饮食中各种物质的含量，但是他却很自信地表明脂肪总量是导致心脏病的主要因素。20 世纪 50 年代中期，基斯开始把饮食脂肪进行分类，在经过一个小型的、短期的、以精神分裂症为研究对象的实验之后，他发现受试者在摄入饱和脂肪之后血液中的胆固醇升高，而摄入植物油时胆固醇下降。于是他在顶级医学杂志上发表了一系列论文，十分肯定地宣称减少饱和脂肪的摄入可以降低血清胆固醇，甚至发表了一个数学公式，根据所摄入的饱和脂肪、多元不饱和脂肪、胆固醇的量，来计算血清胆固醇上升或下降的数值。现在看来，这显然又是一个想当然的错误，因为人体可以根据血清胆固醇的量对其进行自动调节。然而，他的这种迎合大众需求的、表面上很符合逻辑的推理，迅速得到了全社会的追捧。基斯本人也获得了美国营养学界头把交椅的地位，于 1961 年 1 月 13 日登上了《时代》（*TIME*）杂志的封面。基斯教育大家大幅减少饮食脂肪，尤其是动物来源的天然脂肪，改吃植物油。

德怀特·戴维·艾森豪威尔（Dwight David Eisenhower）在第二次世界大战期间曾任欧洲盟军最高司令，1952 年当选美国总统。1955 年 9 月 23 日，艾森豪威尔的心脏病发作。第二天，总统的私人医生、基斯的好朋友兼信徒保罗·怀特（Paul White）召开了一场新闻发布会，以总统私人医生的权威性向美国民众发出倡议：戒烟、减少压力、少吃饱和脂肪和胆固醇。在接下来的几个月里，怀特继续向全国通告总统的健康状况。由于《纽约时报》不遗余力地推介基斯的“低脂饮食”理论，使得这一“理论”变得家喻户晓。基斯利用这些影响力加入了美国心脏协会（American heart associstion，AHA）的营养委员会。美国心脏协会于 1961 年发布了一份报告，劝告心脏病高风险者减少饱和脂肪的摄入，建议“在医学指导下降低或控制脂肪摄取，合理地由多元不饱和脂肪替代饱和脂肪，作为预防动脉粥样硬化，降低心脏病发作及脑卒中风险的可能手段”。

基斯与七国研究

基斯曾发起更加有名的“七国研究”，这七国分别是意大利、希腊、南斯拉夫、芬兰、荷兰、日本、美国。1970 年他在美国心脏协会发表了“七国研究”报告，直至 2004 年，医学文献对“七国研究”的引用接近 100 万次。报告正如基斯所希望的，进一步证实了饱和脂肪的摄入与心脏病死亡之间有着密切关联。

“七国研究”有三个重大问题。首先，这是一项关联性研究，并不能证明因果关系。关联性和因果关系是很容易引起误解的两个概念。浙江大学的王立铭教授在《吃货的生物学修养》一书中有一个非常生动的比喻，如果做一个着装和疾病的大规模调查，你很可能发现，天天西服革履上班的“白领”，比穿圆领衫上班的“蓝领”，患心脏病的概率要高，但是，如果你就此得出结论“穿西服容易得心脏病”，那就大错特错了。真正的因果关系是，白领们工作压力大，伏案工作多，饮食不规律，缺乏睡眠和运动。“七国研究”最大的漏洞是把关联关系当成了因果关系。

其次，“七国研究”的另一个重大问题是将复杂问题简单化，把食物分为三大营养元素：碳水化合物（糖类）、蛋白质、脂肪；又进行进一步细分，把脂肪分为饱和脂肪、不饱和脂肪和反式脂肪。这种方法忽视了食物和生物学的复杂性。营养学是一门非常复杂的学科，饮食总的营养价值不是各种物质的营养价值简单相加，各种营养成分对人体代谢和健康发挥着协同效应。

最后，一个更严重的问题是，基斯所采用的是联合国粮食及农业组织（Food and Agriculture Organization，FAO）和世界卫生组织提供的来自 22 个国家的数据。但后来，基斯之所以选择这 7 个国家，是因为这 7 个国家的数据能支撑他的脂肪假说，而其他 15 个国家的数据却因为不符合他的论点，被他选择性地忽略了。这些精心挑选的数据证实了他的假说：脂肪让人生病，饱和脂肪会引发心血管疾病。很显然，这是一种学术造假行为。

尽管存在着方法学上的巨大漏洞，存在数据取舍时的主观性，并且后来跟进研究的结果也发现了很多矛盾，但是这些都被选择性地忽视了。“七国研究”引起了轰动效应，影响了政府的决策。1977 年，美国公布了第一版《美国膳食目标》（1980 年后改为《美国膳食指南》），教导美国公民减少脂肪的摄入量，提高食谱中的谷物含量，利用工业化处理的植物油代替大多数动物脂肪。后文我们可以看到，这个建议是何等的错误！从此，“低脂饮食”进入了美国的千家万户。人们非常自觉地遵守《美国膳食目标》中的劝告，换掉冰箱里的动物黄油，对香肠、牛排、鸡蛋、牛奶等传统脂肪类食物敬而远之，而面包、麦片、精炼植物油、人造黄油占领了厨房。多吃蔬菜水果预防心脏病成为人们的共识。脂肪被判有罪，一个假设成了真理。

膳食脂肪如何被妖魔化

食品工业的幕后推手

在这个膳食脂肪被妖魔化的过程中还有一个看不见的黑手，那就是商业利益。制糖业虽然警觉到其产品存在风险，但是在利益的驱动下，一直在幕后推动着对脂肪的攻击；植物油企业为了同样的目的也起到推波助澜的作用，两者共同把矛头引向膳食脂肪。

当 20 世纪 40 年代美国人发现肥胖和心脏病高发时，主要有两个怀疑对象：脂肪和糖类。制糖业非常担心科学研究做出对糖不利的结论，他们成立了一个行业协会。制糖业想出了最聪明的办法：让科学家为他们发声，为糖类开脱。行业协会支持那些主张糖类无害的科学家，为他们的科研提供经费支持，动员他们积极参与公关活动作科普宣传，让广大消费者认同糖是安全的食物。基斯就是他们支持的众多科学家之一，正是他的"研究"把膳食脂肪引起肥胖和心脏病这个假说变成了真理，影响了美国心脏协会和美国糖尿病学会制定的饮食指南。制糖业赞助了 20 世纪 60—70 年代的研究，对于那些提出对糖不利的科学家进行无情的压制，断绝资金支持，排斥在学术会议之外，使得一些仗义执言的科学家名誉扫地。

2016 年 9 月 12 日，《美国医学会期刊：内科学》（*JAMA Internal Medicine*）发表了一篇让世人震惊的文章。文章曝光了数百份文件，内容涵盖 20 世纪 60—70 年代糖业研究基金会的内部文件、往来信函，以及针对脂肪和糖争论的历史报告。基金会赞助一些带有明确倾向的研究计划，目的是淡化糖的危害，让膳食脂肪成为心脏病高发的背锅侠。文章还曝光了糖业研究基金会曾经向哈佛大学三名科学家支付了 5 万美元的资助，将心脏病的原因由糖引向脂肪。三位科学家之一的马克·赫格斯（Mark Hegsted），后来成为美国农业部营养部门负责人。

2017 年 11 月 21 日的《公共科学图书馆·生物学》（*PLOS Biology*）杂志揭露了另一项因为差一点发现糖与癌症、心脏病的关系而被终止的259项目。1968年，糖业研究基金会资助了一项代号为259的动物实验研究项目，研究结果初步证明，高糖（游离糖）饮食与淀粉饮食相比，不仅是动脉粥样硬化的罪魁祸首，也有可能促进胰腺癌的发生和发展。基金会终止了对259项目剩余12周的资金资助，导致研究结果从未公布。

其他的类似事件还包括：美国心脏协会曾经于1948年接受过宝洁公司170万美元的捐赠，而宝洁公司是第一个发展氢化植物油的美国企业。从2008年开始，可口可乐公司持续向科研机构和非营利组织提供资金以证明和宣扬全球化的肥胖问题是由于缺乏运动所致，与可口可乐之类的含糖饮料关系不大。

就这样，在科学家、食品工业、政府“三驾马车”的推动下，脂肪继续充当着糖类的替罪羊，低脂高糖饮食之风从美国刮向世界，制糖业蓬勃发展。2011年全世界糖产量约为1.68亿吨，全球平均每人每年消费24千克的糖。

这种悖论之所以深入人心，有其深刻的原因。首当其冲的是某些“科学家”对名利的追求。以基斯为代表的“主流科学家”们控制了营养学界的声音，他们在收获巨大名誉的同时，也获得大量的研究经费，得到了商业利益集团所希望的科研结果。事实上，这样的事情经常发生。科学研究有时候会受到资助者的影响而带有一定的倾向性，研究的目的是为了证实某种观点，得到他们想要的结果。

被打压的质疑之声

难道就没有人反对基斯的缺乏严谨科学研究的结果吗？当然有，在这个星球上，最不缺乏正直的一个群体就是科学家，他们勇敢地追求真相。但是，这些质疑声要么遭到当时以基斯为代表的主流群体和食品工业的无情打压，要么因为“低脂饮食”太受欢迎而被忽视了。反对声音的文章甚至很难在同行评议的科学期刊上发表。曾经有两个研究土著人饮食与疾病的著名实验，由于研究结果与当时的主流观点相悖，被束之高阁。

20 世纪初，美国哈佛大学的人类学家威尔海尔默·斯蒂芬森（Vilhjalmur Stefansson）与加拿大北极群岛的因纽特人共同生活了一段时间。他仔细研究了因纽特人的饮食结构，并且让自己保持与当地人一样的生活方式。他们曾经整整一年时间只吃鱼和肉，肉类的主要来源是海豹。6～9 个月的时间只吃驯鹿肉，随后几个月只吃鲑鱼肉，在春天偶尔会吃一些鸟蛋，只有在捕捉不到猎物时才会吃蔬菜。在他们的饮食中，70%～80% 的能量来源是脂肪。

按照现在的标准，因纽特人无疑过着一种极不健康的生活。然而，斯蒂芬森却描述道，尽管他们有几个月几乎完全生活在黑暗中，但他们是我所见过的最健康的人。基于 20 世纪 50—60 年代的尸检研究数据表明，美国传统阿拉斯加因纽特人的缺血性心脏病死亡率为美国人的 1/(15～18)。

也许你会问，既然因纽特人那么健康，那他们为什么没有我们寿命长呢？我想提醒的是，我们任何时候都不要陷入单一思考的陷阱。读着上文你会觉得因纽特人都很健康，他们应该很长寿才对，其实不然。一个社会中人群平均寿命的长短是一个综合社会问题。饮食不是影响寿命的单一因素，还有自然环境、医疗水平等其他重要因素。

因纽特人长期生活在严寒的极端气候之中，生存环境很差。他们经常吃生肉，条件不好的时候甚至以腐肉为食，大大增加了寄生虫疾病的发病率，有的甚至能够致命。男人出去狩猎，经常发生意外死亡事件；女性在家操持，长期生火取暖使她们终年生活在燃烧木材的烟雾中，导致肺病的高发。当地的医疗条件肯定无法与美国本土人相比，疾病得不到很好的救治。没有疫苗，就无法控制某些传染病。以上种种因素，使得因纽特人的寿命无法与美国本土人相比。

20 世纪 60 年代，哈佛大学的生物化学和营养学教授乔治·曼恩（George Mann）带领他的团队和流动实验室来到肯尼亚，研究当地的马赛人。马赛人只吃肉、血制品和奶，而蔬菜和水果被他们喂牛。马赛人的食物不仅种类少，还都是富含脂肪的食物。按照当时的观念，他们应该是心血管疾病高发的族群。然而，经过对马赛人的检测，他们的血压和体重都很正常，没有代谢性疾病，没有人患有 2 型糖尿病或癌症，更没有人得心脏病。

从 1948 年开始的弗雷明汉心脏研究，持续了数十年，虽然早期公布了一些支持基斯观点的结果，但是随着时间的推移，随着更多数据被分析，越来越多的矛盾点被发现。1960 年，统计结果明确显示饱和脂肪跟心脏病没有关联。

从 20 世纪 50 年代末开始，一些国家启动了若干大型的营养学研究项目，其目的是支持“低脂饮食”。1969 年发表的“洛杉矶退伍军人研究”显示：以肉食为主的人群（高饱和脂肪饮食）和多吃植物油的人群（低饱和脂肪饮食），心脏病发作和猝死的概率没有明显差异，但是后者有更多的非心脏病原因导致的死亡，包括癌症。这样的研究还有好多，但是都被选取里面的部分数据用来支持“低脂饮食”。

反对者遭到了党同伐异。研究过肯尼亚马赛人的曼恩教授甚至因为反对基斯的观点而被停止了研究经费支持。就这样，脂肪被宣判有罪。有政府的支持，加上媒体不遗余力的宣传，“低脂饮食”迅速走入美国千家万户的生活。超市的食物纷纷打上“低脂”或者“无脂”的标签。美国食品工业开始重组，精制糖和富含反式脂肪酸的氢化植物油生产企业蓬勃发展。

然而，出乎意料的是，在随后的几十年中，美国大众的体重不降反升，健康状况出现严重下滑。1961 年，美国心脏协会第一次推荐“低脂饮食”时，美国约每 7 个人中有 1 人肥胖；到了 2000 年，这个比例提高了 1/3。糖尿病患者从 1978 年的 519 万，上升到 2013 年的 2230 万。1975 年每 10 万人新确诊的癌症患者 400 名，2016 年达到 449 名。心血管发病率也在攀升。美国心脏协会发布的心脏病和脑卒中统计数据显示，2013—2016 年，美国成年人中患有心血管疾病者达到了惊人的 48%。2016 年美国心血管疾病死亡 84 万例。

很明显，这 50 多年来，出现了一个致命的方向性错误。

问题到底出在哪里？

甜蜜的，致命的

“低脂饮食”的普及，导致了两个后果：一是人们大量食用植物油来代替动物脂肪。由于口感、保存、加工工艺等的需求，制油企业把液态的、富含多元不饱和脂肪酸的植物油进行加氢反应，使之成为固态。氢化植物油大行其道，但是氢化反应给植物油带来了反式脂肪酸。二是碳水化合物（糖）取代了脂肪成为食物中主要的能量来源。第二个后果也许更加有害。事实上，糖和反式脂肪酸才是导致肥胖和心血管疾病飙升的真正元凶。

反式脂肪酸？工业废料！

1910 年之前，美国家庭的餐桌上，脂肪的来源几乎都是动物油脂：猪油、绵羊油、牛油，板油（动物肾脏）、黄油、奶油等。动物油脂含有大量的饱和脂肪酸。富含不饱和脂肪酸的植物油被用来制造肥皂、蜡烛、化妆品、润滑剂等，棉籽油是美国棉花工业中的废物。随着工业的发展，棉籽油的产能大大过剩，人们需要给它寻找新的使用途径，于是把眼光瞄准到食用油上。棉籽油呈浑浊的液体状，富含多元不饱和脂肪酸，很容易被氧化变质。若直接食用多元不饱和脂肪酸，容易造成细胞破碎，出现各类健康问题，如慢性炎症和动脉粥样硬化。美国食品工业的发展要求食物能够耐受长途运输，并要求较长的保质期。1902 年，德国化学家威尔海姆·诺曼（Werheim Norman）开发了一种处理工艺，通过氢化反应给不饱和脂肪加氢，将液态脂肪固化，且适合长期储存，这就是氢化植物油的由来。1910 年，宝洁公司购买了一项专利，进行氢化棉籽油的大规模生产。这种油呈现乳白色，与当时美国家庭最常用的猪油相似。宝洁公司给它取名“植物性白油”，于 1911 年开始销售。它的出现开启了食用油从动物脂肪向工业脂肪的转变。大量的植物油脂被氢化处理，包括玉米油和大豆油，被加工成植物性白油、人造奶油、人造黄油，进入餐桌，进入超市里的加工食品，进入油炸食品。殊不知，氢化植物油中含有大量的反式脂肪酸，而当时的人们还没有意识到反式脂肪酸的危害。

基斯的观点经过政府的推动和媒体的宣传深入人心，饱和脂肪被宣判有罪，氢化植物油接替了饱和脂肪，从 20 世纪 60 年代开始得到广泛应用。20 世纪 80 年代后期，氢化植物油成为食品工业的支柱，薯片、饼干、蛋糕、曲奇，起酥油、人造黄油，快餐店的油炸食品、烘烤食品等都依赖于它。用氢化植物油做起酥油烘焙和煎炸的食物比以前使用的油脂更好吃，口感更细腻。由于当时饱和脂肪被普遍认为会导致肥胖和心脏病，反式脂肪酸来源于植物油，反而被厂家贴上了有益健康的标签。

天然植物油中含有大量多元不饱和脂肪酸，并且呈液态。在氢化反应中，不饱和脂肪酸中的 C=C 双键会被打开，形成碳原子上含有未配对电子（自由基）的 C–C 单键，然后加氢形成饱和脂肪酸。在 C=C 双键打开后 C–C 单键会沿着 C–C 之间的轴进行旋转，由原来的顺式至反式位置时，有可能重返 C=C 双键。由于 C=C 双键不可旋转，这就形成反式脂肪酸。顺式脂肪酸是人体的必需成分，天然的不饱和脂肪酸几乎全是顺式。通过加氢的化学反应，出现了对人体有害的反式脂肪酸。请注意，只有部分氢化的植物油才含有反式脂肪酸，完全氢化之后就只有饱和脂肪酸存在。由此可见，无论科技如何发达，跟生物反应相比，还是相差甚远。机体内每时每刻都在进行着的生化反应能够精确地生产出人体所需的物质，并对这个过程进行精准调控。要想通过人工合成的化学反应得到相应的生物分子，不仅效率极低，而且容易出错。

反式脂肪酸对人体的伤害有几个方面：①进入细胞膜，破坏正常细胞膜的结构，使细胞功能受损；②炎症的主要诱导因素之一，妨碍 ω3– 脂肪酸发挥其功能；③升高血液中甘油三酯和低密度脂蛋白胆固醇（坏胆固醇），降低高密度脂蛋白胆固醇（好胆固醇），诱发心血管疾病；④引起胰岛素抵抗，容易导致肥胖和糖尿病；⑤与癌症存在着明显的相关性；⑥与阿尔茨海默病密切相关。

碳水化合物，隐蔽的杀手

“低脂饮食”带来的另一个结果是人们用碳水化合物取代脂肪作为主要的能量来源。

现代脂肪研究的奠基人之一彼得·阿伦斯博士（Peter Ahrens）在1957年就对“低脂饮食”亮明了自己的立场，他认为宣传“低脂饮食”一定会导致人们更多地把糖作为能量的主要来源。

英国伦敦的约翰·尤德金博士（John Yudkin）是反对“低脂饮食”的最著名的先驱，也是先烈。他根据自己的研究对脂肪引起心血管疾病的观点提出质疑，认为造成心血管疾病的更大原因是糖，并竭力劝导人们少吃糖。1972年，尤德金出版了著作《甜蜜的，致命的》（*Pure，White and Deadly*），其副标题是《糖如何毁掉我们，以及我们如何摆脱它》。基斯立即反对，称尤德金的理论是一派胡言，指控他在为肉制品和奶制品企业推销。英国糖业局称他的言论是感情用事。尤德金被学术会议拒之门外，学术期刊也拒绝发表他的文章。尤德金和阿伦斯两位博士名誉扫地。

时至今日，人们对糖类的功能以及与健康的关系已经有了一个清晰的认识。糖类在人体内的主要作用是提供能量和其他一些特殊功能。但是，大量食用糖类，会给健康带来许多不良影响。科学研究已经发现了糖类与肥胖、糖尿病、癌症等众多疾病的相关性。

食物中的单糖可以直接被小肠上皮细胞吸收。多糖则在酶的作用下水解成低聚糖和双糖，进一步水解成单糖，进入血液后被转运到身体各处被组织细胞吸收。胰岛素对血糖水平发挥着重要的调节作用，指令组织细胞将葡萄糖分子吸收，主要是肌肉细胞（供能）和脂肪细胞（储能）。血液中的葡萄糖会刺激胰岛素分泌，促进机体将葡萄糖转化为脂肪，引起脂肪堆积造成肥胖。如果长期大量摄入糖类，血液中的血糖持续刺激胰岛素的分泌，机体的负反馈调节机制就会造成胰岛素抵抗，于是形成2型糖尿病。进一步的研究发现糖与癌症也有着千丝万缕的联系。癌细胞最喜欢的食物就是糖，它们的快速分裂增殖不像正常细胞那样依靠氧，而是可以通过无氧酵解的方式，利用葡萄糖快速为自己供应能量，满足自己疯狂扩张的需求。糖不仅能促发癌症，还容易加重癌症病情。

找寻真相，步步惊心

寻找心脏病的元凶

饮食中的饱和脂肪，尤其是动物油脂，其天然含有更多的热量，且与体内脂肪的化学结构雷同，1951 年基斯开始寻找心脏病的元凶时，首先把矛头指向了饱和脂肪。我们一再强调，这只是一个假设，然后这个假设经过不严谨且带有倾向性的论证后，变成了一句真理，堂而皇之登上了美国人的《膳食指南》。

从 20 世纪 50 年代基斯提出“低脂饮食”假说之后的半个多世纪里，对这个假说的质疑和挑战从来没有停歇过。但是这些声音都淹没在“低脂饮食”主流的滚滚洪流中。难能可贵的是，人类从来没有停止过追求真相和真理，与之相关的实验也一直在进行中。虽然颁布了倡导“低脂饮食”的《膳食指南》，美国人民也很自觉地遵守，但是半个世纪以来美国人的肥胖症发病率高歌猛进，糖尿病和心脏病的发病率不降反升。虽然早期质疑的声音遭到打压或者选择性忽视，但是大部分“低脂饮食”实验均惨遭失败，迫使人们重新开始审视。越来越多科学家开始质疑，层出不穷的研究结果否定了脂肪与肥胖症和心血管疾病的关联。这里列举几例。

1957 年，由纽约市卫生处主任诺曼·乔利夫（Norman Jolliffe）发起的“抗冠心病俱乐部实验”，开始的结果似乎验证了基斯的观点。但是 10 年后，低脂饮食的抗冠心病俱乐部成员（实验组）有 26 人去世，其中 8 人死于心脏病；正常饮食的对照组有 6 人去世，但没有 1 例是死于心脏病。

1968 年开始的“明尼苏达州冠状动脉调查”对 9000 名参与者进行跟踪调查，实验组和对照组饮食中总脂肪含量都是 38%，但是对照组的饱和脂肪量摄入（9%）仅占实验组的近一半（18%）。结果表明，无论是心血管病例数、心血管疾病死亡率还是总死亡率，两者没有任何不同。但是，实验组织者伊万·弗朗茨（Ivan Frantz）自己都对这个结果产生怀疑，以至于把实验结果保留了 16 年之后才予以发表。

1973—1982 年的“多种危险因素干预实验”（Multiple risk factor intervention trial），对脂肪导致心脏病的假说是一场灾难。实验组人员不仅减少了脂肪的摄入，还戒了烟，降低了血压，但是死亡率还是略高于对照组。

针对反式脂肪酸的研究并且提出反对声音几乎是零星的科学家们“孤军奋战”。伊利诺伊大学厄巴纳－香槟分校（University of Illinois at Urbana-Champaign，UIUC）的弗雷德·库梅罗（Fred Kummerow）是其中之一。从 1957 年开始，他陆续发表了 70 余篇论文。他发现反式脂肪酸能够占据细胞膜的位置，扰乱细胞膜的正常运转，提高细胞对钙的吸收。由于触犯了许多人的利益，库梅罗遭到了孤立。

由于在美国有盘根错节的利益纠葛，最终对反式脂肪酸敲响警钟的不是美国人，而是荷兰科学家马基恩·卡坦（Martijn Katan）和罗纳德·门森克（Ronald Mensink）。20 世纪 80 年代，这对师徒的研究发现，多吃反式脂肪酸会提高低密度脂蛋白胆固醇（坏胆固醇），而降低高密度脂蛋白胆固醇（好胆固醇）。不出所料，他们遭到了食品工业的攻击。食品工业组织人马进行研究，以证实反式脂肪酸的益处。结果却啪啪打脸，美国人类营养研究中心的约瑟夫·贾德（Joseph Judd）在食品油工业的资助下开展的研究结果不但没有推翻，还进一步证实了卡坦和门森克的结论。人们开始认识到，反式脂肪酸原来是引起心脏病高发的重要凶手。

卡坦和门森克的研究让联合利华公司宣布 3 年内从其大部分产品中去除氢化植物油。到 20 世纪 90 年代，反式脂肪酸在美国变得声名狼藉，许多州禁止使用。1999 年，亚历桑德罗·梅诺蒂（Alessandro Menotti）重新分析了“七国研究”的数据，发现糖类比脂肪具有更大的与心血管疾病的相关性。

2002 年，哈佛大学营养学教授沃尔特·威利特（Walter Willet）

在《肥胖综述》（*Obesity Reviews*）杂志发表文章宣称："膳食脂肪在肥胖中发挥的主要作用是：没有作用。"威利特推动了将反式脂肪酸移除出食品供应链。2003 年标签规则出台，FDA 规定 2006 年 1 月 1 日起，所有食品要标明反式脂肪酸一栏。

2006 年，《新英格兰医学杂志》（*The New England Journal of Medicine*）的一篇文章《反式脂肪酸和心血管疾病》表明，增加 2% 的反式脂肪酸摄入量，心脏病的风险增加 23%。

2008 年，联合国粮食及农业组织发现"没有说服力或有可能的证据表明高脂肪饮食会导致心脏病和癌症"。

2009 年，《内科医学档案》（*Archives of Internal Medicine*）发表了一篇综述性文章——《支持饮食因素与冠心病之间因果关系证据的系统综述》。文章指出，多项研究发现高脂肪饮食并不会影响健康。

2010 年，美国营养学会发表了一篇具有里程碑意义的综述文章《没有明显证据表明饮食中脂肪的摄入与冠心病和心血管疾病有关》。

2017 年发表的"城乡流行病学研究"彻底为饱和脂肪洗脱了罪名。研究分析了 18 个国家超过 13.5 万人的长期数据，结果表明，多摄入饱和脂肪的人心血管疾病的死亡率明显降低；而多糖饮食带来的心血管疾病死亡率更高。

糖对人类健康的危害从原始部落中能得到最直观的证明。德国医生奥托·谢菲尔（Otto Schaefer）对北极圈内的因纽特人进行了研究。20 世纪后半叶，现代文明食品被批量运往北极圈内供应给因纽特人，包括面粉、饼干、薯片、糖、精制糖等碳水化合物，因纽特人的生活发生了天翻地覆的变化。那些保持着传统饮食习惯的，几乎全部吃肉的人们依然保持着健康，心血管疾病、癌症、糖尿病、痛风、溃疡、哮喘等现代常见病在他们身上几乎不存在。相比之下，食用现代文明食品的因纽特人则发生了塌方式的健康下滑，糖尿病、心脏病、癌症，开始侵袭他们并且日益增多，成为他们的主要杀手。他们的龋齿也变得非常严重。经过短短 20 年的时间，一代因纽特人因改变生活方式而失去了健康。

引起肥胖、心血管疾病、糖尿病等现代病的真正凶手终于找到了——糖和反式脂肪酸。2003 年，世界卫生组织建议膳食中反式脂肪酸的供能比应低于 1%。2013 年 11 月 7 日，美国食品药品管理局将反式脂肪酸的主要来源（部分氢化植物油）移出“一般认为安全”（GRAS）的清单。

2015 年，世界卫生组织在一份指南中建议，成年人和儿童应将每天的游离糖摄入量降至其摄入总能量的 10% 以下，最好降低到 5% 以下。游离糖是指单糖（如葡萄糖、果糖）和双糖（如蔗糖、砂糖），以及存在于蜂蜜、糖浆、果汁中的糖。2016 年版《美国居民膳食指南》取消了对胆固醇和脂肪供能比例的限制，首次提出每日摄入糖不超过 50 克的规定。

到目前为止，人们开始重新认识餐桌上脂肪的重要性，逐渐接受了“脂肪不会引起肥胖和心血管疾病，真正的元凶是糖和反式脂肪酸”这样一个事实。当年“低脂饮食”的始作俑者基斯教授也变得声名狼藉，其一众反对者如尤德金博士重新被人尊重。脂肪的销售和价格大幅提升，脂肪又回到了平民百姓的生活中。想想这是一件多么美妙的事情，在对着各种美味肉食大快朵颐的时候，不仅大大满足了你的口腹之欲，你再也不用因为担心发胖而内疚自责了。

妮娜·泰肖尔兹（Nina Teicholz）在《脂肪的真相》一书中曾经写道：“备受尊敬的权威部门居然犯错，这怎么可能呢？这是一个悲惨的、关于野心和金钱的过程……这背后还有一个高尚的原因，研究人员强烈渴望治愈美国人的心脏病。”

是的，“低脂饮食”的故事就像一部精心编写的侦探悬疑推理剧，每一步都环环相扣，引人入胜。

一桩“命案”

20 世纪上半叶，美国发生了一桩“命案”——肥胖和心脏病高发导致死亡率攀升。常理推断，最有可能的“嫌疑人”是膳食脂肪，即人们每天吃进肚子的脂肪，尤其是饱和脂肪。首先，从能量守恒的角度来分析，膳食脂肪所含的热量最高，最容易被转化成人体脂肪储存起来；再者，吃脂肪存脂肪，也是天经地义的事情（这只是一个假设）。

大侦探出现了，他就是明尼苏达大学的生物学和生理学教授安塞尔·基斯。经过简单的侦查，他很快就将脂肪锁定为凶手，并缉拿归案。由于快速破案，基斯获得无数的掌声和无尽的荣誉，坐稳营养界头把交椅。基斯顿感飘飘欲仙，觉得自己是一个伟大的侦探——把“膳食脂肪容易引起肥胖，导致心脏病”这个假说变成真理。

真正的凶手，糖和氢化植物油中的反式脂肪酸，暗暗笑了。它们的制造商——制糖企业和食品油企业，使出浑身解数，拿出手中的资金支持侦探们继续搜集证据，动用政府资源游说法官，一定要置脂肪于死地（食品工业的幕后推动）。

虽然有人发现了蛛丝马迹，提出了质疑，为脂肪喊冤，但是这种声音挑战了大侦探的权威和声誉，损害了工业界的利益，于是他们联合起来对喊冤者进行无情的打压（尤德金博士们的质疑被压制）。

法官最终判定，脂肪就是真凶，于是脂肪被判处“死刑”。美国出台《居民膳食指南》，官方开始倡导“低脂饮食”。

然而，虽然“凶手”被抓获，绳之以法，但是同样案件不但没有消失，反而越来越多（肥胖和心血管疾病发病率不降反升，愈演愈烈）。

看来还有其他的、真正的凶手。于是，更换了法官，更换了侦探，继续进行侦查。反对者的观点被拿出来参考，发现了新的疑点。经过深入细致的调查，真正的元凶终于被挖了出来，糖和反式脂肪酸被送上了审判台，终于还给脂肪一个清白（经过重审，真相终于大白于天下）。

整个过程让人叹为观止。回顾历史，2500 多年前为辩论无理数存在而被推下海的希帕索斯，400 多年前因宣传“日心说”而被烧死的布鲁诺，都为真理付出了生命的代价。

历史的戏剧从未落幕，只是换了舞台，扮上了不同的行头。

饱和脂肪酸，没那么可怕

饱和脂肪酸是无害的

饱和脂肪酸是所有脂肪酸中最稳定的。碳链上所有的碳原子均被氢原子占满，不会再接受其他原子，不容易被氧化。造成心血管疾病的原因之一是脂肪在血管内壁上被氧化堆积，造成血管狭窄、堵塞和硬化，而饱和脂肪的稳定性恰恰说明它不会因为被氧化而沉积在血管内壁。这也是为什么后续大量的研究推翻了饱和脂肪与心血管疾病之间关联性的原因。

饱和脂肪酸在体内主要作用有两个：一是构成细胞膜，二是储存和供应能量，还有一些非主要但很重要的其他功能。只有过度食用饱和脂肪，才容易造成饱和脂肪的过度堆积形成肥胖。事实上，饱和脂肪还有很大的好处。对于消化功能有问题而难以吸收脂肪的人，如肝功能障碍和慢性胰腺炎患者，饱和脂肪是必需的能量来源，因为它可以在肠道内不必经过复杂的肠道分解过程而直接形成乳糜微粒进入血液，然后进入组织细胞内提供能量。

经过更进一步深入研究，人们对饱和脂肪酸在体内的功能越来越清晰。饱和脂肪酸对维持身体健康非常重要，它的功能包括：①构成细胞膜的重要物质。②能量的重要来源。饱和脂肪酸最容易通过β-氧化，碳原子两两从碳链上脱落，参与后续的氧化反应而提供能量。饱和脂肪酸作为燃料供能时，产生的自由基远远低于糖类作为燃料所产生的自由基。自由基是人体内的有害物质。③脂溶性维生素的重要载体，包括维生素A、D、E、K。这些维生素不溶于水，其在体内发挥功能需要依靠脂质。④参与矿物质的吸收。⑤协助降低胆固醇水平。⑥充当抗病毒剂。⑦参与基因调控，有助于预防癌症。

不饱和脂肪酸与健康

我们经常看到ω3–不饱和脂肪酸、ω6–不饱和脂肪酸、ω9–不饱和脂肪酸。脂肪酸碳链上碳原子的编号从羧基开始是1号。ω3–不饱和脂肪酸即是在倒数第三个碳原子上有C═C双键，以此类推。多元不饱和脂肪酸是指脂肪酸碳链上有2个及以上C═C双键，两个双键之间有一个亚甲基存在，所以多元不饱和脂肪酸中C═C双键的位置常常是3、6、9。

ω3–脂肪酸对人体非常有益，具有降低血脂、舒张血管、抗血栓、抗动脉粥样化形成、抗炎症等多种功效，经常食用可以显著降低罹患心脑血管疾病的风险。DHA俗称脑黄金，脑细胞中含量多，是对人体极为重要的多元不饱和脂肪酸。鱼类是ω3–脂肪酸的重要来源，人们常说多吃鱼的人聪明，原因就在于此。

大量研究表明ω6–脂肪酸对健康有害，它可以在脑细胞的细胞膜中与本该大量存在的ω3–脂肪酸竞争位置，从而对脑细胞造成伤害。另外，当ω3–脂肪酸努力在体内消除炎症时，ω6–脂肪酸却能促发炎症，因此ω6–脂肪酸提高了心血管疾病的风险。

ω9–脂肪酸最多的是油酸，它是构成人和动物体内脂肪的六大脂肪酸之一（见第2章），在多种植物如橄榄油、牛油果、各种坚果中大量存在。ω9–脂肪酸对大脑和心血管系统有很多益处。

有一个需要高度警惕的事物，富含多元不饱和脂肪酸的未经氢化的植物油在反复加热时，如炸油条，会发生氧化反应，产生多种氧化产物，如醛类、自由基、降解的甘油三酯等，可在锅底堆积成泥状物，对人体危害很大。反观氢化植物油，虽然含有反式脂肪酸，但是如果加氢比较彻底，反式脂肪酸含量很少，碳原子的饱和度高，分子相对稳定。从这个角度来看，炸油条时使用氢化植物油比未经氢化的更安全。

其实我们大部分人已经知道，早点摊上的油条，所用的油几乎很少彻底更换，而是不停续加。尽管我们也知道这很不健康，可为什么还会吃？恐怕是难以抵制油脂香味的诱惑吧！难怪有人说："唯青春与美食不可辜负！”饮食对健康的影响，比如带来疾病，并非一朝一夕之功。有几个人能因为知晓几年后会生病的可能，而放弃眼前的美味诱惑呢？

避免思维陷阱

写到这里，我总怕读者会掉进单向思维的陷阱。你说饱和脂肪有益健康，我就毫无节制地猛吃，大饱口福。你说糖类容易造成肥胖和糖尿病，我就坚决抵制。须知月盈则亏，日中则昃，万事万物皆需有度，过犹不及。脂肪虽然被还以清白，但是过度摄入时，消化不完的脂肪或者没有被代谢的脂肪依然会被人体吸收储存。脂肪虽好，可不要贪吃哟！糖类虽然对人体无益，是指吃得太多，尤其是它的甜味带来的味觉享受让很多人欲罢不能，但是糖类也是人体不可或缺的成分，大脑细胞更是直接依赖葡萄糖来供能。要知道，大脑是人体内消耗能量最多的器官，甚至超过肌肉。

必须强调，本文所论及的糖是导致肥胖和心脏病的真凶，尤其是指添加到食品和饮料中的游离糖（如蔗糖、果糖、麦芽糖、糊精等）。这些食物会刺激大脑分泌多巴胺，带来味觉享受，因此也容易上瘾。被人体吸收之后，它们的功能唯有提供能量而似乎别无他用。人们在享受糖所带来的味觉美感时已经不知不觉中掉入了温柔陷阱，所以，一定要对这些含糖量高的工业食品保持高度戒备。尤其是处于发育期的儿童，更是缺乏对甜味的抵抗力，再加上大人的宠溺，就会过多地摄入加工食品中的糖类，在众多食品添加剂的助推下，容易导致肥胖和多种其他疾病。

五谷杂粮（面粉、大米、土豆、番薯等）虽然也有大量淀粉、纤维素等糖类，但是它们还含有蛋白质、维生素等人体必需的多种营养物质，因而成为人类重要的主食和重要的能量来源。淀粉作为多聚糖被人体吸收之后需要一定的时间降解为单糖，因此短期内并不会造成血糖的快速升高。纤维素是膳食纤维的主要成分，同时也是益生菌的食物，能够刺激肠道蠕动，清洁消化壁，维持肠道良好的微环境，增强消化功能。水果虽然含有大量果糖，但是水果中具有丰富的维生素、矿物质及抗氧化作用的物质等，都对人体健康有很好的保护和促进作用。

我们一起追根溯源了“低脂饮食”这个谬论是如何登堂入室，愈演愈烈，并深刻影响到世界人民生活的演化过程；介绍了造成肥胖和心血管疾病的真正元凶是糖和反式脂肪酸。郑重声明，本书不提供任何有关商业膳食的直接建议，读者可根据自身的实际情况进行甄别。如有身体疾病，请咨询自己的主诊医师。本书的主要目的是传播与脂肪有关的各种科学知识，让大家对自己身体的脂肪、对自己的身体健康有一个正确的认识。希望读者通过认真阅读本书，从科学的角度来重新审视自己的脂肪和健康，改掉不良的生活习惯，养成科学、自律的生活修养。每个人都是自己健康的第一责任人，需要根据自身的实际情况，合理安排每天的饮食。请记住两句话：

适合自己的才是最好的。

任何食物都要有节制，保持合理限度。

Part B
困惑的脂肪

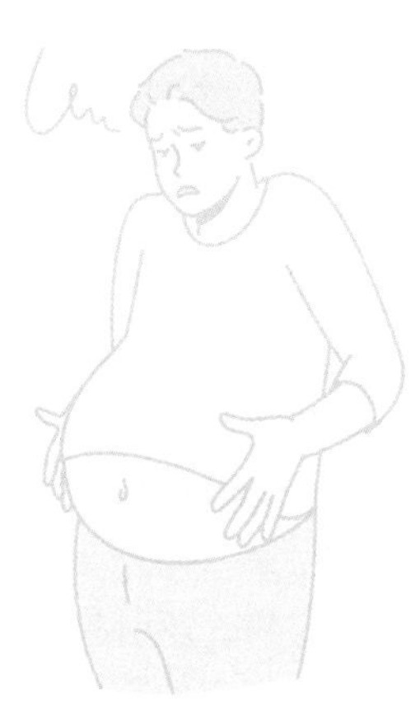

Chapter 5
肥胖是一种病

肥胖是一种病，不仅它本身是一种疾病，
还会引起许多与之相关的疾病。

1997 年，世界卫生组织宣布肥胖是一种疾病，是脂肪过多的一种慢性疾病。肥胖症有两种，一种是单纯性肥胖症，95% 的肥胖症患者属于此类，是指在没有内分泌失调、代谢异常、下丘脑病变等因素的影响下，因为过度饮食、运动过少、睡眠过多等生活方式原因而引起的脂肪过量堆积；另外有 5% 的患者属于继发性肥胖症，是由于内分泌失调、代谢异常、下丘脑病变等原因引起的肥胖症，最常见的是糖尿病和甲状腺病导致的肥胖。

在决定是否把肥胖当作疾病的问题上，美国人曾有过一段纠结的过程。因为一旦把肥胖当作疾病，会涉及一系列社会问题。例如，公共卫生系统需要进行积极干预，医药公司可以开发和销售针对肥胖症的药物和医疗器械，治疗肥胖症的费用得到税务减免，保险机构要将此病纳入保险范围等。在这样纠结的心态下，美国食品药品管理局、美国国税局、美国医学会分别在 2000 年、2002 年、2013 年承认肥胖的疾病地位。

肥胖不仅本身是一种疾病，还引起许多与之相关的疾病，已成为近几十年来全球公共卫生安全的重大威胁。下面就来聊一聊肥胖造成的各种疾病。

糖尿病，富贵病

工业革命使得食物的供应日渐丰足，人类摆脱了长期被饥饿威胁的局面；食品工业的发展改变了饮食结构，也带来全球性的肥胖问题。因肥胖而引起的各种疾病开始困扰人类，其中糖尿病是最具有代表性的一类由于食物丰盛而引起的疾病（2 型糖尿病），因此，有人说糖尿病是一种富贵病。

全球糖尿病患病率正在以惊人的速度增长，成为全球性的公共卫生问题。2021 年 12 月 6 日，国际糖尿病联盟（International Diabetes Federation, IDF）发布了《IDF 世界糖尿病地图（第 10 版）》。数据显示，2021 年全球 20—79 岁的成年人中糖尿病患病率达到 10.5%，人数达到 5.37 亿；糖尿病导致的医疗支出金额达到 9660 亿美元。2021 年，糖尿病造成了 670 万人死亡，平均每 5 秒就有 1 人死于糖尿病。2021 年比 2019 年糖尿病患者增加 7400 万，增幅达 16%。据 IDF 推测，到 2030 年，糖尿病患者人数将上升至 6.43 亿，到 2045 年将达到 7.83 亿。

在我国，糖尿病发病率也在以极快的速度增长。1980 年发病率不到 1%，2001 年涨到了 5.5%，2008 年涨到 9.7%，2013 年到了 10.9%，2022 年达到了 12.8%，总人数达到 1.41 亿人。中国已经成为全球糖尿病患者最多的国家。

在古埃及、古印度、古希腊、中国古代的一些医书中已经对糖尿病有了一定的描述。鉴于当时的认知水平有限，对症状的描述比较简单：多饮多尿、小便至甜、小便吸引大量的蚂蚁和苍蝇。在古代，糖尿病对患者来说相当于死刑判决书，患者备受折磨，大量饮水，大量排尿，在煎熬中慢慢死去。

糖尿病的致病因素

虽然脂肪是储备能量效率最高的物质，但是身体内更早更直接供应能量的物质却是葡萄糖。它的分子结构见第 1 章，分子中有 6 个碳原子、12 个氢原子、6 个氧原子，分子式是 $C_6(H_2O)_6$。

葡萄糖并不是提供能量的直接物质，能量是通过一种叫作“三

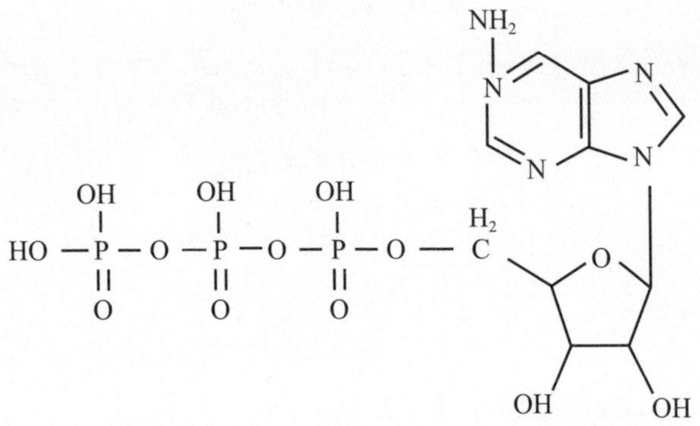

▲ 图 5–1　三磷酸腺苷（ATP）分子结构

它失去最左边的磷酸基团变成二磷酸腺苷（ADP）来供应能量；身体再通过其他的许多化学反应（例如葡萄糖、脂肪的氧化）生成 ATP 来持续供应能量

磷酸腺苷”（ATP）的分子进行供应。ATP 在人体内相当于能量交换的货币，它的分子结构见图 5–1。ATP 分子通过水解反应失去一个磷酸基团变成二磷酸腺苷（ADP）来提供能量。一个人一天消耗的所有能量（包括体力活动和新陈代谢）所产生的 ATP 重量跟他的体重相当。在这里我们把一个 ATP 分子简单叫作能量“1 元钱”。

1 个葡萄糖分子首先通过一个共 2 个阶段 10 个步骤的叫作“糖酵解”的过程被氧化成 2 个丙酮酸。第 1 个阶段需要消耗 2 元钱，这是投资阶段；第 2 个阶段产生 4 元钱，整个糖酵解过程净收入 2 元钱。

1 个丙酮酸被线粒体基质内的丙酮酸脱氢酶系氧化成“乙酰辅酶 A”，该过程产生 5 元钱。参与该过程的 3– 磷酸甘油醛脱氢酶随后发生氧化磷酸化过程产生 3～5 元钱。

丙酮酸生成的乙酰辅酶 A 作为起始物质参与到一个叫作“三羧酸循环”的 8 步反应被彻底氧化成二氧化碳和水，产生 20 元钱。将上述所有过程加起来，1 个葡萄糖分子进行完全氧化共产生 30～32

元钱，即得到 30～32 个 ATP 分子。

葡萄糖是人体内重要的供能物质，尤其是大脑，只能使用葡萄糖而无法直接使用脂肪酸供能。人进食后血糖水平升高，尤其是含糖量较高的食物。血液携带着葡萄糖在全身游弋。人体血管总长度可达 9.6 万千米，可以绕地球两圈半。血管可以照顾到人体 60 万亿细胞中的每一个细胞。每个细胞根据自己的需要来获取葡萄糖，当然还获得包括氧气在内的许许多多其他成分，还向血管中排泄代谢废物如二氧化碳。

人体需要一个对血糖的自动调节系统。当身体对能量的需求提高时，调节系统向血液中释放更多的葡萄糖供细胞使用；相反，当某个时间段身体不需要太多能量时，调节系统停止向血液释放葡萄糖，甚至将血液中过剩的葡萄糖进行回收。执行调节血糖任务的是胰腺分泌的胰岛素和胰高血糖素，两者起到相反的作用。

当血液中葡萄糖浓度过高时，葡萄糖分子通过跨膜蛋白进入胰腺 B 细胞，快速引发一系列的生化反应，分泌胰岛素释放到血液中。血液中流淌的胰岛素通过与各种组织细胞表面的胰岛素受体结合，敲开每个细胞的大门，尤其是负责运动的肌细胞、负责储存能量的脂肪细胞、负责将葡萄糖转化成糖原的肝脏细胞，葡萄糖进入细胞提供能量或者合成糖原储存；同时胰岛素告诉肝脏停止继续合成葡萄糖。通过这样的双重作用来降低血糖水平。

反之，当血糖水平过低时，胰腺 A 细胞分泌胰高血糖素，促使肝脏分解糖原得到葡萄糖释放到血液中。胰岛素和胰高血糖素是一对作用相反的激素，一方升高会抑制另一方的分泌，两者对血糖水平构成负反馈调节系统。

既然人体有如此精妙的系统在调节着血糖水平，那么为什么会发生导致血糖异常升高的糖尿病呢？

糖尿病有 1 型和 2 型之分，约 90% 的患者是 2 型糖尿病。1 型糖尿病是因为某种原因使得胰腺 B 细胞受到损伤，丧失了分泌胰岛素的功能。换言之，胰腺 B 细胞不工作了；无论血糖水平如何升高，依然唤不醒 B 细胞分泌胰岛素，导致血糖长时间维持在高水平。到目前为止，还没有明确的结论到底是什么引起的 1 型糖尿病，最有可能造成 B 细胞损伤的原因是遗传因素、自身免疫原因、病毒感染原因。在遗传方面，遗传缺陷表现在第 6 对染色体（人体有 23 对染色体）的 HLA 抗原及其他基因位点上。1 型糖尿病有家族性发病的特点：如果父母患有糖尿病，子女患病的概率要比其他人高很多。在自身免疫方面，在患者的血液中可查出多种自身免疫抗体，如谷氨酸脱羧酶抗体（GADA）、胰岛细胞抗体（ICA）。这些抗体可以损伤 B 细胞，使之不能正常分泌胰岛素。在病毒感染方面，患者发病之前常发现有病毒感染史，而且疾病的发生往往出现在病毒感染流行之后。

1 型糖尿病虽然可能发生在各个年龄段，最常发的阶段是儿童和青少年时期；常见症状是发病急骤、口渴、多饮、多尿、多食、乏力、体重急剧下降。在科学家开发出胰岛素治疗糖尿病之前，1 型糖尿病绝对是生命的慢性杀手。1922 年，加拿大的多伦多总医院正式开启了注射胰岛素治疗糖尿病的历史，终结了 1 型糖尿病患者接受煎熬直到慢慢去世的历史。今天，1 型糖尿病患者只要坚持胰岛素治疗，保持良好的生活习惯，可以和正常人一样快乐地生活，直至寿终正寝。

2 型糖尿病的病因有些尴尬和无奈，有点类似于婚姻中的“七年之痒”。情人眼中出西施，恋爱中的男女都彼此珍惜，几乎有求必应。婚后，柴米油盐酱醋茶，生活琐事，消磨了夫妻之间的激情。更可怕的是审美疲劳，天长日久，哪怕天成佳偶，也有可能劳燕分飞。

在细胞耗能和葡萄糖供能这对欢喜冤家中，如果把细胞比喻成新郎，把葡萄糖比喻成新娘，那么胰岛素就相当于“千里姻缘一线牵”的红娘。胰岛素（红娘）带着血液中的葡萄糖（新娘）敲开细胞（新郎）的家门，新郎将新娘迎娶家中。如果血糖长期保持在高浓度状态，细胞产生审美疲劳，胰岛素敲不开细胞的大门了，新郎将新娘拒之门外，这就是常说的“胰岛素抵抗”。为什么会产生胰岛素抵抗？是细胞表面的胰岛素受体减少，还是肝脏不再接受胰岛素停止生产葡萄糖的信号？目前还不得而知。

读到此，你是否有一种似曾相识的感觉？是的，此处的胰岛素抵抗和前文中的瘦素抵抗都是人体的负反馈调节机制。血糖升高→胰岛素分泌增多→细胞吸收血糖→血糖下降；脂肪增多→瘦素分泌增多→食欲下降→脂肪减少。生命是如此的奇妙！

2 型糖尿病与肥胖有明显的正相关性，换言之，肥胖者容易得糖尿病。葡萄糖本应该进入细胞供能或储能，但是由于糖尿病患者细胞接受葡萄糖的能力受阻，血糖水平高，只能随尿液排出体外，因此患者有"小便至甜"的症状。由于细胞长期缺乏能量，造成患者浑身乏力。人体在极端缺少葡萄糖供能的时候，会动员脂肪为大脑紧急提供能量，此过程产生酮体会引起血液酸化，严重时会造成酮症酸中毒。

比糖尿病更可怕的是它引起的各种并发症。现在已知糖尿病是一种慢性代谢性疾病，由于长期的糖代谢紊乱、微血管病变、神经营养因子缺乏、氧化应激损伤等原因，有可能导致全身多处并发症。最常见的糖尿病并发症有视网膜病变、肾病、糖尿病足等。由于血管病变导致的远端肢体供血不足，造成足部组织坏死，这就是糖尿病足。许多糖尿病足患者需要截肢，且截肢后寿命也难以超过 5 年，给患者和家属带来严重身心创伤。

胰岛素的发现史

我们应该庆幸自己生活在一个伟大的时代，我们应该感恩那些为了人类科技的进步而孜孜追求的科学家们，是他们平凡而伟大的工作推动了人类的发展和科技的进步。说平凡，是因为科学家们往往自己认为科学研究是他们的日常工作，探索真理是他们的职责所在；说伟大，是这些研究成果有可能带来颠覆性的认知或革命性的技术进步。胰岛素的发现就体现了科学家们的伟大和奉献。这一发现拯救了数以亿计的患者生命，整个过程就是一个平凡而伟大的故事，一如中国武侠小说中的江湖，有信念坚定仗剑而行的侠者（班廷），有提供支持的后台老板（麦克莱德），有为了成功而合作、为了全人类的健康而放弃财富的人性的闪耀（把胰岛素的专利 1 美元转让），也有成功后因为“分配不公”而分道扬镳的恩怨情仇（获得“诺奖”后 4 个人反目）。我决定在这里给大家详细讲述一下这个故事，希望你能喜欢，并且发现这样的故事远比那些脑残的电视剧和让人沉迷的网络游戏更加精彩。

2000 多年前的古希腊人就发现了胰腺这个仅三四厘米长的小小器官（图 5–2），但是始终不知道它的功能。1869 年，德国医学院的学生保罗·朗格汉斯（Paul Langerhans）在他的博士论文里描述了在显微镜下可以观察到胰脏周围组织中有不同的岛状细胞团，这就是胰腺内负责内分泌的部分——胰岛。可惜评委却认为他的论文毫无新意，那些岛状细胞团当时被当作一些淋巴结。朗格汉斯的发现被埋没了。后来人们为了纪念他，将胰岛也称为“朗格汉斯岛”（islets of Langerhans）。

1889 年，法国斯塔拉斯堡大学的两位科学家约瑟夫·冯梅林（Joseph Von Mering）和奥斯卡·闵可夫斯基（Oskar Minkowski）猜测胰腺可能与消化功能相关。为了验证这个想法，他们找来几条健康的狗做实验，切除了它们的胰腺。几天后，饲养员找到他们抱怨说：“这几只狗开始随地撒尿，它们的尿液吸引了一大群苍蝇，赶都赶不走。”这引起了闵可夫斯基的注意，他们开始研究摘除小狗胰腺手术与其尿液含糖量的关系。1889 年，两人联名发表文章，这是人类历史上第一次建立了胰腺与糖尿病之间的联系。真正证明糖尿病与胰腺中的胰岛有关系的是美国医生尤金·林赛·奥培（Eugene Lindsay Opie），1901 年他完成了一个实验。他解剖糖尿病患者的尸体，发现并非整个胰腺

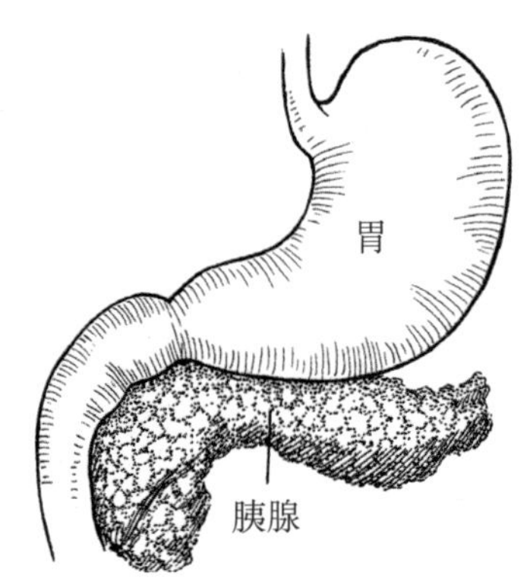

▲ 图 5–2　胰腺示意图

来源：公版，作者不详/Wiki Commons

出了问题，而是前文提到的胰腺中那些“朗格汉斯岛”发生了形态变化和萎缩。这个发现证实了胰岛分泌的某种神秘因子能够降低血糖。如果把它找出来做成药物，岂不是可以治疗糖尿病吗？名字都已经起好了——胰岛素（leptin）。

在接下来的 20 年间，科学界展开了一场寻找胰岛素的竞赛，然而至少数百次的尝试都以失败告终。最接近成功的一次是 1916 年罗马尼亚的尼古拉·帕莱斯库（Nicolae Paulescu）将他得到的胰腺提取液注射到患糖尿病的狗身体内，狗的血糖降到了正常水平。问题的难点在于，从胰腺中提取到的是一种浑浊的液体，而具体的胰岛素在哪里，是什么，却难以确定。

1891 年 11 月 14 日，弗雷德里克·格兰特·班廷（Frederick Grant Banting，图 5–3）出生在加拿大多伦多以北的一个小农场，1910 年就读于维多利亚学院（Victoria College）主修艺术，由于成绩不好，1912 年改学医学。第一次世界大战爆发后，班廷从军当了一名军医，曾经坚持重伤不下火线，后来获得军事十字勋章。读到

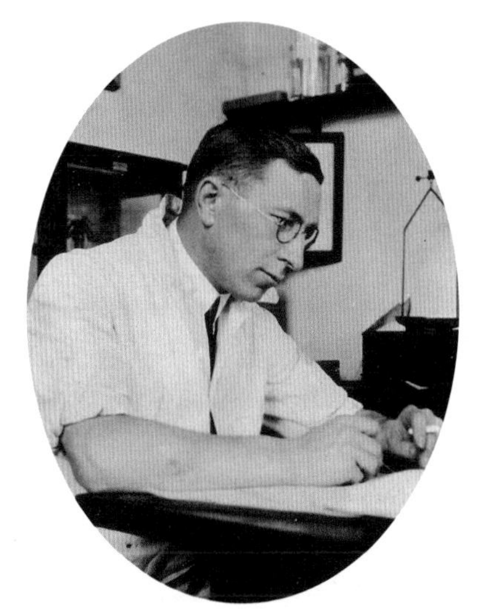

▲ **图 5–3 班廷工作照**

来源：威康收藏馆，藏品编号 V0025994EL

此，你有没有想到一个人？是的，同样是来自加拿大的国际共产主义战士白求恩大夫！从这里也可以看出班廷的勇气和坚韧。人生如果没有一股坚韧的力量，很难获得成功。

发现胰岛素的四大功臣

战争结束后，班廷回到加拿大，在一个叫伦敦的小镇开了一间小诊所。英国殖民地范围内许多地方的地名来源于英国，如纽约（New York）就起名于英国的约克镇，意思是新约克。由于生意惨淡，为生计所迫，班廷在附近的西安大略大学（Western Ontario University）做兼职讲师，给学生演示手术和解剖。有一次在准备一个关于糖尿病的讲义时，他读到了一篇关于糖尿病与胰腺的文章，兴奋不已，从梦中醒来，写下了一张带有错别字的纸条。当时的他认为自己有了一个发现胰岛素的天才想法。纸条上写着："结扎胰腺动脉管，并保持狗活着，直到腺泡坏死后只剩下胰岛，尝试分离胰岛内分泌物有可能缓解糖尿病。"他认为，闵可夫斯基的工作已经破坏了胰腺提取的胰岛素。带着这种巨大的兴奋，班廷立即关闭了小诊所，搬往多伦多。1920 年 11 月 8 日，他敲开了多伦多大学医学院生理学系主任、生理学家约翰·麦克莱德（John Richard Macleod）办公室的门，希望能加入他的实验研究。

我们有时候需要运气，但更需要的是勇气。班廷的运气在于，他在产生这个想法之前，除了是个外科医生之外，完全不具备从事胰岛素研究的基础，不了解科学界为了得到胰岛素所做出的多次失败的努力。如果他知道前人这么多次的失败，他还会义无反顾地去从事这项研究吗？对于我们来说，如果在接手一件看似艰巨的任务之前就假定不会成功，还会去努力、去拼搏吗？也许正是因为班廷在这方面所知太少，才生出一种义无反顾的冲动与决心。也正是因为这种决心，仅仅花费两年，他就获得了诺贝尔生理学或医学奖。

麦克莱德当时已经是举世闻名的生理学家，对糖尿病、胰腺、胰岛素的研究进展当然是非常清楚的，并且本人也在从事这个方面的研究。于是他毫不犹豫地拒绝了班廷的请求。如果因为著名教授的拒绝而放弃，那就不是班廷了。经过班廷几个月的请求，麦克莱德终于决定在回英国度假的时候让他使用自己的实验室，并且给他配了一个助手查尔斯·贝斯特（Charles Best），还给他们留下了10条狗。

班廷是个外科医生，负责给狗狗做手术实验，贝斯特是生物化学学生，负责血液和尿液的糖含量测定和葡萄糖与氮的比例分析。两人配合默契，将狗狗们分成两组，一组被摘除胰腺成为糖尿病狗；另一组被结扎胰腺导管，待腺泡凋亡后，被杀死取出胰腺制备胰腺粗提液。可怜的狗狗们在两人的操作之下很快就全部“去世”了。此处用“去世”二字，是为了纪念它们对人类战胜糖尿病所做的牺牲。班廷和贝斯特就自己掏腰包去市场买狗，终于在暑假即将结束之前使一只奄奄一息的糖尿病牧羊犬玛乔莉（Marjorie）活过了一个夏天。不知道这只玛乔莉心中该感激二位科学家还是该憎恨他们（图5–4）。

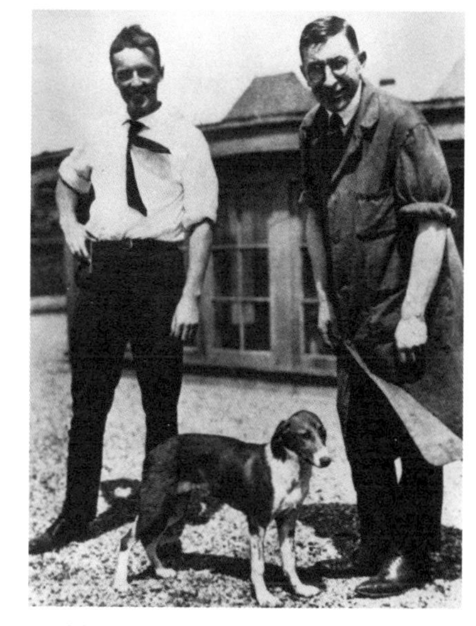

▲ **图5–4 班廷（右）、贝斯特（左）和牧羊犬玛乔莉**

来源：多伦多大学托马斯·费舍尔图书馆

麦克莱德度假回来后看到这个成果，最终决定继续支持两人的工作。后来合作小组决定使用附近屠宰场的胎牛胰腺作为原料。麦克莱德提出了一些很好的建议来改进实验工作，例如，放弃使用糖尿病狗模型，直接在正常兔子身上检验提取液能否降低血糖。麦克莱德还邀请詹姆斯·佰特伦·克里普（James Bertram Collip）加入团队，帮助提纯胰岛素。克里普果然不负所托，很快就把提纯工作顺利完成。但是有一次当班廷和贝斯特询问实验细节时，克里普表示正在考虑以自己的名义申请专利。班廷怒不可遏，两人几乎发生肢体冲突，被贝斯特劝开了。班廷认为克里普就是来抢夺胜利果实的。

1922 年 1 月 11 日应该被载入史册，这是人类历史上第一次使用胰岛素治疗糖尿病，一位濒临死亡的 14 岁糖尿病男孩莱昂纳多·汤普森（Leonard Thompson）接受了注射胰岛素。由于纯度太差，小男孩发生了严重的过敏反应。克里普迅速投入紧张的工作来提高纯度。1 月 23 日，小莱昂纳多接受了第二剂注射，第二天血糖恢复到正常水平，几天后恢复了活力。就这样，班廷这个籍籍无名的外科医生，用自己的勇气和坚持，与他的团队一起，向世人宣告：糖尿病等于死亡的时代成了历史。

消息最先是在当地的报纸公布，后来传遍了全世界。想想看，对于一个患了糖尿病的奄奄一息的儿童和他的家庭，还有什么能比这个消息更能激起全家的希望和兴奋！各地患者纷纷来到多伦多总医院寻求救治。为了能让更多患儿获得救治和新生，几位伟大的科学家以每人 1 美元的价格将价值连城的专利转让给了多伦多大学，随后多伦多大学以非排他授权的方式允许礼来公司（Eli Lilly and Company）进行胰岛素的生产和销售。非排他授权意味着其他公司也可以被授权使用，受益者包括丹麦的诺和诺德公司（Novo Nordisk）。这样高风亮节的人性光辉与资本的贪婪形成鲜明对照。类似的例子还有万维网的发明者蒂姆·伯纳斯·李（Tim Berners-Lee）把“www”域名应用无偿分享给全世界。想想看，如果世界上每一剂胰岛素都要给班廷他们支付一笔专利费用，如果你每一次打开一个“www”开头的网站都要付费，那么它们的发明者是否眨眼就是世界首富呢？但是，这样会给患者家庭带来多大的经济负担，会阻止多少患者接受胰岛素治疗？互联网又如何在弹指间影响每一个人的生活？

遗憾的是，当 1923 年瑞典诺贝尔奖甄选委员会宣布将当年的生理或医学奖颁发给班廷和麦克莱德时，班廷得知另一个获奖者是麦克莱德而不是贝斯特，非常愤怒，抱怨麦克莱德不应该获此殊荣。

班廷后来宣布与贝斯特分享荣誉和奖金，麦克莱德也立即与克里普分享了一半奖金。众人的矛盾公开化，一个伟大的团队解散了（图5-5）。从1921年夏天班廷在多伦多大学开始做实验，到1923年获得诺贝尔奖，仅仅用了两年时间，创造了一个诺贝尔奖历史上对成果认可最短时间的纪录，可见人类有多么渴望治好糖尿病！

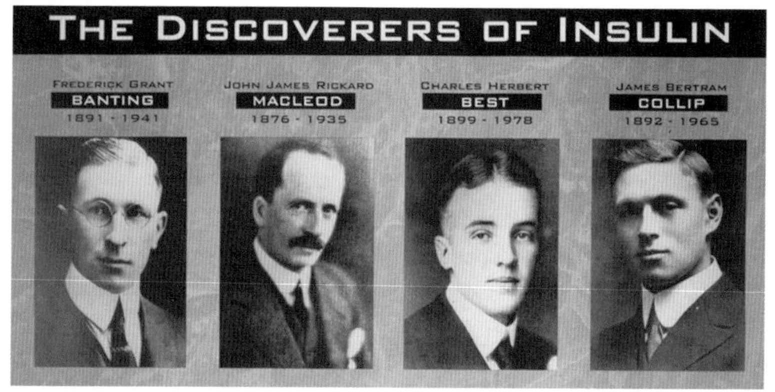

▲ 图 5-5　为发现胰岛素做出突出贡献的四位伟大科学家

从左至右依次为班廷、麦克莱德、贝斯特、克里普（来源：Banting House 博物馆）

历史上只有杨振宁和李政道的获奖速度如此之快。这两位华人物理学家，于1956年联合提出“宇称不守恒定律”，1957年即获得诺贝尔物理学奖。要知道，屠呦呦教授2015年获得诺贝尔生理学或医学奖，其成果是1972年发现的青蒿素，获奖在成果43年后。2010英国剑桥大学的罗伯特·G. 爱德华兹（Robert G. Edwards）教授独享诺贝尔生理学或医学奖，获奖成果是试管婴儿，而世界上第一个试管婴儿是1978年诞生的女婴路易斯·布朗（Louis Brown），获奖晚了32年。

世间恩怨皆是如此，有的能够多年后“相逢一笑泯恩仇”，有的老死不相往来。现在回过头来看看这一段胰岛素发现历史的恩恩怨怨，每一个人都是这个环节中必不可少的一分子。班廷天才的创意是整个过程的开端，虽然后来被证明是错误，他的坚持是成功的关键；没有麦克莱德提供实验条件，工作就无法继续，更何况麦克莱德还提出了实验的改进方法；没有贝斯特这个生物化学学生的辅佐，班廷这个外科医生就无法进行实验中的各种检测；没有克里普的加入，胰岛素的提纯工作就不会如此迅速和准确。每个人都有长处，取长补短，精诚合作，才能成功，才能完成这项伟大的历史壮举，拯救数亿苍生。

即使是伟大的科学家，也会因名利而暗生隔阂，更何况凡人。不过反过来说，这群精英把专利以 1 美元转让，又说明他们与常人不同。合作精神是如此的重要，但是团队中常常有人把自身利益置于最高地位，为了个人利益而没有任何原则和诚信；也有人追求自己在团队中的绝对领导地位，无论自己是否专业，是否正确，都要求别人对自己的服从。这些都是导致团队解散的常见原因。除了努力之外，胸怀和格局也是合作成功的重要因素。

这些都无法掩盖班廷的伟大。他发现胰岛素的功绩，不仅仅体现在治病救人，对胰岛素的后续研究继续创造着奇迹，不断推动着科学技术的进步。班廷后来在多伦多大学拥有了自己的实验室。他的伟大之处不仅仅是对科学的贡献，还有他人性的光辉——对真理的坚持，对正义的追求。第二次世界大战爆发后，班廷再次参军入伍，进行军事科学的研究，投身到轰轰烈烈的反法西斯战争，不幸于 1941 年在一场空难中罹难。1989 年，在他曾经行医的加拿大小镇伦敦，一束取名为“希望”的火炬由英国伊丽莎白女王亲自点燃，将一直燃烧在以班廷名字命名的广场，以示对他永久的纪念。

胰岛素的故事还没有结束，后来的科学家们又陆续对胰岛素做出了巨大的贡献。1943 年，剑桥大学的博士后弗雷德里克 · 桑格（Frederick Sanger）接受了导师交给的任务，测定胰岛素的氨基酸组成。任务完成的最终结果是：用了 12 年的时间，测定了牛胰岛素中 51 个氨基酸的全部序列。桑格获得了 1958 年的诺贝尔化学奖。这里提请注意一下，桑格和班廷的名字都是弗雷德里克（Frederick），巧合吗？还是一种安排？

桑格仅仅是测定牛胰岛素中 51 个氨基酸的序列就用了 12 年的时间，但是他的工作让人们认识到，每一种蛋白质都有一个特定的氨基酸序列。桑格开创了氨基酸测序法，帮助科学家解析蛋白质的一级结构，即氨基酸序列。2022 年 4 月 13 日，《自然》（*Nature*）发文，DeepMind 公司的 AlphaFold2 通过人工智能计算，可以准确预测蛋白质的三级空间结构，精度到一个原子的距离。目前，人类已经知道氨基酸序列的蛋白质分子共有 1.8 亿个，三维结构信息被彻底看清的还不到 0.1%，但 DeepMind 宣布一年可以预测 1 亿个蛋白质的三维结构。另外，20 世纪 90 年代开始的人类基因组计划所带来的技术革命已经可以在较短的时间内检测一个人的 DNA 中 30 亿个碱基对的序列。所以，亲爱的读者，如果你本人，或者你的亲人中正在经历病痛折磨，请保持信心，相信科学能够战胜许多疾病。除了科技，战胜病魔的最大法宝是乐观的心态。

科学家的可贵，在于永不满足。1982 年，第一个基因重组的人胰岛素药品上市，不仅使得胰岛素的生产迈上了新台阶，也开启了一个全新的基因重组药物的时代。人胰岛素与牛胰岛素的区别是有 3 个氨基酸不同。牛胰岛素虽然可以用来治疗人类糖尿病，但是这 3 个氨基酸的差异还是会带来轻微的免疫反应。人胰岛素药品可以完全避免这个问题。基因重组药物就是将能够表达这种蛋白药物的基因移植入细菌体内，把细菌作为工厂大量合成这种蛋白质，再对其进行提纯。

中国科学家也在胰岛素的发展历史上留下过浓墨重彩的一笔。1965 年，中国科学院上海生化所、上海有机所、北京大学的科学家们用全合成的方式，人工合成出结晶牛胰岛素，就是说，牛胰岛素中 51 个氨基酸是一个个地用化学反应加进去的。化学方法合成蛋白质效率实在太低，每加入一个氨基酸只有千分之几的产率。要想把牛胰岛素的 51 个氨基酸一一加上去，难度可想而知。中国的科学家们在极端艰苦的条件下通过不懈努力取得了如此辉煌的成就，这是人类历史上第一个用全合成的方式得到的蛋白质，永远值得中国科学界骄傲！

心血管疾病：健康的头号威胁

讲完胰岛素的发现传奇，让我们整理心情，回到脂肪和肥胖的科学问题中来。

20 世纪早期，心脏病、动脉粥状硬化、高血压、骨关节炎、胆结石和糖尿病，经常出现在肥胖者身上，俗称为“肥胖六重奏”。当前，全世界每年死于心脑血管疾病的人数高达 1500 万人，在中国达到每年 260 万人，居各种死因首位。人们最害怕的疾病是癌症，殊不知心脑血管疾病才是如今威胁人类生命的第一杀手。

我们在体检的时候经常看到化验单上有“总胆固醇”“甘油三酯”“高密度脂蛋白胆固醇”“低密度脂蛋白胆固醇”等字样，他们的高低预示着我们罹患心脑血管疾病的风险。常说的“高脂血症”，学名叫作“高脂血症”，通常指血浆中甘油三酯和总胆固醇升高，也包括低密度脂蛋白升高和高密度脂蛋白降低。高脂血症容易带来各类心脑血管疾病，造成意料不到的猝死，可以说，高脂血症与人类有着血海深仇。

堆积到皮下的脂肪，除了造成身材臃肿之外，不会给身体带来更大的风险，内脏脂肪才是健康的风险，血液中的脂肪超标是对生命的巨大威胁。肥胖与高脂血症就像一对孪生兄弟，几乎如影随形。血液中脂肪量过高时，脂肪会在血管内壁上逐渐沉积。早期的脂肪沉积会通过免疫细胞的吞噬作用被清理掉，但是天长日久的积累超过了免疫系统的负荷，沉积的脂肪颗粒越来越多。扑过来救火的免疫细胞同归于尽，被免疫细胞吞噬的脂肪重新释放，也一同堆积起来，形成泡沫状物质。血管内壁的平滑肌细胞覆盖在堆积的脂肪上，造成血管的狭窄。如果脂肪沉积在动脉上造成动脉狭窄，由于人体需要血液来维持生命的正常运转，从心脏中不停泵出的血液带来的高血压会使血管壁扩张。这是心血管疾病的根源所在（图 5–6）。

动脉粥样硬化

多发生在中老年人，近年来有年轻化的趋势。由于血浆中脂质在动脉壁的沉积，动脉壁出现粥样斑块，动脉管壁增厚。斑块的

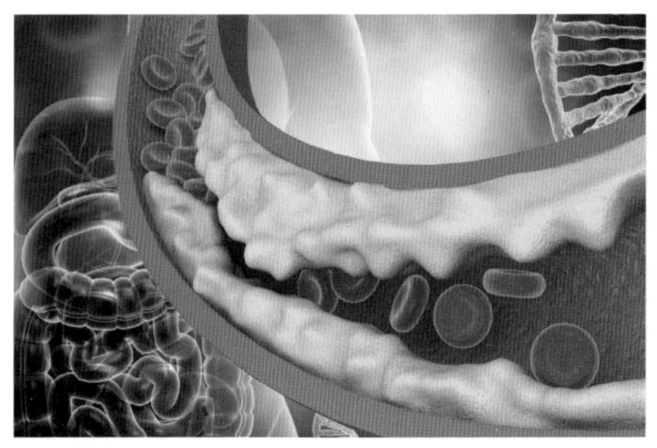

▲ 图 5-6 血管内脂肪堆积导致的血管狭窄

主要来源是胆固醇和胆固醇酯。早期的病变是脂质在动脉内膜中沉积，随后动脉内膜有纤维组织增生，引起内膜增厚，形成斑块。动脉深部发生崩溃、软化，形成粥样物，动脉中层逐渐退变、钙化，所以被称为"粥样硬化"。

动脉粥样硬化是一种全身性疾病。血液中的脂肪不会仅仅选择一个地方聚集，而是在全身流淌。当一个器官血管发生动脉粥样硬化病变时，其他地方的血管也可能已经发生了。当然，发生在不同部位带来的风险程度不同。主动脉、冠状动脉、脑动脉的粥样硬化是非常凶险的，很可能危及生命。主动脉粥样硬化可形成主动脉瘤，一旦破裂可迅速死亡。冠状动脉粥样硬化会引起心绞痛和心肌梗死。脑动脉粥样硬化可引起眩晕、头痛，严重时发生脑卒中。肾动脉粥样硬化可引起顽固性高血压。如果肾动脉有血栓，可导致肾区疼痛、闭尿等症状。肠系膜动脉粥样硬化，会带来消化不良、腹胀、腹痛、便秘等，甚至肠梗阻和休克。四肢动脉粥样硬化，会导致下肢发凉、麻木、疼痛、痉挛，甚至发生肢体坏死。

冠心病

冠状动脉粥样硬化性心脏病，简称"冠心病"。如果将心脏视为一颗头部，则位于头顶部、几乎环绕心脏一周的动脉像一顶王冠，故称为冠状动脉。冠状动脉是供给心脏血液的动脉，如果它发生粥样硬化，就会导致心肌缺血、缺氧、坏死，严重影响心脏的供血功能。世界卫生组织将冠心病分为 5 大类：无症状性心肌缺血（隐匿性冠心病）、心绞痛、心肌梗死、缺血性心脏病和猝死 5 种临床类型。冠心病多发生在 40 岁以上，男性多于女性，脑力劳动者多于体力劳动者。全世界每年有 700 多万人死于冠心病。

脑卒中

又称“中风”“脑血管意外”，是由于脑部血管破裂或阻塞，导致血液不能流入大脑，引起脑组织损伤。脑卒中具有发病率高、致残率高、死亡率高、复发率高等特点。现在已成为中国人数一数二的致死原因，也是中国成年人残疾的首要原因。

脑卒中有两种类型，缺血性脑卒中和出血性脑卒中。缺血性脑卒中的发病率较高，占总数的 60%～70%，多发生在 40 岁以上年龄段，男性比女性多，严重者可引起死亡。缺血性脑卒中最常见的原因是脑部血管发生血栓脱落，导致动脉栓塞。由于早晨起床后血压高，缺血性脑卒中在清晨发生的风险是其他时间的 4 倍。因此早上起床后喝一杯清水是一个非常好的生活习惯。出血性脑卒中主要发生于高血压和脑动脉硬化的患者，血管破裂导致脑内血肿，有时候会穿破脑实质形成脑室内积血。出血性脑卒中的死亡率较高。

脑卒中发病急，病情进展迅速，后果严重。患者常常是一侧脸部、手臂或腿部突然感到麻木无力，行动困难；或突然发生口眼㖞斜，说话困难，单眼或双眼视物模糊；突然眩晕、昏倒、不省人事；不明原因的严重头痛、昏厥等。发生脑卒中后，及时的抢救至关重要。如果患者在发病 4.5 小时内被及时送医进行血管开通治疗，多数可以明显恢复。如果超过了上述黄金抢救时间，即使能够保留性命，也常常导致严重的后遗症，造成终身残疾。

上述提到的动脉粥样硬化、冠心病、脑卒中，是最常见的心脑血管疾病。高脂血症是造成这些疾病的重要原因。尤其需要警觉的是，从血脂升高到开始发生动脉粥样硬化到上述疾病暴发前有很长时间的发展过程，有时候长达几十年，常常不引起人们的重视，而一旦发作就会遗憾终生。

这让我不禁想起“木桶理论”或者“短板效应”：一个木桶的最大盛水量决定于最短的那块木板。生命也有一样的“木桶理论”——人的寿命取决于最不健康的器官，人体最不健康的那个器官往往是造成生命终结的最主要原因。心脏病、脑卒中这类疾病发病迅猛，尤其是心脏病，造成多少人英年早逝。这些人中有很多除了血管之外的其他器官都是相当健康的，都在各自的岗位上兢兢业业地工作着，维持着这条鲜活的生命，而心脏病的突发就会带走一条生命。因此，我们每一个人都要时刻关注自身健康，尤其是心脑血管疾病，到了一定的年龄需要定期体检，一旦出现症状就要及时治疗。关于健康和疾病有一条最重要的原则：预防永远比治疗更重要。

血脂的人体巡游

第 1 章介绍过脂肪在体内的转化。由于高脂血症危害巨大，这里有必要对它在体内的代谢过程再进行详细梳理。

血液中的脂类物质主要有甘油三酯和胆固醇。这些物质不溶于水，无法在血液中单独存在和流动，需要一个载体。搭载脂质在血液中到处流淌的物质就是脂蛋白。

还记得前面提到细胞膜都是由磷脂组成的双分子层结构吗？脂蛋白是由单层磷脂分子包裹在外围，亲水基团向外，与血浆接触；疏水的长链结构向内，通过范德瓦耳斯力与甘油三酯和胆固醇等脂质结合成疏水内部，形成球状微粒，球的表面是亲水的磷酸基团，把不溶于水的甘油三酯和胆固醇包裹在内与水环境隔绝。

复习一下我们在前面讲过的几种脂蛋白：乳糜微粒（CM）、极低密度脂蛋白（VLDL）、中密度脂蛋白（IDL）、低密度脂蛋白（LDL）、高密度脂蛋白（HDL）。按这个顺序，体积依次缩小，密度依次增大。这很容易理解，体积越大，内部含有的脂质越多，由于脂肪的密度比水小，所以体积越大的脂蛋白密度就越小。正是由于脂肪比水轻，我们才能够游泳，否则人体无法漂浮在水面上。乳糜微粒的直径为 80～500nm（1nm 是 10^{-9}m）；极低密度脂蛋白的直径是 30～80nm；中密度脂蛋白的直径是 25～50nm；低密度脂蛋白的直径是 18～28nm；高密度脂蛋白的直径是 5～15nm。

脂蛋白中还含有一种重要物质就是“载脂蛋白”，又称“脱辅基脂蛋白”。载脂蛋白有很多种，有四种基本功能：①与脂质组装在一起，帮助脂质的转运。②识别细胞表面受体从而使脂蛋白进入细胞。③激活或抑制脂蛋白代谢酶。④当脂蛋白的使命完成后诱导清除脂蛋白残体。

由此我们可以清晰地勾勒出脂蛋白的结构。这是一个微小的球体，外壳是单分子层磷脂。磷脂分子的亲水基团朝向外面，将不溶于水的脂质包裹在里面。除此之外，还有充当载体和信号功能的载脂蛋白镶嵌在外壳上。

进食后，食物中的脂肪被消化吸收后水解为甘油和脂肪酸，在小肠上皮细胞内重新合成脂肪（甘油三酯），与载脂蛋白一起组装成乳糜微粒。乳糜微粒中 95% 的成分是脂肪，胆固醇和胆固醇酯占 5%。乳糜微粒先进入淋巴系统，然后进入血液循环，将内部包含的脂肪酸输送到其他细胞提供能量，或者输送到脂肪细胞进行储存。随着脂肪的减少，乳糜微粒的体积逐渐缩小，最终蜕变成残体，被肝细胞吸收。可见，乳糜微粒的作用是将消化吸收的脂肪转运到组织细胞进行供能或储能。

极低密度脂蛋白在肝细胞内完成组装，直接释放进入血液。它含有约 55% 的脂肪，25% 的胆固醇和胆固醇酯。在循环过程中，随着内含的脂肪和胆固醇被组织细胞吸收，它的体积逐渐缩小，密度逐渐增大，先后转变成为中密度脂蛋白和低密度脂蛋白。由此可见，极低密度脂蛋白的功能是把肝细胞内合成的脂肪和胆固醇输送到身体的组织细胞进行供能或储能。

中密度脂蛋白由极低密度脂蛋白转变而来，是一个中间态，其中的脂肪比例降到 20%，胆固醇的比例升高至 40%。血液中的中密度脂蛋白有一半被肝细胞吸收，另一半失去更多的脂肪后转变为低密度脂蛋白。

现在来到了故事的主角——低密度脂蛋白，就是通常所说的“坏胆固醇”。它是由中密度脂蛋白转变而来，脂肪含量下降到 5%，胆固醇上升至 50%。低密度脂蛋白在细胞受体的作用下被组织细胞吸收，从而将内含的胆固醇留在组织细胞内，还有少量的低密度脂蛋白被肝细胞吸收。低密度脂蛋白的作用是为肝外细胞提供胆固醇。但是如果血液中含量过高，胆固醇沉积在血管壁，会发生氧化；前来吞噬的巨噬细胞也沉积其中，造成动脉粥样硬化，是心脏病和脑卒中等心脑血管病的元凶。

最后，我们人人喜爱的高密度脂蛋白登场了。它在肝细胞和小肠上皮细胞内完成组装，脂肪含量 5%，胆固醇含量 20%，属于小巧可爱型。它的作用是胆固醇的逆转运，将血液中掉队的、过剩的胆固醇捞起来，一部分交换给正在往肝外细胞进行运输工作的极低密度脂蛋白，参与上文提到的循环进入肝外的组织细胞；另一部分被肝细胞吸收，将胆固醇带回肝脏内，或者被降解成胆汁酸，或者被重新组装进极低密度脂蛋白进入循环。因此，高密度脂蛋白是血管“清道夫”，打扫血管中的胆固醇垃圾。高密度脂蛋白含量越高，动脉粥样硬化的发生率就越低。

由此我们可以描绘出一幅你体内的脂肪被运输的忙碌场景了（图 5-7）。

你美美地吃了一顿盛宴，食物中的脂肪被小肠吸收后，装进一艘有弹性的船（乳糜微粒），经过淋巴系统进入血液循环系统。经过每个细胞的家门口时，有需要的细胞就打开门吸收一些脂肪。这艘船上的乘客越来越少，船也越走越小，最后进入肝脏被作为废品回收利用。肝脏日夜不停地忙碌着收废品、造新品。它把自己合成的脂肪和胆固醇也装进一艘稍微小一些的船（极低密度脂蛋白），直接进入血液循环，每个细胞根据自己的需求从这艘船上卸载脂肪和胆固醇。同样的，乘客越来越少，船越来越小（极低密度脂蛋白依次转变为中密度脂蛋白和低密度脂蛋白），最终连同小船被组织细胞

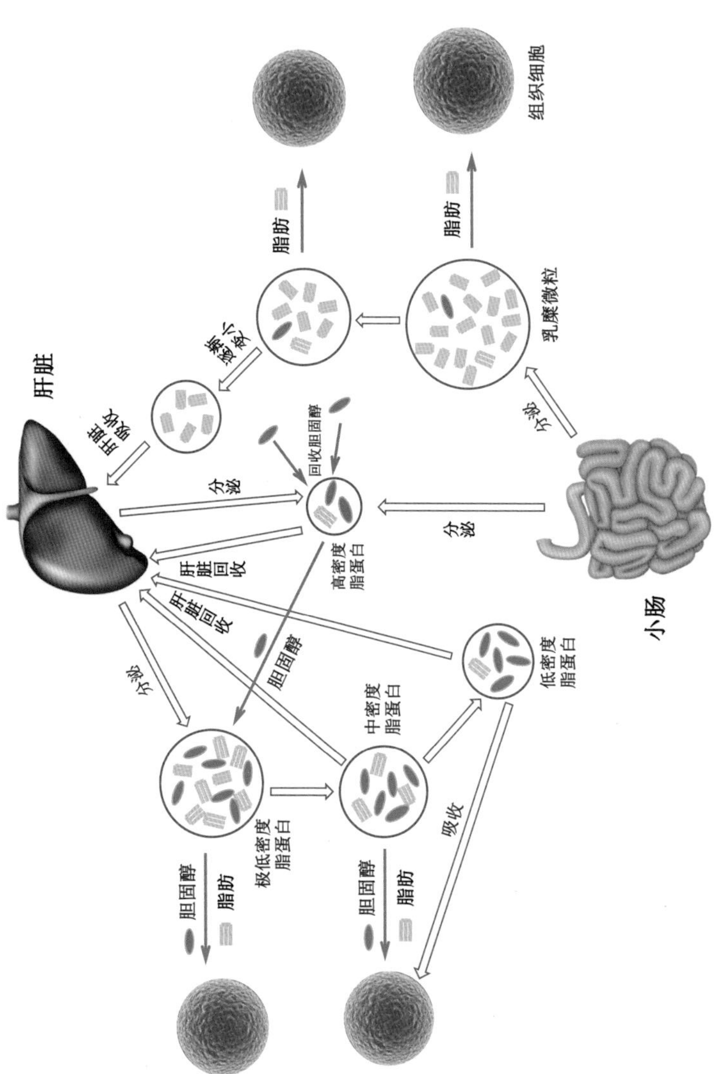

▲ 图 5-7　脂肪和胆固醇在人体内的巡游

一起吸收利用（低密度脂蛋白通过受体进入细胞提供胆固醇），吸收不完的由肝细胞进行回收。人体又怕在这个过程中有人掉队成为破坏分子，于是就在肝细胞和小肠上皮细胞处建造了第三艘船（高密度脂蛋白），它们不分昼夜地在血液中游弋，一旦发现掉队的胆固醇就把它装进去，要么交给从肝脏中出来的正在执行运输任务的第二艘船（极低密度脂蛋白）送达组织细胞，要么拉回肝脏进行报废处理或者回收利用。

神奇吗？确实很神奇！况且这些活动完全不受你的意志所控制，在你不知不觉中它们就自动完成了。要知道，这只是我们人体内每时每刻都在进行着的亿万生化反应和生命过程中的极小一部分而已。生命就是如此的奇妙！

胆固醇的是是非非

胆固醇是所有身体组织必不可少的成分，每一个细胞的细胞膜中都含有它。胆固醇存在于细胞膜中的作用是增加细胞膜之间的空隙和大小，调节细胞膜的流动性，控制细胞与外界的物质交换。它还具有合成胆酸和多种激素的重要功能，包括性激素。胆固醇也是动脉粥样硬化中斑块的主要组成物，因此被认为是造成心血管疾病的罪魁祸首，尤其是冠心病。现在，胆固醇已经被贴上了邪恶的标签，富含胆固醇的食物遭到大众抵制。从1977年开始，《美国居民膳食指南》推荐将每日饮食中胆固醇摄入量控制在300mg以下。一个鸡蛋含有约220mg胆固醇，每个人每周不能吃超过3个鸡蛋。

毋庸讳言，血液中的高胆固醇与动脉粥样硬化有密切关系。1913年，俄国病理学家尼古拉·阿尼契科夫（Nikolaj Anitschkow）就发现兔子被喂食高胆固醇的食物后出现了动脉粥样硬化斑块。后来类似的实验在猫、羊、牛、马等动物身上都得到了重复。1948年启动的弗雷明汉心脏研究，也明确证实高胆固醇血症与冠心病发病密切相关（注意，不是第4章提到的饱和脂肪酸）。后续大量研究均证实了胆固醇水平与心血管疾病发病率呈正相关。

问题的关键点是，血液中的胆固醇，尤其是“坏胆固醇”（低密度脂蛋白胆固醇）是从哪里来的。如果血液中流淌的“坏胆固醇”主要来源于饮食，那么减少饮食中的胆固醇含量势在必行。事实上，人体内的胆固醇有 70% 是人体自己合成的，饮食摄入的只占 30% 左右。从上文我们知道，血液中的“坏胆固醇”是从经肝脏分泌的负责向组织细胞运送脂肪和胆固醇的极低密度脂蛋白，在血液循环过程中逐渐失去脂肪和胆固醇时缩小形成的。经消化吸收的脂肪和胆固醇在小肠处被组装成乳糜微粒，乳糜微粒萎缩成残体被肝脏回收利用。血液中的胆固醇水平与饮食中摄入的胆固醇含量没有太大的关系，人体的自我调节机制可以使血液中的胆固醇浓度保持恒定。当饮食中的胆固醇含量过高时，过剩的胆固醇被人体代谢掉了，因此不会带来太大的伤害。由于肥胖导致的动脉粥样硬化主要是由于代谢出了问题，这才是血液中胆固醇水平长期保持高位的原因。

鸡蛋能不能多吃呢？一提到鸡蛋，人们首先想到它的美味和高营养价值，但一想到它的高胆固醇又敬而远之。美国官方曾经建议一周食用不超过 3 个鸡蛋。鸡蛋的营养价值非常丰富，除了胆固醇之外，还富含蛋白质、卵、ω3- 脂肪酸、多种维生素（A、B_{12}、E、K）、微量元素（铁、铜、锰、锌、碘）、抗氧化剂等。事实上，由于人体对胆固醇的自我调节，饮食中的胆固醇不会提高血液胆固醇浓度。2020 年,《英国医学杂志》发表一篇综述文章表明，吃鸡蛋与心血管疾病的风险升高没有关联；在亚洲，每天增加一个鸡蛋反而降低罹患心血管疾病的风险。

2015 年 2 月美国发布的新版《2015 美国居民膳食指南》不再继续设定饮食中胆固醇摄入量的限定标准，理由是并无明确证据表明饮食中胆固醇摄入量与心血管事件风险增高之间有必然的内在联系。2022 年，美国 FDA 将鸡蛋重新定义为“健康食品”，并取消了对膳食胆固醇的限制。人们终于可以放心大胆地吃鸡蛋了。

举一个我个人的例子。多年来，我的家族养成了一个饮食习惯：每天早饭前先吃两个荷包蛋，就是将生鸡蛋磕开后直接放入开水中煮沸。这个习惯起源于祖母，祖母活到了 90 岁，1990 年春去世。伯父继承了这个习惯，活到 92 岁。姑妈活到了 99 岁。有趣的是，前文提到的由安塞尔·基斯博士倡导的“低脂饮食”极力排斥饱和脂肪的摄入，可是我的伯父却极爱吃肥肉。据家人介绍，在他的晚年几乎每三天就给他蒸一碗富含饱和脂肪的肥猪肉，他一个人一顿饭就吃光了，持续了几年时间。我个人认为，长寿与早晨空腹吃两个荷包蛋的相关因素包括：第一，营养。鸡蛋中丰富的营养保证了每天的营养摄入。第二，补水。每天与鸡蛋一起喝下去约 300ml 的水，这与每天早上起床后立即空腹喝水的要求不谋而合。早晨空腹喝水的功效有：补充水分，排出体内积累的毒素；降低血液黏稠度，降低血压，预防心脑血管疾病；刺激肠胃蠕动，有助于消化等。

重申一次，我不建议读者看到这些就对胆固醇大吃特吃，尤其是高脂血症患者。他们的血脂水平异常升高，一定是已经出现了脂肪和胆固醇的代谢障碍。

肥胖相关的其他疾病

肥胖容易带来人体内蛋白质、脂肪、糖类等物质发生代谢紊乱的“代谢综合征”，并由此导致种类繁多、病因复杂、治疗困难的多种疾病，对人体健康影响巨大。在此，我们列举一些相关病种。由于本书不是一本医书，对相关疾病只做简单描述，不进行病因、病理、临床表现、诊断、治疗等方面的详细介绍。患者需要根据医生给出的方案进行对症治疗。再次强调，预防永远比治疗更重要。

代谢综合征是指人体的蛋白质、脂肪、糖类等物质发生代谢紊乱的病理状态，是一组复杂的代谢紊乱症候群，是导致糖尿病、心脑血管疾病的危险因素。其具有以下几个特点：①出现多种代谢紊乱，包括肥胖、高血压、高脂血症、高血液黏稠度、高血糖、高胰岛素血症、高尿酸、脂肪肝等，这些代谢紊乱是造成心脑血管疾病和糖尿病的病理基础。②可带来多种疾病，如冠心病、脑卒中，甚至某些癌症也与此相关。③有共同的预防及治疗措施，防治住一种往往有利于其他代谢紊乱的防治。许多人认为上述多种代谢紊乱的共同原因就是肥胖（尤其是内脏脂肪堆积造成的中心性肥胖，即苹果型身材）所造成的胰岛素抵抗和高胰岛素血症。

如果肥胖者减肥成功，上述多项代谢紊乱症状就有望得到缓解。

高血压

高血压是最常见的心血管疾病之一，容易导致冠心病和脑卒中。正常血压水平是收缩压（高压）90～140mmHg，舒张压（低压）60～90mmHg。mmHg 即“毫米汞柱”，是用水银柱高度的毫米数表示压强值的单位。收缩压或舒张压超过这个上限水平即为高血压，低于下线水平为低血压。收缩压是指当心脏收缩时，从心室射入的血液对血管壁产生的侧压力；这时血压最大，也称为高压。舒张压是指心脏舒张末期，血液暂停进入动脉，已流入动脉的血液靠血管壁的弹力和张力继续流动，对血管壁仍有压力，这时的血压又称为低压。根据血压升高的程度不同，高血压分为 3 个级别。第 1 级别是轻度高血压，收缩压为 140～159mmHg，或舒张压为 90～99mmHg。第 2 级别是中度高血压，收缩压为 160～179mmHg，或舒张压为 100～109mmHg。第 3 级别是重度高血压，收缩压≥180mmHg，或舒张压≥110mmHg。

学术界一般认为，高血压的病因未完全清楚，与遗传、饮食、生活方式、精神状态、肥胖等有关系。高血压与肥胖症关系密切。肥胖者由于体重大，心脏负荷大；同时由于血脂升高，血液黏稠度增加，造成血流阻力增大。这些是肥胖者易患高血压的重要原因。

睡眠呼吸暂停综合征

听起来很拗口，简单来说就是睡眠呼吸中断。你肯定听到过打鼾，有些人睡着后间歇性呼吸暂停，过一会又鼾声如雷。

我们正常的呼吸频率是平静状态下每分钟 12～20 次。睡眠状态下呼吸一刻都不能停止。睡眠呼吸暂停综合征是指在 7 小时的睡眠过程中，呼吸暂停和低通气反复发作在 30 次以上，或上述两者相加大于或等于每小时 5 次。患者睡眠时口和鼻的气流停止或者减低，但胸部和腹部的呼吸仍然存在。

直接发病机制是上气道的狭窄和阻塞，或者上气道塌陷，伴有呼吸中枢神经调节障碍的因素。这种疾病常见于肥胖者，尤其是肥胖的中年人，男性多于女性。

由于呼吸暂停引起的反复发作的夜间低氧和高碳酸血症，此症可导致高血压、冠心病、糖尿病和脑血管疾病等并发症，甚至出现夜间猝死，是一种有潜在致死性的睡眠呼吸疾病。有的严重患者睡眠时需要带上呼吸机，有的人刚一坐下还没有入睡时就能听见鼾声，他自己还认为没有睡着。因此，这种疾病的潜在威胁巨大，需要保持高度警惕，尤其是驾驶员。

胆结石

胆结石是指胆道系统中出现结石的疾病，是胆汁中的有机成分和无机盐类在胆道系统中的沉淀。按照结石所在的部位可分为胆囊结石、胆总管结石、肝内胆管结石。

胆固醇不溶于水，在血液循环中的运转需要脂蛋白的帮助。胆固醇能够溶解于胆汁，是因为胆汁中含有胆汁酸和卵磷脂，起到亲水和亲油两性黏合作用。胆汁酸与脂蛋白类似，形成微胶粒，亲水基团向外，亲油基团（疏水基团）向内，将胆固醇包裹其中。肥胖者体内胆固醇水平增高，胆固醇、胆汁酸和卵磷脂三者之间失去比例平衡，胆固醇过饱和时就会析出形成结石。肥胖者比非肥胖者更易患胆结石，且随着肥胖程度和年龄增长而增加。

痛风

痛风也是一种代谢障碍性疾病。由于体内嘌呤代谢障碍，尿酸生成过多或尿酸排泄减少，引起血液中尿酸浓度增高，尿酸结晶沉淀到软组织。血液中尿酸浓度升高会引起反复发作的急性痛风性关节炎、痛风石及由痛风石导致的慢性关节炎和关节畸形。人体内核酸代谢的最终产物是尿酸，大部分尿酸由尿液排出体外，小部分经肝脏进入肠道，被肠道内的微生物菌群分解后排出体外。血液中的尿酸如果浓度过高，没有被及时排出体外，容易沉积在关节部位，形成结晶，发作时异常疼痛。

肥胖和痛风虽然不是同一类型的疾病，但两者关系密切。一个人肥胖度越高，血尿酸浓度就越高，罹患痛风的风险就越大。痛风患者应减少高嘌呤食物的摄入，如海鲜（沙丁鱼、金枪鱼、螃蟹、龙虾）、酒精（尤其是啤酒）、动物内脏（猪肝、猪肺、猪心）。生活中常听说有人一顿应酬之后痛风发作，要保持戒备心理。

肾损害

肾脏是人体的重要器官，其基本功能有：①生成尿液，清除体内代谢废物和毒物，同时把尿液中的水分和有用物质进行重吸收，以调节水、电解质平衡及维护酸碱平衡。②内分泌功能，分泌肾素、促红细胞生成素、前列腺素、激肽、活性维生素 D3 等。③部分内分泌激素的降解场所和肾外激素的靶器官。上述这些功能保证了机体内环境的稳定，使机体内新陈代谢能够正常进行。由肥胖引起的肾损害有以下几种。

- 高血压引起的肾损害。肥胖症易引起高血压，而高血压与肾损害能够相互促进。高血压是引起肾损害的重要危险因素，增加肾脏疾病的发病率和肾功能衰竭的发生率。反过来，肾脏有着体液调节功能，肾损害能够使高血压加重，形成恶性循环。
- 高脂血症引起的肾损害。肾小球疾病患者如果同时有高脂血症，更容易出现肾小球硬化。高脂血症不仅能加重原有的肾小球疾病，还可以直接引起肾小球损害。高脂血症经过降脂治疗后可降低蛋白尿，减轻肾小球损害。
- 糖尿病引起的肾病并发症。长时间的糖尿病患者易发生蛋白尿和肾小球滤过率降低。糖尿病肾病是糖尿病患者常见的并发症之一。在我国，糖尿病肾病的发病率呈现上升趋势，成为终末期肾脏病的第二大原因，仅次于肾小球肾炎。一旦发展到终末期肾脏病，比其他肾脏疾病的治疗难度更大，因此及时防治对于延缓糖尿病肾病具有重大意义。

- 高尿酸血症肾病。身体肥胖可导致高尿酸血症，易形成尿酸石。如果尿酸石结晶附着在肾脏上面，就会导致高尿酸血症肾病。肾结石可以直接损伤肾脏的肾小管间质，也可以通过肾积水而导致患者的肾功能减退。患者会出现蛋白尿、血尿。释放的炎症因子和治疗痛风的药物有可能造成肾小管间质的损害。

妇科疾病

由肥胖引起的妇科疾病主要有以下几种。

- 多囊卵巢综合征。这是一种常见的女性内分泌代谢性疾病，育龄妇女发病率为 5%～10%。患者排卵功能紊乱或丧失，体内雄性激素分泌过剩导致高雄激素血症。临床上表现为月经周期不规律、不孕、多毛、痤疮。目前认为多囊卵巢综合征是遗传因素和多种环境因素共同作用的结果，有家族聚集现象，与肥胖也有着密切关系，患者中 30%～60% 是肥胖者。该病是心血管疾病、妊娠高血压、2 型糖尿病、妊娠期糖尿病和子宫内膜癌的重要危险因素。
- 子宫内膜癌。这是女性生殖器官常见的恶性肿瘤，多发年龄段在 50—60 岁。子宫内膜增生和子宫内膜癌与肥胖密切相关。脂肪组织中的芳香化酶可以将肾上腺分泌的雄烯二酮转化为雌酮。脂肪组织过多会造成血液中雌酮水平升高。子宫内膜长期受雌激素的影响，缺乏孕激素对抗，形成增生。子宫内膜增生是一种可逆性病变，少数发展成为子宫内膜癌。随着肥胖程度增加，子宫内膜癌的危险性随之增加。

第 3 章讲到的一个理念颠覆了我们的传统认知："脂肪其实是一个器官"。此处，也出现了一个改变认知的理念："肥胖是一种病"。也许有人对此不以为然，我不就是肥胖一些吗，这怎么能算病呢？平时行动不太方便，稍微运动就会气喘，天气一热就会出汗，仅此而已。殊不知，在这样不知不觉、日积月累中，肥胖正在悄悄侵蚀着你原本健康的身体。你是否有过这样的经历，在你肥胖的时候去做体检，赫然发现竟然有轻至中度脂肪肝；而当你瘦下来之后再做体检，脂肪肝减轻或消失了。肥胖是可以被征服的！可怕的是减肥努力失败之后的自暴自弃，会让你更加沉沦，于是肥胖越来越严重，身上的疾病也越来越多。肥胖本身并不可怕，可怕的是你对自己的放任！

后文中你会看到肥胖的种种表象，以及人类与肥胖的斗争。

Chapter 6 漫谈肥胖

一个人的体重没有绝对标准，只有理想目标。

肥胖已经成为全球性流行疾病。我国居民在过去的 30 多年中肥胖症呈现持续增加的趋势。据《中国居民营养与慢性病状况报告（2020 年）》数据显示，我国 18 岁以上的成年人超重率为 35.0%，肥胖率为 14.6%，意味着两个人中就有一个超重或肥胖。6 岁以下儿童中，超重和肥胖率分别是 6.8% 和 3.6%，总量超过 10%；6—17 岁青少年中，超重和肥胖率分别为 11.1% 和 7.9%，总量接近 20%；老年人超重和肥胖率分别为 41.7% 和 16.7%，总量接近 60%。中国已经超越美国，成为全球肥胖人口最多的国家。

世界卫生组织数据显示，在全球范围内，2021 年全球肥胖症和糖尿病患者分别是 6.5 亿和 5.37 亿人，预计到 2030 年将进一步增长至 11.2 亿和 6.43 亿人。肥胖已经成为威胁全人类健康的严重问题，不得不引起高度警惕。

本章要探讨的，是生活中与肥胖有关的种种话题。或许你在阅读中会有一种恍然大悟之感——原来如此！我们由衷希望读者能自我对照，找到自己感兴趣的话题。

如何判断自己是否肥胖

身高质量指数（BMI）

国际上通用的评价一个人胖瘦的标准，是身高质量指数（BMI）。

BMI由19世纪中期的比利时博物学家阿道夫·凯特勒（Adolphe Quetelet）首先提出，1998年得到了世界卫生组织的承认。它的计算方法是体重（kg）除以身高（m）的平方。

$$BMI=体重（kg）/［身高(m)^2］$$

假如你的身高是1.65m，体重60kg，你的BMI就是：

$$BMI=60/1.65^2=60\div 1.65\div 1.65=22.0$$

恭喜，你拥有一个标准的身材。

BMI多大属于正常范围？各国的标准不尽相同。1998年世界卫生组织公布，BMI ≥ 25为超重，BMI ≥ 30即为肥胖。我国的正常范围是18.5～24。BMI低于18.5属于偏瘦，位于18.5～24属于正常范围，24～28属于超重，高于28属于肥胖。

BMI是当前国际上应用最广泛的计算胖瘦程度的指标，但是也有一定的局限性：不同种族的人群之间存在差异；肌肉发达的运动员BMI高，但并不属于肥胖。由于每个人的身体构造、脂肪分布、骨骼和肌肉含量等的差异，相同BMI指标的人在别人眼中并不一定拥有相同的观感。例如，肩膀宽骨架大的人与骨架小的人相比，中心性肥胖和梨型肥胖的人相比，即使BMI相同，视觉上的胖瘦感也不一样。

理想体重是多重

人们常说标准体重，其实一个人的体重没有绝对的标准，只有理想中要达到的目标，因此我们采用“理想体重”的说法。理想体重的计算方法不一致，这里推荐的计算方法是：

男性理想体重（kg）=［身高（cm）−80］×0.7

女性理想体重（kg）=［身高（cm）−70］×0.6

实际体重与理想体重相比上下偏差10% 均属于正常。实际体重超过理想体重的 10%～20% 为超重；超过 20%～30% 为轻度肥胖；超过 30%～50% 为中度肥胖；超过 50% 以上为重度肥胖。

美国影星玛丽莲·梦露（Marilyn Monroe）身高 166cm，她的理想体重应该是（166–70）×0.6=57.6kg，正常范围是 51.8～63.4kg。大部分时间她的体重维持在 53.1～54.5kg，几近标准（图 6–1）！

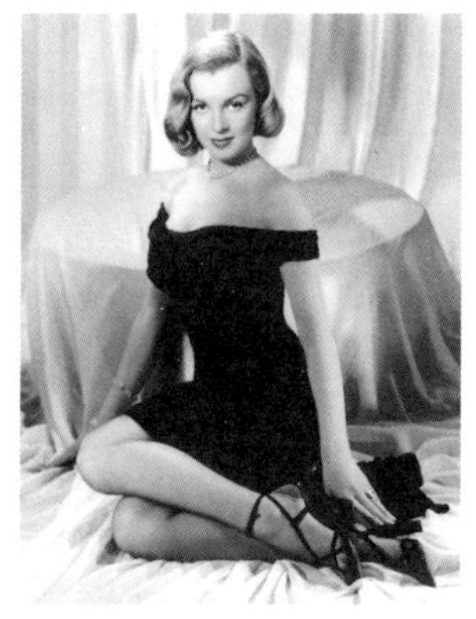

▲ 图 6–1 玛丽莲·梦露

什么是健康的身材

三围，是很多爱美女士非常关心的问题，指的是胸围、腰围、臀围。

胸围的测量方法：受试者处于站立位，双足分开 25～30cm，测量髂前上棘和 12 肋下缘连线的中点水平。成年男性正常的胸围范围是 85～105cm；成年女性正常胸围范围是 72～85cm。

腰围的测量方法：身体放松，不要吸或鼓肚，站立时两脚略分开，双手自然下垂。软尺紧贴皮肤绕过腰部，不要挤压皮肤。男性正常腰围通常是＜ 85cm，女性正常腰围通常是＜ 80cm。

臀围的测量方法：身体放松，双臂自然下垂，软尺贴着臀部，在胯骨凸起的水平位置围上一圈。标准臀围的计算公式是：身高×0.542（cm）。

腰臀比（waist-to-hip ratio，WHR）：除三围之外，腰臀比也是衡量肥胖与健康的一个重要指标。顾名思义，它是腰围和臀围的比例，是判断中心性肥胖的重要指标。腰臀比并不直接得到肥胖度的数值，却能反映出某些疾病的危险度。腰臀比高的人，脂肪堆积在腰腹部，内脏脂肪占比高。男性正常腰臀比为 0.85～0.9，女性的正常腰臀比为 0.67～0.8。高于上限值，罹患肥胖相关疾病的可能性将会增加。

腰围身高比（waist to height ratio，WHtR），是腰围对身高的比例。WHtR 高的人，腹部赘肉多，内脏脂肪比例高，容易罹患心血管疾病。WHtR 比 BMI 可以更准确地预估罹患心血管疾病的风险。

从 WHtR 的角度或者按照理想体重的公式计算，梦露的身材几近完美，但对于现代崇尚过度苗条的女明星来说，还是略显丰满！但为什么没人说梦露胖呢？我们来看看她的三围比例。据梦露签约的模特经纪公司曾经公布的信息，梦露的体重是 54.5kg，三围分别是 36、24、34 英寸，胸围 36 英寸 ≈ 91cm；腰围 24 英寸 ≈ 61cm；臀围 34 英寸 ≈ 86cm。可以说，梦露拥有着秾纤合度的健康三围比例，是许多代影迷心目中的偶像。

其他衡量标准

★ 肥胖度

评价肥胖度的最简单直观的方法，是将实际体重与理想体重进行比较。计算公式为：

肥胖度 =（实际体重 − 理想体重）÷ 理想体重 ×100%

身高 1.65m、体重 60kg 的你：

理想体重 =（165−70）×0.6=57kg

肥胖度 =（60−57）÷57×100% =5%

你的肥胖度是 5%，属于正常范围。

★ 皮褶厚度

皮褶厚度，又叫皮下脂肪厚度，测量方法一般是选择上臂后侧（三头肌肌腹）、腹部（肚脐旁 1cm）、髂部（髂前上棘上缘）、背部（肩胛下角）、大腿前部（股四头肌中点）。用拇指和食指将待测部位的皮肤捏起，使用专用卡尺进行测量。将不同部位的脂肪厚度，使用一定的统计公式进行计算，可以得出身体脂肪的百分比。

★ 体脂率

体脂率是脂肪重量在人体总体重中所占的比例，它反映了人体内脂肪含量的多少。体脂率正常范围为男性15%～18%，女性20%～25%。运动员的体脂率及脂肪分布根据其所从事的运动项目而不同。一般男运动员体脂率为7%～15%，女运动员为12%～25%。身体脂肪含量的检测方法有：生物电阻分析法、磁共振法、气体置换法、双能量X线吸收法、计算机断层扫描法、水下称重法。本文对此不做阐述。

★ 内脏脂肪含量

内脏脂肪对健康的威胁更大。大腹便便的人内脏脂肪堆积过多，更容易罹患肥胖相关的各种疾病，应该格外警惕。测量方法可以用磁共振或者计算机断层扫描法水平扫描第4～5腰椎间来计算内脏脂肪面积。超过100cm^{2}可判定内脏脂肪增多。

你属于哪一种肥胖

男性的脂肪多堆积在腹部、颈项部、头部、躯干等部位，女性则多分布在腰腹部、胸部、臀部和大腿部位。肥胖症患者常见以下症状。

- 食欲亢进。由于体重增加，日常活动中能量消耗增大，患者经常出现饥饿感，造成食欲大增。食量增加又导致过多的脂肪堆积，形成恶性循环。大量饮食引起胰岛素分泌增多，经常发生低血糖现象，使得患者饥饿感爆棚，必须迅速大量进食，进一步加重肥胖。
- 容易疲乏。体重增加导致能量消耗增加，患者很容易产生疲劳感，包括体力和脑力两方面。体力方面，患者经常出现乏力、懒惰等现象；脑力方面，经常感觉犯困，记忆力下降，思维迟钝。
- 多汗。脂肪起到热量绝缘的功效。肥胖者由于脂肪大量堆积，难以进行正常排热，为了保持恒定体温，启动下丘脑的体温调节中枢，通过大量排汗来进行蒸发散热。体表的汗水蒸发成水蒸气时会吸收大量的热能，起到降温的功能。

- 呼吸短促、睡眠打鼾。肥胖者由于脂肪的堆积导致腹壁增厚，横膈抬高，造成呼吸困难、呼吸短促的现象。咽部脂肪增厚造成上呼吸道狭窄，软组织松弛，吸气时由于负压的作用，软腭、舌坠入咽腔，紧贴咽后壁，引起上气道阻塞，这就是睡觉打鼾的由来。严重时甚至会被憋醒。
- 胸闷心慌。重度肥胖者因为脂肪组织增多而造成血管增多，血液需求量的增大提高了心脏负担。心脏上的脂肪沉积、心肌劳损和动脉粥样硬化，引起患者胸闷和心慌。
- 其他症状。中度和重度肥胖者还容易出现皮炎、皮癣、下肢水肿、骨关节炎等症状。男性性功能下降、阳痿；女性月经减少、闭经和不孕。

肥胖症按照发病的原因进行分类，可分为单纯性肥胖和继发性肥胖。

单纯性肥胖

单纯性肥胖是指排除内分泌、代谢、下丘脑病变等因素，因为过度饮食、运动过少、睡眠过多等生活方式而引起的脂肪过量堆积造成的肥胖症状。95% 的肥胖者属于单纯性肥胖。

单纯性肥胖症受一定遗传因素的影响，加上不良生活习惯造成。患者平时少吃正餐，喜欢吃各种零食、甜食、油炸食物；日常生活中很少运动，在办公室里伏案工作，回到家中窝在沙发里看电视、玩手机、打游戏，造成身体“发福”。

继发性肥胖

继发性肥胖又称“病理性肥胖”，是由于内分泌疾病、代谢障碍性疾病，以及下丘脑病变而引起的肥胖，约占肥胖人群的 5%，其中以胰岛素增多引起的肥胖、下丘脑性肥胖、皮质醇增多症、甲状腺功能减退引发的肥胖、性腺功能减退引发的肥胖为多见，妊娠性肥胖等最为常见。

- 胰岛素增多引起的肥胖。胰岛素增多引起的肥胖包括糖尿病和胰岛 B 细胞瘤引起的肥胖。患者由于胰岛素分泌过多，食欲极其旺盛，常因低血糖发作而产生强烈的饥饿感，头晕眼花，心慌出汗，必须立即进食。
- 下丘脑性肥胖。下丘脑的前部和腹内侧核参与饥饿和饱腹感的调节。这些部位的损伤就会导致摄食中枢和饱中枢的功能紊乱，患者会经常瞌睡，大量进食，引起肥胖。这种肥胖多分布在乳房、下腹部和外生殖器附近，四肢不胖，手足纤细。如果少年时发病，患者则身材矮小，智力低下，生殖器官不发育。男孩阴茎短，睾丸小或者是隐睾；女孩青春期无月经。到了成年，性功能低下，男性精子少，容易不育；女性闭经、不孕。该种疾病被称为“弗勒赫利希综合征”又称为“肥胖生殖无能综合征”。
- 皮质醇增多症。皮质醇是肾上腺皮质分泌的糖皮质激素，维持机体生理功能的平衡稳定，调节糖、脂肪、蛋白质的代谢。我们都知道人在快乐的时候大脑会分泌多巴胺，而皮质醇与之相反。人在压力大、紧张、愤怒、焦躁的时候会提升皮质醇分泌，以维持血糖、血压的稳定，因此皮质醇被认为是“压力激素”或“压力荷尔蒙”。肾上腺皮质增生、促肾上腺皮质激素腺瘤、脑垂体瘤会引起皮质醇过度分泌，影响对食物的代谢，导致肥胖。患者常常面部浑圆，形成“满月脸”；因为脂肪多堆积在颈项部、肩背部和躯干部位，而四肢不肥，是典型的“向心性肥胖”。其他症状还包括面色红润、毛发增多、腰背疼痛、骨质疏松、性欲减退、不孕不育、精神抑郁、脾气暴躁等。
- 甲状腺功能减退引发的肥胖。甲状腺激素是由甲状腺分泌的一种调节代谢的重要激素，它的主要生理功能是：①促进新陈代谢，提高人体组织耗氧量。②促进生长发育，尤其是运动系统和神经系统的生长发育。③提高中枢神经系统的兴奋性。④加快心率，增强心肌收缩力，增加心脏的血液输出量，影响血脂的代谢。甲状腺是人体最大的内分泌腺，它的功能减退简称“甲减”，导致体内代谢过程减慢，热量消耗降低，发生黏液性水肿，这种肥胖并非脂肪组织的堆积。如果发生在婴儿和儿童期，会引起发育迟缓，身材矮小，智力低下。如果是成年人发病，女性多于男性，患病比例是 5∶1。患者出现乏力、嗜睡、怕冷、记忆力减退、反应迟钝、食欲降低、体重增加（水肿导致）、月经不调等症状。

- 性腺功能减退引发的肥胖。这是由于先天性睾丸发育不全、性腺切除或性腺因放射线照射损伤，性腺功能丧失导致的肥胖。患者身材矮小粗胖，智力低下，性腺功能降低，肌张力下降，行动困难。
- 妊娠性肥胖。女性在怀孕期间也会发生下丘脑功能失调，脂肪代谢功能紊乱，并且由于营养过剩，运动减少，会引起暂时性肥胖。

其他继发性肥胖还包括药物性肥胖、水钠潴留性肥胖、绝经期肥胖、多囊卵巢引起的肥胖等。

人的体型有哪些

东汉时期，陈留郡有个读书人，名叫边韶，字孝先。边孝先有文采，有口才，私塾里收了几百名学生。但是他的缺点是人很胖，属于肚子大的“苹果型身材”，爱打瞌睡。有一天，他在打瞌睡时，学生私下编了句顺口溜嘲笑他：“边孝先，腹便便；懒读书，但欲眠。”这就是成语大腹便便的由来。形容一个人高大魁梧的成语“膀大腰圆”出自清朝贪梦道人《彭公案》：“对面来了一人，身高九尺，膀大腰圆，身穿一件白纱长衫，内衬蓝夏布汗褂裤。”

尽管你和他（她）的 BMI 相同，在别人的眼中却是“横看成岭侧成峰”，岭远峰高，横侧各不相同。由于每个人的身体结构尤其是骨骼结构不同、脂肪堆积部位和数量不同，导致身材的多样化（图 6–2）。

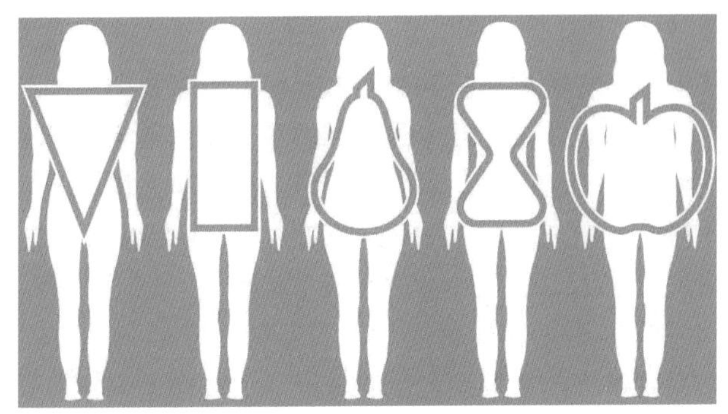

▲ 图 6–2 五种身材

从左至右分别是倒三角型、矩形型、梨型、沙漏型、苹果型

倒三角型身材

拥有倒三角型身材的男子最吸引女性。这种身材的特征是肩宽臀窄，又称为 V 型、Y 型、T 型或草莓型身材。

在远古时代，男人由于长期从事打猎等体力活动，上半身宽，向下逐渐变小，形成倒三角型身材。拥有宽阔肩膀和健壮肌肉的成年男人，上肢孔武有力，更有能力捕获猎物，打败敌人，给女性带来更大的安全感，因此更能捕获女子的芳心。

除了肩宽，女性喜欢的另一个特征就是男人的窄臀。国外曾经有人就“最喜欢男人的什么部位”进行过问卷调查。排在前三位的分别是窄小而结实的臀部、宽阔的背部、强壮有力的臂膀。

女性经常拥有的梨型身材其实是正三角形状，这与男人的倒三角型身材形成互补，因此男人那有棱有角、结实健壮的倒三角身材，更容易吸引女性。在这样的男人面前，女子更愿意展现她们柔弱娇小的一面。

矩形型身材

矩形型身材又称长方形身材、直筒形身材，它的特征是肩宽和臀宽大致相等。拥有这种身材的人大部分较为纤瘦，缺乏曲线美。

梨型身材

与苹果型身材密切对应的是梨型身材。雌激素会促进脂肪堆积在臀部和大腿部位，抑制在上腹部的堆积，因此梨型身材多见于女性，男性中罕见。从视觉上看，上身窄，髋宽，大腿丰满，形状像梨，故此得名。梨型身材很能表现女性的特征，因此也称为女性的第二性征。

研究发现体重正常但臀部和大腿脂肪较多的梨型身材女性罹患心脏病、脑卒中和糖尿病的风险较低。上海交通大学医学院附属新华医院开展的流行病学分析也表明：①梨型身材人群患高血压风险低；②大腿围与血压、空腹血糖、总胆固醇水平均呈现出负相关性，即大腿越粗，血压、血糖、血脂的指标越低。总的来说，梨型身材比苹果型身材的人更健康、更长寿。

我国北方游牧民族由于长期生活在马背上，大腿部位雄壮有力，脂肪堆积也较多。梨型身材的女性被认为生育能力强。在国外，尤其在拉丁美洲，这种身材在男人眼中尤其性感，因而大受欢迎。梨型身材的男子就不怎么受人待见啦。女生更喜欢肩宽臀窄腿细的倒三角男人，而厌恶肩窄臀宽腿短的梨型男人。

沙漏型身材

沙漏型身材同样是由于雌激素引起的脂肪在臀部和大腿部位的堆积，它的特征是上端的胸部和下端的臀部大腿部位丰满，而中间的腰部纤细，又称X形身材，是现代社会最受男人喜爱的曼妙身材。

上文提到的三围，分别是胸围、腰围、臀围，在沙漏型身材中分别对应着字母“X”的上、中、下三个位置。玛丽莲·梦露的三围分别是91、61、86厘米，是标准的沙漏型身材。

苹果型身材

这种身材的人脂肪主要沉积在腹部的皮下，使得腰腹部过胖，肚子大而腿细，状似苹果，故称“苹果型身材”。这种身材的肥胖又称中心性肥胖、向心性肥胖，由于多发生于男性，又称为男性型肥胖。

性激素会影响脂肪在人体内的堆积状况。雄激素使得男人脂肪多堆积于腰腹部、颈部和肩部；雌激素使女性的脂肪多堆积于臀部和大腿。腰臀比不仅可以用来评价这种差异，也可以用来评估一个人的健康状况，预测疾病风险。苹果型身材的人有大量脂肪沉积在内脏器官处，形成内脏脂肪，容易向血液中释放脂肪酸，引起高血压、高脂血症、高胆固醇、胰岛素抵抗等疾病。

伊朗德黑兰医科大学的研究人员对腰围、臀围、大腿围、腰臀比等肥胖指数与死亡风险之间的相关性进行研究，发现苹果型身材与任何原因引起的早期死亡风险相关性均较高；而臀部和大腿脂肪偏多会降低全因死亡风险。腰围每增加 10 厘米，全因死亡风险增加 11%；腰臀比每增加 0.1 个单位，死亡风险会增加 20%；大腿围增加 5 厘米，总死亡率风险降低 18%；臀围增加 10 厘米，可降低 10% 风险。这些关联性在女性中表现更强。《欧洲心脏杂志》发表的文章也显示，梨型身材、沙漏型身材的女性比苹果型身材的女性患心血管疾病的风险低 91%。因此拥有苹果型身材的人一定要高度警惕自己的健康状况。

是什么导致了你的肥胖

说到引起肥胖的原因，要始终牢记一条原则——能量守恒定律。能量不生不灭，它只是从一种形式转变成为另一种形式。常言说：“人是铁，饭是钢，一顿不吃饿得慌。”没有能量的摄入，就没有人体的活动。人体的一切活动所需要的能量都必须从饮食中获取。人体通过进食，除了微量元素、维生素、矿物质等必需成分之外，所摄入的糖、脂肪、蛋白质等能量成分，最终只有两个归宿，要么通过生化反应给人体供能，要么作为能量储存起来。能量的储存方式有两种：糖原和脂肪。糖原作为短期的能量储备，会被人体首先使用；脂肪是人体长期储备的能源。在长期饥饿时人体也会消耗蛋白质来供能，但是蛋白质的主要作用是发挥其应有的各项机能。只有在长期饥饿的状态下，当糖原和脂肪（即将）消耗殆尽的时候，人体才动员蛋白质提供能量。

摄入能量＝消耗能量＋储存能量

当所摄入的能量高于人体能量消耗时，能量就会以某种形式进行储存。能量储存形式主要是脂肪，其次是糖原和蛋白质。反之，当所摄入能量低于消耗时，人体就会动员储存的能量，为人体供能，维持正常的生理功能。

由于生命活动的极端复杂性，我们不能通过简单的数学加减法来计算能量的流动。生活中经常遇到一些人每天胡吃海喝却从来不胖，而有些人“喝凉水都发胖”，后者往往对前者满是羡慕和嫉妒。其中一定有某些不为人知的能量转换方式在起作用。

下面，我们谈谈引起肥胖的种种因素。

遗传因素

遗传是决定肥胖的最主要原因，占肥胖影响因素的 40%～70%。肥胖者常常有明确的家族史，如果父母均肥胖，子女发生肥胖的概率可达 70%～80%；若父母有一方肥胖，则子女的肥胖概率是 40%～50%。在不同环境下长大的同卵双胞胎，其 BMI 无明显差异；而相同环境下成长的异卵双胞胎，BMI 有显著差异。

阿尔伯特·斯顿卡德（Albert Stunkard）博士曾经于 1986 年在《新英格兰医学杂志》发表文章，对 540 位被收养的孩子进行调查研究。结果表明，无论这些人所成长的环境如何，被收养者与其养父母的体重没有关系，而与他们的亲生父母有明显的相关性。这就像在鸭群中长大的白天鹅一样，长大后依然是一只美丽的白天鹅。大家一定要了解统计学意义上的相关和无关。这是基于一定的数据量，按照统计分析的方法，在一定的允许范围值之内，判断出不同变量之间是否有相关性。当数据量足够大的时候，统计分析得出的结果与某个单独的个体几乎没有任何关系，所以请不要因为你认识的某个家庭中养父母和养子女都很胖就轻易否定统计结果。另外，这项研究发表于1986年，彼时社会性大范围的肥胖症流行才刚刚开始（美国从20世纪80年代初开始），高糖饮食还没有成为千家万户的日常必需。如果收养家庭的全部成员都按照近40年的生活方式每天大量摄入糖类，也许结果会有所不同。

这些证据都表明在决定肥胖的诸多因素中遗传因素大于环境影响。遗传因素对肥胖的影响主要表现在以下几个方面：①影响肥胖的程度和脂肪的分布，包括皮下脂肪厚度和内脏脂肪。②过度饮食后体重增加的敏感性。③影响人体的基础代谢率、食物的热效应和运动的热效应。人和人之间能量支出的差别可达40%。④人体对糖类、脂肪、蛋白质的消化吸收比例也可能受遗传因素的调节。

人类基因组计划和全基因组关联研究，已经识别出多个与肥胖有关的基因位点。这些基因根据其影响肥胖的主要作用和功能可分为三类：①调节能量摄入的基因，如瘦素基因、POMC基因、MC4R基因。前文我们提到，瘦素能够抑制食欲起到肥胖负调节的作用。②调节能量消耗的基因，如UCP基因家族、肾上腺素能受体基因家族。③调节脂肪细胞储存脂肪的基因。如脂联素基因、过氧化物酶体增殖物激活受体基因。

饮食

发生肥胖的最根本原因离不开“能量守恒”，即人体摄入的能量大于消耗的能量，多余的能量以脂肪的形式储存起来。除了因内分泌、代谢、下丘脑病变等原因导致的继发性肥胖之外，对于绝大部分单纯性肥胖而言，饮食是仅次于遗传的第二影响因素。

在饮食影响方面的观点是真正的“百花齐放，百家争鸣”“乱哄哄你方唱罢我登场”。由于饮食影响因素非常复杂，多种能量元素能够被人体自动控制互相转化，且饮食对肥胖和健康的影响不是立竿见影，而是一个长期效果，难以进行瞬时验证，导致各类“专家”辈出，给出种种博人眼球甚至骇人听闻的指导建议，各种“秘诀”和“祖传秘方”络绎不绝，让人无所适从。

这类信息的传播途径也是不断变化，率先出现在小报纸、小刊物、电线杆上的小广告；后来涌现出众多健康管理公司；到了今天的自媒体时代，更是信息大爆炸，各路神仙粉墨登场，网络软文、微博、公众号、网络直播上无数信息充斥着眼球，其中有很多让专业人士义愤填膺。未经严谨论证的研究被宣传的比比皆是，给我们的日常饮食带来极大的干扰和误导。

这些宣传中常常会提到某种食物中含有某种成分，具有某种健康功能，被利用最多的就是“减肥”“抗癌”“降血脂”“降血糖”等几个方面。食物中的某种功效成分常常很少，要想达到其健康功效需要日积月累的坚持，绝不是一朝一夕之功。本书的一个重要目的是让大家对脂肪、肥胖、减肥有一个科学认知，养成科学思维的习惯，对各种五花八门的建议能做出正确的判断。

前面我们详细介绍了“低脂饮食”悖论的起源和发展过程。这个起源于美国的学说，影响了全世界半个多世纪。今天，美国的主流科学家已经认识到这是一个错误，也揭示了造成肥胖和心血管疾病高发的真正原因——糖和反式脂肪酸。但这个变化趋势，国内还很少有人意识到。在众多相关图书和“专家建议”中，仍然大量强调少吃油腻，却较少强调少吃糖类和反式脂肪酸。虽然我在本书中根据众多科学研究和报道向大家宣传“低脂饮食是一个悖论”这一点，但我并不是在鼓励读者毫无节制地对各种含脂肪的食物暴饮暴食。我强烈建议：少吃各种含糖类零食，包括工业化加工食品，少喝各种含糖类饮料。这些食物中加入的糖类都是游离糖，即单糖和双糖，它们除了提供甜味享受和能量之外几乎没有任何营养价值，一旦被摄入体内，就有可能被转化为脂肪。

蔬菜和水果确实是好东西，能增加菌群的多样性，有助于减轻体重。富含纤维的蔬菜沙拉、绿叶生鲜蔬菜，能减少所摄入的热量，同时增加饱腹感，调节肠道内菌群比例，促进将食物分解的菌群生长。所以，多吃低热量、高纤维的食物增加有益的微生物菌群，有利于体重下降，形成良性循环。

运动

中国人常说的“管住嘴，迈开腿”道出了减肥的精髓。

在能量输入端，人体所有消耗的能量均来自于进食。若进行完全氧化供能，1 克脂肪可提供 9000 卡路里热量，1 克葡萄糖和蛋白质可分别提供 4000 卡路里热量。这些食物被人体消化吸收之后，参与人体的各种生化反应，包括供应能量。

王立铭博士曾对人体能量消耗做了总结。能量消耗有三个出口。

一是维持基础新陈代谢所需要的能量，约占总消耗的 60%，包括大脑的思考、血液循环系统中各种营养成分的运输、免疫系统的保护、恒定体温的维持、细胞内的各种生命活动、组织损伤的再生与修复等。

二是各种体力活动所消耗的能量，洗衣做饭、逛街购物、体育锻炼、唱歌蹦迪，所有的能量都需要从饮食中提供。日常体力活动占能量消耗的 20%～30%。

三是为了获取这些能量而消耗掉的能量，类似于商业活动中为了获得利润而进行的投资。食物从口腔进入消化道，从大分子被分解成小分子，肠胃的蠕动，胃酸的分泌，都需要能量。在氧化供能的生化反应中，要想把分子中蕴藏的化学能利用起来，需要多个复杂的化学反应，这些化学反应有的需要预先“投资”一定的能量才能够发生，凡此种种。

在各种心灵鸡汤和励志故事里，人们常说“战胜自我”，但是上述三个能量出口中，第一个和第三个不受人类意志力所控制。人凭借意志力可以跑完马拉松，可以登顶珠穆朗玛峰，可以举起 100 千克重的杠铃，但无法靠意志力来加快肠胃的蠕动。在决定胖瘦的因素中，若一个人没有发生基因变异且保持不变的饮食习惯，那么运动就成了最重要的影响因素。我把运动排在仅次于遗传和饮食之后的第三重要因素。

内分泌

人体越肥胖，脂肪细胞体积就越大，脂肪细胞表面胰岛素受体减少，对胰岛素的敏感性降低。为了维持正常代谢水平，人体需要分泌比正常人高出数倍的胰岛素。高胰岛素血症能促进脂肪合成，肥胖者会越来越胖。

下丘脑病变、皮质醇分泌增多、甲状腺功能减退、性腺损伤等内分泌因素都可能造成继发性肥胖。消化道分泌的激素也对肥胖有一定的影响。胃肠道分泌的相关激素有：胃饥饿素、胰高血糖素样肽 –1、酪酪肽、胆囊收缩素等。胃饥饿素主要来源于胃底部，其次是十二指肠、胰腺、大脑、卵巢、肾上腺皮质，它的功能与瘦素相反。瘦素由脂肪细胞分泌，通过下丘脑产生饱腹感，抑制进食，防止人过于肥胖；胃饥饿素则是产生饥饿感，促进胃肠蠕动，促进进食。血清内的胃饥饿素在进食前增高，进食后下降。肥胖者胃饥饿素的分泌较为旺盛，经常产生饥饿感。胰高血糖素样肽 –1 是由肠道细胞所产生的激素，它的功能是促进胰岛 B 细胞分泌胰岛素，并减少胰岛 α 细胞分泌胰高血糖素，降低血糖。酪酪肽是由肠道细胞所产生的另一种激素，它的功能是抑制摄食，抑制胰岛素分泌，增加能量消耗。胆囊收缩素是调节进食量的一种重要激素，它的作用是刺激胃分泌胃酸，肝脏分泌胆汁，抑制回肠吸收钠和水，调节胰岛释放胰岛素和胰高血糖素。

病毒和细菌

病毒和细菌也能让人发胖，听起来有点不可思议，但却是事实！

美国威斯康星大学麦迪逊分校的肥胖症专家理查德 · 阿特金森（Richard Atkinson）教授和他的博士后尼基尔 · 杜源德哈（Nikhil Dhurandhar）对病毒与肥胖的关系进行了研究。尼基尔将一种称为 Ad-36 的腺病毒注射入鸡、小鼠等动物体内，这些动物都肥胖了起来。由于无法用病毒去主动感染人类，因此人体研究只能在肥胖者身上寻找是否携带这种病毒。经过对 500 位受试者进行检测，有 30% 的肥胖者体内 Ad-36 病毒抗体阳性（曾经感染过该病毒）；

11% 的非肥胖者受过感染，但是这些人也明显比那些未被感染的人体重更重。双胞胎研究也证实了感染者比未感染者更加肥胖。阿特金森将病毒引起肥胖的机理归结为以下三点：①促进血液中葡萄糖的吸收并且转化为脂肪。②通过脂肪酸合酶促进合成脂肪分子。③促进更多的脂肪干细胞分化为脂肪细胞。

成人体内（包括皮肤表面）存在约 100 万亿个各类细菌和约 380 万亿个各种病毒。两者加起来约是人体细胞数量的 10 倍，成年人的细胞总数是 40 万亿～60 万亿。人体与细菌和病毒是共生共存的关系，有些病毒是对人体有益的。樊代明院士曾经在一次报告中讲到："当我们在这里开会的时候，我们身体内的细菌和病毒也在开会。"人类来到地球上才数百万年的时间，而最早的微生物在 35 亿年前就已经在地球上存在了。他说："人类来到地球是细菌和病毒给我们开了准生证的。"

美国华盛顿大学的杰弗里·戈登（Jeffrey Gordon）博士研究过小鼠肥胖与肠道菌群的关系，发现经过常规喂养肠道内正常分布菌群的小鼠比无菌群小鼠脂肪量多 42%。将常规喂养小鼠体内的菌群植入无菌小鼠体内，两周后无菌小鼠的体脂量增加了 57%。在人身上也存在类似现象：清瘦者接受肥胖者捐赠的粪便菌群移植能够胖起来，而肥胖者接受清瘦者捐赠的粪便菌群移植能够瘦下去。

我们从出生到成长的全过程就是不断吸收、积累各种菌群的过程。它们在我们的皮肤、腋窝、鼻腔、肺部、口腔、消化道等处大量繁殖，尤其在肠道的下半段分布最多，统称微生物菌群。肠道微生物含有某些人体没有的酶，可以消化掉人体无法消化的植物成分，将它们分解为多糖和单糖。这些糖最终被人体吸收利用，供应能量或者储存能量。细菌还能够增加小肠中的毛细血管，提高肠道对食物的吸收。换言之，肠道内的某些细菌能够帮助人体将食物转化为脂肪，缺乏这些细菌时，食物未经完全消化吸收，作为粪便排出体外。

进一步的研究表明，肥胖者的肠道菌群中厚壁菌门的含量高，拟杆菌门的含量低；清瘦者与之相反。厚壁菌门能够更加有效地分解吸收淀粉类食物，促进其转化为脂肪。就是说，肥胖者的肠道菌群容易使他们变得更胖，这对减肥者来说可不是个好消息。不同的人即使饮食规律接近，所吃的食物热量相当，胖瘦程度也不一样。我们常听到有人抱怨自己喝水都会发胖，很羡慕那些胡吃海喝却不发胖的人，除了每个人基础代谢率不同，肠道菌群也是一个重要的影响因素。

肥胖的其他相关因素如下。

- 年龄因素。随着年龄的增加，燃脂类激素水平逐渐下降，皮质醇升高，身体的新陈代谢减慢，导致精神状态下滑，脂肪堆积，尤其是腹部脂肪的堆积。
- 心理因素。经常看到一些报道，有人遭遇失恋、失业等打击，意志消沉，开始暴饮暴食，身材迅速肥胖起来。这说明，心态也是影响肥胖的重要因素之一。不幸的童年、生活压力、生活不幸、失恋失业带来的精神创伤、抑郁、神经官能症，有可能带来暴食或者厌食。暴饮暴食会变得肥胖，而厌食倾向严重时会发展成为厌食症，甚至危及生命。
- 社会因素。肥胖也有一定的地域因素和社会关系因素。我国人口肥胖的分布特点是，城市高于农村，北方高于南方。在富裕国家，肥胖者中穷人居多，这是因为：富裕人群可以挑选更精致、营养价值更高、搭配更均衡的饮食；对健康和社交的需求使得衣食无忧的人会拿出更多的时间从事健身和体育活动；贫穷人口的饮食选择少，随处可见的快餐店在售卖着“垃圾食品”，高含糖量的工业化食品价格便宜，成为他们日常生活中主要的食物来源。贫穷国家情况则相反，经济状况好的富裕人家肥胖发生率高。在贫穷国家中，大部分人日常处在吃不饱的状态，在严重缺乏能量摄入的情况下，肥胖是难以想象的；只有生活条件好的人家才能获得更多的食物。这种富胖穷瘦的现象是天然原因形成的。

不难看出，心理因素和社会因素造成的肥胖，其根源还是饮食。

全球人口在 1987 年 7 月 11 日达到 50 亿，1999 年 10 月 12 日达到 60 亿，2011 年 10 月 31 日达到 70 亿，2022 年 11 月 15 日达到 80 亿。人们身上的脂肪量，也像第二次世界大战后的人口数量一样，迅速膨胀起来。虽然人与人之间互相残杀的热战争减少了，但是一场人与自己的没有硝烟的脂肪战争却悄然拉开。这场战争规模更大、时间更长，每个人都有可能卷入其中，甚至可能伴随你的大半生。

Chapter 7
减肥絮语

与其说是减肥，不如说“脂肪管理”更加贴切。

3 月 4 日是世界肥胖联盟确定的“世界肥胖日”。对许多人而言，减肥是跨越人生的一项重大工程。有志者立长志，无志者常立志。减肥也许是许多成年人一辈子立得最多的志向，尤其是广大女性同胞。我们经常能听到身边有人高声宣誓“我要减肥！”但是有多少人真能成功？不多，原因是减肥真的难！它需要的不是“常立志”，而是“立长志”。亲爱的读者，在你想要减肥的时候，你是否下定了决心，是否做好了准备？因为减肥需要你长久的坚持和极大的毅力。

我们已经知道脂肪的种种神秘之处。与其说是减肥，不如说“脂肪管理”更加贴切。比如，体脂率相似的人，有人的脂肪堆积在皮下，有人更多的脂肪堆积在内脏器官及其周围。后者的脂肪比前者带来更大的健康威胁，因此有必要把内脏脂肪减少。再比如，肥胖的爱美人士会选择抽脂减肥，优雅的女士即使不胖，也会选择抽掉她们认为多余的、有碍美丽的身体某些部位的脂肪。随着近几十年医疗美容技术的成熟和市场的发展，整形美容医生会把这些抽取的脂肪经过处理之后，对脂肪进行“乾坤大挪移”，或者填充到胸部脂肪层，给你一个自信的曼妙身材；或者填充到面部凹陷部位，塑造你精致的五官轮廓。这就不仅仅是减肥了，“脂肪管理”四个字能够更加准确地描述这样做的目的。

尊重习惯，本书依旧采用“减肥”这个常规表述。

减肥简史

在进化历程的绝大部分时间里，人类长期处在吃不饱穿不暖的状态，肥胖被认为是健康、财富的象征。我们中国人常常用“长得白白胖胖”来形容一个人的富态；相反，一个人长得“又黑又瘦”则暗示着这是个穷人，甚至是无能。欧洲由于长时间处于战乱、饥荒、瘟疫等带来的生存危机之中，人们对脂肪有特殊的感情，大师们的绘画中常常在描绘女性的丰腴美。“丰满的妇女更易于生育”“婴儿越胖越健康”等概念在社会上流行。文艺复兴之后，尤其是启蒙运动以来，人们开始厌恶身体多余的脂肪，开启了以瘦为美的审美观。

肥胖的大流行起始于工业革命时代的到来。蒸汽机的发明使得大规模的食物运输变得廉价而迅速；防腐剂的发明使得人们可以将食物储存更长时间。到了20世纪，富含反式脂肪酸的氢化植物油被大量用于各种加工食品、餐厅的煎炸食品。糖和反式脂肪酸的大量食用迅速催肥了几代人。人们认识到肥胖是一种疾病，需要进行治疗。肥胖和减肥开始进入科学研究的范畴。时至今日，减肥和健美已经成为一种生活时尚，“汗水是脂肪的泪水”成为一个鼓舞人心的健身口号。

早期的肥胖研究和减肥努力

古埃及、古希腊、古印度的医学先哲们已经意识到肥胖和疾病的关联。古埃及贵族提出了一种既不用节食、又不用运动的减肥方法：服用加入蓖麻油的泻药。传说埃及艳后用一根绳子勒紧小腹，以防止腰围增大。公元前6世纪的人们显然还不知道什么是糖尿病，什么是心血管疾病，印度外科医师苏士鲁塔（Sushruta，也称“妙闻仙人”）却认识到肥胖与这些疾病有关，并建议通过运动来治疗肥胖。

公元前5世纪，西方医学奠基人、古希腊的希波克拉底观察到胖人比瘦人更容易发生猝死，并提供了一些减肥方案，比如裸奔减肥法。希波克拉底认为肥胖者不愿意运动减肥的原因，是不能忍受高体温，于是他建议赤裸奔跑。希波克拉底还建议睡硬板床减肥，以及吃肉减肥法——敞开吃肥肉，吃腻了，减肥才能真正开始。

在 17 世纪以前，肥胖问题不太引起人们的重视，因为在当时的生存环境下，肥胖是无法流行的。由于长期受到饥饿和死亡的威胁，肥胖一度被普遍当作是一项特权，是身份和地位的象征。只有少数人，主要是天主教的神职人员，对肥胖展开道德批判，肥胖被认为是迟缓、愚笨、放纵、懒惰、贪婪等道德软弱的象征。对肥胖的质疑仅仅体现出社会的态度，并非从医学的角度来研究肥胖。

真正对肥胖进行现代医学研究始于 1679 年。这一年，瑞士医生和病理学家泰奥菲·博内特（Theophile Bonet）对一个肥胖者的尸体进行了解剖，目的是为了研究糖尿病以及与肥胖有关的并发症。这是人类医学史上第一次解剖肥胖者的尸体。

1760 年，英国医生弗莱明提出用药物减肥。既然肥皂可以洗去衣服上的油滴，那么它也应该可以带走我们身体中的脂肪。他让一位体重达 132 千克的朋友连续服用肥皂，3 个月后这位朋友的体重竟然下降了 13 千克。那时的肥皂是用动物的油脂制造的。读者朋友千万不要看到这里就去吃肥皂，那时的肥皂是用动物油脂制造的，而现在的肥皂都是石油化工产品。

1780 年，苏格兰医生威廉·卡伦（William Cullen）发行了《疾病分类学方法概要》（*Synopsis Nosologiae Methodicae*），对人类疾病进行了系统分类，首次把肥胖纳入疾病行列。这个分类标准在 19 世纪初被广泛接受，是目前国际疾病分类的最早雏形。

1825 年，法国律师、政治家、美食家布里亚·萨瓦兰（Brillat Savarin）出版了名著《味觉生理学》（*Physiologie du Goût*）（图 7–1），或者译为《厨房里的哲学家》《美味礼赞》。这本书围绕着人类饮食进行全方位的讨论，内容涉及政治、经济、社会、历史、地理、教育、哲学、宗教等方方面面。该书一经出版就极为畅销，到现在已经再版 50 次。萨瓦兰大力倡导低碳水化合物（糖）饮食，主张严格限制淀粉类食物。低碳水化合物饮食成为后来众多减肥食谱的一条基本原则。

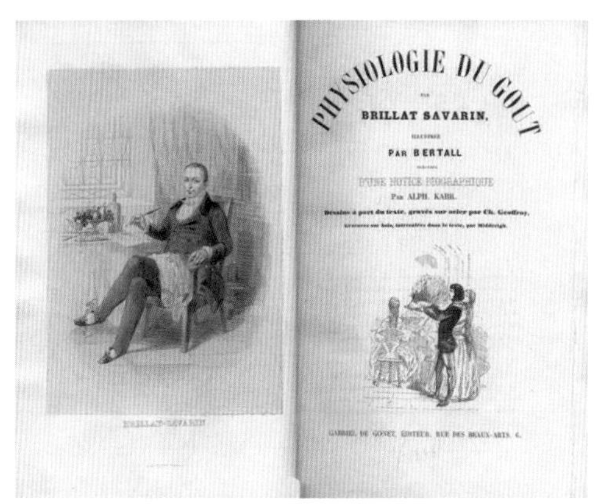

▲ **图 7-1　布里亚 · 萨瓦兰《味觉生理学》**
1848 年法语版书影（来源：Wiki Pedia）

1835 年，比利时人阿道夫 · 凯特勒（Adolphe Quetelet）（图 7-2）通过对人类从婴儿到成年的成长过程的大量研究，出版了一本书《论人及其能力的发展》（*A Treatise on Man and the Development of His Aptitudes*）。作者在书中不仅提出了一个很重要的观点，个人的体重随身高平方的增加而增加，还创造了 BMI 指数，用体重和身高平方的比值来计算肥胖程度。凯特勒是比利时天文学家和数学家，对概率论尤其着迷。这一指数后来逐渐被专业人士和非专业人士所认可，被广泛用于医学领域，也是全球范围内的美丽标尺。保险公司也以此来评估一个人的发病概率以及风险程度。

1849 年，英国科学家阿瑟 · 希尔 · 哈沙尔（Arthur Hill Hassall）使用显微镜对脂肪细胞进行观察，标志着人类对肥胖的研究达到了细胞水平。他认为，某些类型的肥胖是由于脂肪细胞的增加而导致的，称其为“增生型肥胖”。

1863 年，威廉 · 班廷（William Banting）出版了世界上第一本明确提出依靠节食减肥的书《致肥胖的公开信》（*Letter on Corpulence*）。请注意，此班廷不是那个因发现胰岛素而获得诺贝尔奖的班廷。这个威廉 · 班廷是英国伦敦的棺材制造商。他本人饱受肥胖的折磨，

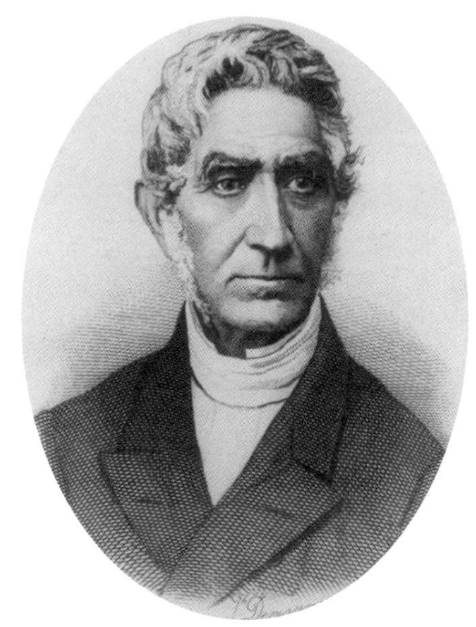

▲ 图 7-2　阿道夫·凯特勒
他创立的 BMI 指数（身高质量指数）为全世界诊断和研究肥胖提供了一个参考标准

尝试了多种减肥方法，收效甚微。他首先采用节食减肥，却一度被饿得体力不振，精神低落；后来尝试运动，甚至喝碱水泡的药酒来减肥，但最终都失败了。班廷求助于医生，但当时的医学并没有深入研究肥胖，医生也没什么好办法，只能向他推荐糖尿病患者用的无糖食谱，出乎预料的是，他居然收到了意想不到的效果——经过坚持，班廷的体重减少了 23 千克。在朋友的鼓励下，班廷将他的减肥经验写成一本书，公布了自己的减肥食谱：少吃糖类、淀粉、油脂，多吃蔬菜、水果、瘦肉。班廷介绍的节食减肥法引起巨大轰动，这本书在英国畅销百年。人们用他的姓氏“Banting”来命名“节食减肥”，相应的，“Bant”也成了动词“节食减肥”。想不到一个名不见经传的棺材商人竟然以这样的方式在历史上留下来自己的名字和身影。

还有一个人，也在世界减肥史上留下浓墨重彩的一笔——美国的露露·亨特·彼得斯（Lulu Hunt Peters）博士。1918 年，她出版了《食谱和健康：揭开卡路里的真面目》（*Diet and Health，With Key to the Calories*）一书（图 7–3），成为该年度畅销书，并迅速风靡全球。从她开始，“卡路里”成了人类社会生活的一个关键词。我们开始计算，一顿饭摄入了多少卡路里，一场运动消耗了多少卡路里。彼得斯在书中倡导读者关心饮食中含有多少卡路里，而非吃了什么食物。她列举了不同食物所含的热量，建议减肥者每日摄入不超过 1200 千卡的食物。“低卡饮食”开始流行。“好莱坞 18 天减肥计划”节目，甚至建议人们每天只摄取 585 千卡的热量，主要从柑橘类水果摄入。从更科学更全面的角度分析，这个计划显然有一定的危险性。热量是维持生命和生长发育所必需的能量，尤其是人体的基础代谢就消耗了约 60% 的热量，况且大脑是耗能量最大的器官。所以人们必须保证充分的热量摄入。我国成年男性每天需要 2400～2700 千卡热量，成年女性每天需要 2100～2300 千卡热量。

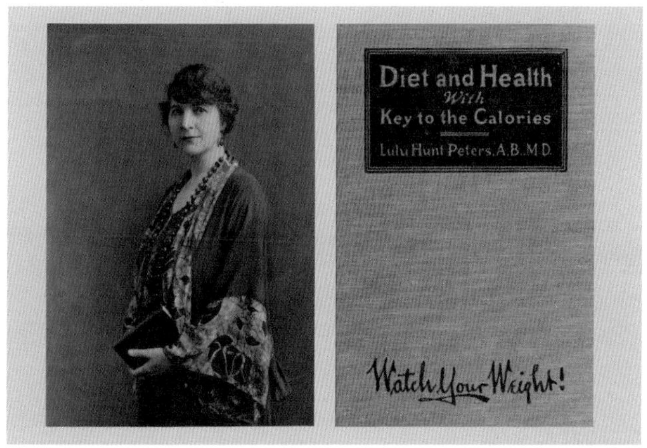

▲ 图 7–3　露露 · 亨特 · 彼得斯博士（左），《食谱和健康：揭开卡路里的真面目》（1918 年）封面（右）

此书在 1922—1926 年成为美国十大非小说类畅销书，为减肥者开启了卡路里时代（来源：Wiki Commons）

【科学小纸条】什么是卡路里？

卡路里简称卡，是一个热量单位，它的确切含义是：在1个大气压下，把1克水升高1摄氏度所需要的热量就是1卡路里。热量和能量的国际标准单位是“焦耳”，有时简称“焦”。1卡≈4.1859焦耳，相应地，1千卡≈4.1859千焦。

食物中的热量（或能量）用卡路里衡量。很多人容易搞混一个概念：“大卡”，请记住：1大卡=1000卡路里，也就是说“大卡”等同于“千卡”。1899年，美国化学家威尔伯·阿特沃特（Wilbur Atwater）仔细测量了4000多种食物的卡路里，并绘制成册，书中指出每克蛋白质、碳水化合物、脂肪的热量分别是4、4、9千卡（图7–4）。

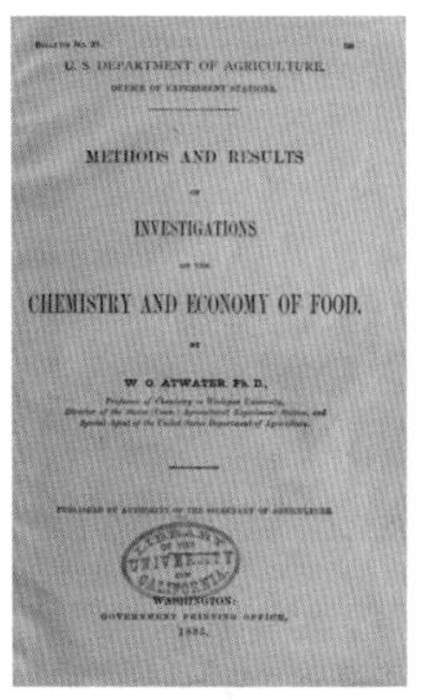
U. S. DEPARTMENT OF AGRICULTURE.

METHODS AND RESULTS

INVESTIGATIONS

CHEMISTRY AND ECONOMY OF FOOD.

W. O. ATWATER, Ph. D.

WASHINGTON:

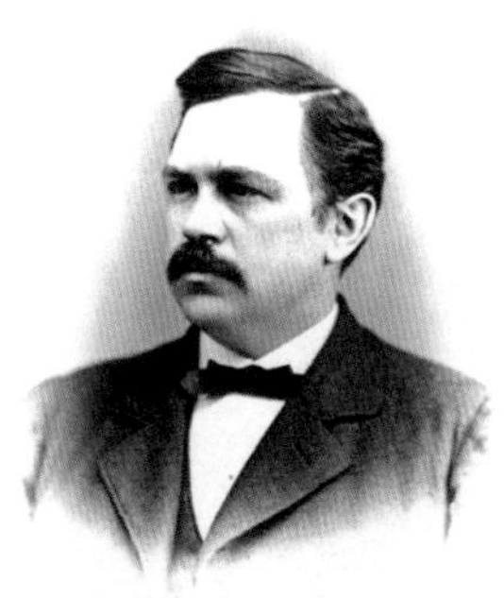

▲ 图7–4 化学家威尔伯·阿特沃特（左），《针对食物的化学及其经济学的研究方法和结果》的初版封面（右）

（图片来源：美国农业部国家农业图书馆，Internet Archive 数字图书馆）

减肥的商业色彩

从20世纪中叶开始，美国迎来了肥胖和心脏病的暴发期。除了我们反复提到的工业革命带来的食品丰富、世界和平的主流趋势、糖和反式脂肪酸的大量摄入等原因之外，还有一个重要原因，那就是久坐不动的生活方式。20 世纪 50 年代，电视开始进入千家万户，越来越多的人成了“沙发土豆”“电视儿童”，直到今天。20 世纪 60 至 70 年代，汽车代替了双脚。又过 20 年，电脑成为办公室的利器。今天，手机、平板电脑的普及，造就了全民“低头族”，从大学生到幼儿园小朋友，从上海的外滩到农村的田边地头，从广袤无垠的草原到拥挤的地铁，人们无时无刻不在刷各种视频，其中充斥着大量审丑和低俗的内容。人们的活动局限在狭小的空间，体力劳动和身体锻炼成为奢侈品。从这个角度看，肥胖的流行，离不开最基本的“能量守恒定律”：摄入能量的增多，运动消耗能量的减少。肥胖诱发的高血压、高脂血症、糖尿病等一系列疾病，使得肥胖问题越来越突出。减肥造就庞大的商业市场，各种各样的减肥节目、减肥机构、减肥方法涌现出来。

减肥方法层出不穷，各路“专家”纷纷登场，不遗余力地推广自己发明的减肥方法和各种“秘方”。饮食自然是减肥专家们“建言献策”最多的话题：喝醋减肥、喝酒减肥、吃肉减肥、蔬菜水果减肥、调整饮食顺序减肥、咀嚼减肥、模仿原始人的饮食减肥、代餐减肥等。这些建议五花八门，不一而足，尤其是在当前的自媒体时代，视频讲座、各种微信公众号、小程序、微博等内容充斥着人们的眼球和耳膜，我们经常在不同场合看到完全相反的观点或论调。各种养生专家层出不穷，让人眼花缭乱，他们像割韭菜一样一茬一茬地收割着人们的钱袋。为什么会在减肥（还有健康）领域涌现出如此众多的伪专家呢？我认为，这主要是因为肥胖是一个多种因素交叉而引起的慢性代谢性疾病。

减肥的成效是一个相对缓慢的过程，不像众多其他疾病那样有明确的发病和治愈的边界，再加上社会大众对减肥的庞大需求，这就给了不学无术的欺骗者以可乘之机。为了树立权威，他们言之凿凿，铿锵有力，仿佛只要遵照，减肥就是轻而易举。有些毫无根据、断章取义、张冠李戴的论断，引起了许多专业人士的公愤。这背后最根本的原因，还是巨大商业利益的驱动。“专家”们不仅骗取消费者钱财，而且损害社会公信力。科学研究早已形成明确的方法论，观察到某些表面关联性就轻易得出结论，必定不科学。学者在撰写学术论文时，哪怕是已经有了相当喜人的结果，在没有明确、可靠的证据之前，也只会用“这可能是因为……”之类的表达来进行论述推测，不会轻言轻信。所以，请各位擦亮眼睛，不被“吃 ×× 就能 ××”这样的话术所迷惑。

让我们回归主题。纤细高挑的身材成为审美主流，与时尚和社会地位紧密挂钩。1908 年，法国服装设计师保罗·波烈（Paul Poiret）在伦敦展示了一件能够体现人体优美曲线的服装，受到了上层人士的追捧。上层人士开始追求体态美，减肥趋势迅速传遍欧美大陆。能与波烈设计的这款服装相媲美的恐怕只有 1946 年由法国工程师路易斯·里尔德（Louis Reard）设计的比基尼泳装了。为了让这款仅由三块布和四条带子剪裁的泳装具有“爆炸性”的宣传力，里尔德用刚刚试验过原子弹的比基尼岛的名字来为它命名。后来在玛丽莲·梦露的宣传带动下，比基尼泳衣风靡全球，时尚界彻底抛弃了肥胖的审美。

20 世纪 60 年代以后，以英国著名时装模特、歌手、演员崔姬（Twiggy）为代表的新模特的特征，就是极度消瘦，时装界也与肥胖彻底切割，开始风行“纸片人”模特。人们开始自发地组织活动，这非常类似于现在流行的闺蜜团。闺蜜们定时聚集在一起，分享减肥经验和心得，在互相鼓励中获得进步。有些组织后来演变成为商业活动。1948 年，一位重达 208 磅（94 千克）的家庭主妇伊斯特·曼兹（Esther Manz）从参加产前教育的小组中获得灵感：女性可以互相支持，互相鼓励，共同进步，于是建立了“理智减肥小组”（take off pounds sensibly，TOPS），这是第一个自发组织起来的以减肥为目的的民间团体。到 2004 年，理智减肥小组已经拥有了 23 万会员，减肥成功的人进阶成为“理智保持体重小组”（keep off pounds sensibly，KOPS）成员，也经常举行聚会。

越来越多的减肥互助组织出现。1963 年 5 月，美国纽约长岛的家庭主妇吉恩·尼德契（Jean Nidetch）组织了一项流行到现在的“体重观察者”（Weight Watchers）减肥运动。看来人类活动永远是相通的，无论文化和种族。在美国组织这些减肥闺蜜团的发起人大部分都是家庭主妇，这与我国当前闺蜜间就共同感兴趣的话题经常进行互动的生活方式不谋而合。体重观察者的成员一周一聚，在活动中互相鼓励，彼此监督锻炼和节食，这种方法称为“体重观察者法”。吉恩后来成立了自己的体重管理服务公司，为减肥人员制订了一系列节食菜谱、健康食物、减肥锻炼计划和一本杂志，目前拥有超百万名成员。吉恩的名言是：“减重是一个决定命运的选择，没有任何后悔的机会。”

电视成为推广减肥的主战场。1956 年，世界上第一档电视减肥节目开播，全美女性在电视机前蹦蹦跳跳，以减掉脂肪。越来越多类似于《减肥达人》《超级减肥王》《肥胖的女演员》的电视减肥节目纷纷登台并受到人们的追捧。其中最著名的一次表演是 1988 年著名女主持人欧普拉·温弗瑞（Oprah Winfrey）推着一辆装有 30 千克动物脂肪的四轮车出现在她的脱口秀节目现场。在节目中欧普拉以此动物脂肪作为她通过减肥运动所减去的脂肪，与她当时的苗条身材作为对比。通过这些湿乎乎、油腻腻的脂肪唤起观众的反感，引起观众的强烈共鸣，使减肥节目上升到一个前所未有的新高度。欧普拉以此开启了名人与粉丝深入交流的时代，并且几十年来始终保持这样的公众形象，在后来的商业活动中赚得盆满钵满。

减肥发展成为一个产业。在欧普拉那档轰动一时的节目之前，商家经常用一些无名演员作为“亲身经历者”来展示使用其产品的前后对比。之所以使用这些不知名演员，是因为普通大众不知道他（她）们之前的形象。这些神采奕奕的“形象代言人”们常常在广告中神采飞扬地展示他们减肥之前的状态：一张垂头丧气、无精打采的大胖子照片。看到此，你是否再一次出现似曾相识的感觉？是的，这样的场景在当今的商业活动中比比皆是。

减肥产业的发展带来商品多样化，减肥药也诞生了。减肥药的发展经历了颇多曲折，早期甚至出现了一些让人瞠目结舌的减肥药品。例如，从 20 世纪初开始，一些减肥药中竟然包含绦虫，人们认为绦虫在肠道内与人类争食。20世纪20年代，香烟商人广告说香烟能够减肥。20世纪30年代，含二硝基酚的减肥药曾经短暂流行，后来因为有致盲和致死的案例而消失。1929年，美国化学家戈登·埃利斯（Gordon Alles）开始试验麻黄碱类似物的药用功效，并带来用于缓解鼻塞和哮喘的药物“安非他明”（Amphetamine）的上市。1938年，安非他明被两位美国医生用来治疗肥胖症并取得了一定的效果。要知道，麻黄碱可以起到类似于“冰毒”的“兴奋”作用，会给患者带来失眠、妄想、幻觉等不良反应，该方法并未得到广泛推广。20世纪后半段，市面上出现了许许多多的减肥产品，有减肥饮料、减肥茶、各种代餐，甚至眼罩和鞋垫也被冠以减肥的功效。在我国还涌现出针灸、推拿、穴位按摩、气功等减肥方法。

近年来，市场上出现了一款颇为尴尬的减肥药：奥利司他（Orlistat）。我们知道，食物中的蛋白质、淀粉、脂肪等需要在肠道内被各种生物酶分解成小分子之后才能被人体吸收。如果有一种药物能够抑制小肠内的脂肪酶，阻止肠道对脂肪的吸收，使得食物中含有的脂肪未经吸收就被排出体外，是否可以起到减肥效果呢？从道理上来说，答案是肯定的，这就是奥利司他的工作原理，临床试验也显示出一定的效果，奥利司他减肥药于1998年获批上市。想想看，一个能阻止小肠对食物中脂肪有效吸收的药物，能带来什么尴尬的结果呢？你没有猜错，油腻的脂肪会随着粪便排出来，甚至大多数时候，减肥者无法控制排便，导致内衣臭迹斑斑。科学的发展有时候还带着一些幽默。

减肥手术

对于那些尝遍所有办法都无法减肥成功的肥胖者，也许最后的手段就是动用手术了。减肥手术可分为两大类：第一类是抽脂减肥，即直接运用外科手术将身体多余的脂肪除去；第二类是胃部手术，通过缩小胃部的容量或改变食物在消化道内的路径来压缩肥胖者的饭量，减少食物的摄入。

抽脂减肥今日已成为一个普通外科手术，具体内容将在后面进行详细介绍。据统计，2011 年全世界有 126 万人次做了抽脂手术。到 2016 年，这个数字上升到了 139 万人次。实际人数远远不止这些，有多少整形手术进入了统计数据呢？按照人次统计，当前进行抽脂减肥手术数量最多的国家分别是美国、巴西、中国。

另一种减肥手术就是通过缩小胃部体积或者减少胃部对食物的吸收以达到治疗肥胖的目的。1969 年，美国医生爱德华·梅森（Edward Mason）利用胃旁路手术治疗患有糖尿病的肥胖者，这是最早报道的利用胃手术治疗肥胖的案例。手术后肥胖患者的体重明显减轻，糖尿病病情也获得一定程度的改善。胃旁路手术就是用预先截取的一段小肠制造一段“岔路”，把胃的前段直接与小肠的不同部位相连，使食物绕开胃部和小肠的一部分，从而减少食量、减少消化道对食物的吸收。

胃袖珍切除手术是利用腹腔镜把大部分的胃直接切掉，使胃部形成一个约 150ml 的小胃囊。胃束带手术是在胃上部安装一个可调节松紧的硅胶制束缚袋来调节胃的大小。看来为了减肥人类也是拼了。

为什么减肥如此艰难

“颜值经济”“粉丝经济”大行其道的时代，明星的身材和生活方式成为社会时尚的风向标，引领大众的消费趋势。在“以瘦为美”的审美价值观驱使下，很多名人为了保持身材而进行着各种近乎残忍的减肥方式。

看过电影《非诚勿扰》的人，都对女演员舒淇的身材印象深刻。舒淇曾在一档节目中说过：“女明星就要保持好身材，一定要瘦，胖了就是犯罪。”她公布了自己的减肥方案：一天只吃两顿饭；过“5”不食，即下午 5 点后不再进食，即使再饿也会克制。舒淇在节目中说过，只要自己做饭，做好了就不会再想吃了。为了参加颁奖时能穿上礼服，舒淇曾经饿了自己整整三天。

饰演电影《古墓丽影》中女主人公劳拉·克劳馥的是美国好莱坞巨星安吉丽娜·朱莉（Argelina Jolie）。很多人都知道她为了避免将来大概率发生的乳腺癌而主动切除了自己的双乳，殊不知安吉丽娜也是一个减肥狂人，身高1.70米的她体重一度降到仅仅44千克。为了减肥，她制订了极其严格的食谱，同时也通过运动和良好的生活态度来杜绝身上脂肪的堆积。

似乎一个人胖起来极其容易，瘦下去为何就如此困难？背后隐藏着什么道理？我们这里就谈谈减肥以及背后的科学知识。

我们还是从根源上说起，那就是“能量守恒定律”。尽管也有人出书大谈减肥，标新立异，包括一些受过专业教育的学者，但我坚信，只要“能量守恒定律”这个自然法则不被推翻，减肥最重要的原则“减少能量摄入，增加能量消耗”（管住嘴，迈开腿）就永远不会失效。减肥之所以艰难，对大多数人来说，最根本的原因还是意志力不够坚定。

王立铭博士在《吃货的生物学修养》一书中提到：要想减肥，需要从五个方面入手：①减少通过饮食所摄入的能量；②降低人体从食物中吸收能量的能力；③增加新陈代谢的能量消耗；④增加体力活动的能量消耗；⑤增加消化吸收食物时的能量消耗。他首先排除了第五条，消化吸收食物时的能量消耗基本上是跟食物所含能量呈线性关系，然后从前三条讲述了减肥手术和减肥药的发展历程。我在此想要强调的是第一、第四条，即“管住嘴，迈开腿”，并且从更深层次原因来揭秘为何减肥如此艰难。

管不住的诱惑

减肥之所以如此艰难，我认为一个重要的原因是难以抵制美食的诱惑，难以抵抗饥饿的折磨。那些色香味俱佳的各色美食总是勾起你的饥肠辘辘。人类经过数百万年的演化，经历过大自然冷酷无情的淘汰和洗礼，能够生存下来，基因中就要求尽一切可能积攒能量，以应对不可预知的各种危险。食色，性也。每个人天生就是一个“吃货”，很少有人能够抵挡住美食的诱惑，这是自然的天性。那些靠毅力能够减肥成功的人士值得我们尊敬。

由于饮食与肥胖的关系非常密切，导致涌现出众多“专家”和各色食谱。此书不推荐任何食谱，感兴趣的读者轻而易举就能找到许多相关书籍。希望本书能够在你减肥的道路上帮助你辨别真伪，自觉做到相信科学，去伪存真。请记住一条基本原则，在饮食端，要减少能量摄入，尽量减少碳水化合物和反式脂肪酸的摄入。

这里介绍一下“地中海饮食法”（Mediterranean Diet），也许会对你的减肥和健康有所帮助。2020 年 1 月，美国的权威排名机构“美国新闻和世界报道”（U.S. News & World Report）公布了新一期全美饮食法的排名榜单。参与评选者由营养师、糖尿病及心脏病专家以及饮食专家组成，评选标准有以下 7 项：管理或预防糖尿病、是否易于监控、心脏健康、长期减肥、营养、安全性、短期减肥。在众多参选的饮食法中，“地中海饮食法”脱颖而出排名第一。前文提到的“体重观察者”饮食排在第四位。

地中海饮食闻名世界，雅典大学医学院教授安东尼娅·特里切普鲁斯（Antonia Trichopoulou）领导了此饮食法的推广，被誉为地中海饮食法的“教母”。地中海饮食得名于地中海周边的希腊、意大利、法国、西班牙等国，以健康、清淡、简单而又营养全面而著称。其首要特点是饮食中要摄入足量的水果、蔬菜和全麦谷物，也包含五谷杂粮、豆类、鱼类、坚果、脱脂牛奶、橄榄油，以及少量的红肉、盐和碳水，进行适当的体育活动。

地中海饮食是世界公认的三大健康饮食结构，诸多研究显示它可帮助降低患心脏病、脑卒中、认知障碍（如阿尔茨海默病）等疾病的风险。它操作简单，容易遵循，适合长期采用，稍加调整就可以作为减肥食谱。地中海饮食的结构摘录如下。当然，读者需要根据自身情况进行适当调整。

✓ 以种类丰富的植物食品为基础，包括大量蔬菜、水果、五谷杂粮、坚果等。

✓ 对食物的加工尽量简单，并选用当地、应季的新鲜蔬果作为食材，避免微量元素和抗氧化成分的损失。

✓烹饪时用植物油代替动物油和各种人造黄油，尤其提倡用橄榄油。

✓脂肪最多占膳食总能量的35%，饱和脂肪酸只占不到7%～8%。

✓适量吃一些奶酪、酸奶类的乳制品，最好选用低脂或者脱脂的。

✓每周吃两次鱼或者禽类食品。

✓1周吃不多于7个鸡蛋，包括各种烹饪方式。

✓用新鲜水果代替各类甜品、蜂蜜等。

✓每月最多吃几次红肉，总量不超过350～450克，尽量选用瘦肉。

✓适量饮用红酒，最好进餐时饮用，避免空腹。男性每天不超过两杯，女性不超过一杯。

除平衡的膳食结构之外，地中海饮食还强调：适量、平衡的原则，健康的生活方式，乐观的生活态度，每天坚持运动。

迈不开的懒惰

几百万年前，我们人类的祖先一睁开眼就为食物发愁；现在的我们，每天醒来睁开眼的第一件事就是看手机。祖先们每时每刻不是在进食就是在寻找食物的路上，生活充实，运动量饱满，从不感到空虚。现在的我们，大部分时间不是窝在沙发上看电视，就是躺在床上刷手机，或者坐在电脑前做报表，或者在为房贷、子女教育、养老而担忧。我们应该羡慕远古的祖先呢，还是祖先应该羡慕现在的我们？

现代生活方式极大地减少了人们的体力劳动。电视、电脑、手机等工业革命和信息革命产品的普及，使得人们不出家门就可以获取海量的信息，享受信息时代由资本创作的低俗娱乐；甚至连上餐厅吃饭、下厨房做饭、逛街购物都免了，手机一点，所有需求都有人送进家门。汽车和飞机的普及，人们可以“坐地日行八万里，巡天遥看一千河”。人体能量的消耗端被大大压缩了，这也是现代社会肥胖流行的一个重要原因。

除了这些客观因素造成的运动减少，我想，一个人的懒惰也难辞其咎吧。高尔基说：“时间是最公平合理的，它从不多给谁一分，勤劳者能叫时间留给串串果实，懒惰者时间留给他们一头白发，两手空空。”我在给学生讲课时经常说：“你未来的生活取决于你今天的努力，你今天的努力取决于你对未来生活的期望。”在欧洲中世纪以来对肥胖的道德批判中，就已经把肥胖者视为愚笨、放纵和懒惰等道德软弱的象征。“二八法则”让我们知道，80% 的财富集中在 20% 的人手中，另外 80% 的人口将被边缘化。为了避免发生阶层冲突，资本主义创造了许多能给人带来快感的“奶头乐”产品，让人沉迷其中无法自拔，丧失斗志、思考和智慧。当你跟着电视哈哈大笑的时候，当你目不转睛地盯着手机追剧的时候，当你思维敏捷、运指如飞地沉浸在网络游戏中的时候，你已经掉入了别人为你设计的温柔陷阱。不知不觉中，你的小肚腩越来越大，你的身材越来越臃肿，身上的疾病也越来越多。减肥的困难，懒惰是除了难以抵制美食之外的另一个重要原因。

社会经济的发展，尤其是互联网的发展带来的生活方式的转变，使得越来越多的年轻人沉溺于“奶头乐”之中，使我深感忧虑。大学时代是人生学习和成长的黄金时期，是最应该为人生吸收营养、积聚能量的时代。然而，我国的众多大学生往往在中学时期为了考上好大学而努力读书，以考上大学为最高目标。上大学之后顿觉放松下来，开始以青春的理由放飞自我，尽情享受青春的美好，尤其是沉浸在网络带来的令人产生低俗愉悦感的各种垃圾节目之中而难以自拔，却在不知不觉中蓦然发现几年大学生活是如此短暂，带着空白的大脑浑浑噩噩地进入到残酷的社会竞争之中。网络上经常能看到一些消息，某出租屋内垃圾堆积如山，年轻的租客日日不出门，顿顿点外卖，甚至懒得把吃过的外卖餐具丢进垃圾桶，就这样胡乱堆积在房间内。让人不禁想起那个广为流传的懒人故事：家人出门前做了一个大饼套在懒人的脖子上，结果家人回来后发现懒人还是饿死了，原因是他只啃了前面的部分，竟然懒得把挂在脖子上的饼转动一下。一个人懒惰到这个地步，是无可救药，也不值得怜悯的。

减肥难的深层原因

有过减肥经验的人知道，减肥最担心的是反弹。脂肪好像有记忆功能，能够记住它原来的状态，当你松懈下来，它能够精确地回到原来的体重。

20 世纪 80 年代，洛克菲勒大学肥胖症研究室的几位科学家鲁迪·利贝尔（Rudy Leibel）、尤勒斯·希尔施（Julius Hirsch）、迈克尔·罗森鲍姆（Michael Rosenbaum）招募了一批志愿者接受试验。肥胖组成员在经过节食和适当运动减重 10% 以后，保持在这样的体重水平一段时间。研究发现，为了保持稳定的体重，减肥者比那些不经减肥的同等重量者每天少摄入 1000～1700 千焦(239～406 千卡)的热量。这就意味着，你减肥成功以后，为了保持成果，你需要比别人吃得更少，或者比别人运动更多，否则你的体重很容易反弹上去。这对肥胖者来说显然不是一个好消息。进一步的研究表明，减肥成功后瘦素水平下降，这很容易理解，瘦素本来就是由脂肪组织分泌的，脂肪的减少引起瘦素分泌的减少，本无可厚非。问题的关键在于，瘦素水平的下降会引起连锁反应，导致其他激素水平的变化，如甲状腺激素、肾上腺素、去甲肾上腺素等均下降，这些激素的下降导致新陈代谢率下降，使得人体消耗能量减少，脂肪积累，体重增加。同时，瘦素水平的下降会改变调节食欲的激素水平，如刺激食欲的胃促生长素上升，抑制食欲的多肽 YY 下降，使人饥饿感更强，进食欲望更加迫切。

这确实很怪异，甚至带着一丝邪恶。当你减肥取得一定的效果时，人体众多器官联合起来举行抗议。一方面，它们会分泌激素让你更加饥饿，渴望进食；另一方面，又会分泌激素降低你的新陈代谢，让你更加高效地储存脂肪。换言之，脂肪具有记忆功能和反抗特性，身体多个器官和神经系统协同作用，极力让你回到减肥前的状态。

前面提到的那位把膳食脂肪判处死刑的安塞尔·基斯博士曾经做过一个饥饿实验（我们不能因为“低脂饮食”的悖论而否定他的其他贡献）。他让这些志愿者每日只摄入1550千卡的热量，每周走35千米，这样坚持6个月，志愿者约会减掉25%的体重。随着实验的进行，饥饿使得志愿者们变得嗜睡、易怒，生活中只对食物感兴趣。他们描述：有些人会往食物中加水稀释，只为看起来更多一些；有人会小口吃饭，咀嚼很久；甚至有人看电影时不会在意里面的爱情场景，而看到电影中有人在吃饭时就会格外关注。这个实验证明了饥饿对人的巨大影响。

我再次强调，减肥不是一件容易之事，你全身的系统都在与你的减肥意志做抗争。要想维持一定的体重水平，最佳途径是不要胖起来。一旦肥胖起来，想要减下体重需要付出更大的努力——减肥需要毅力和坚持！

减肥12字法则

我在本书中反复强调，本书只讲科学知识，不提供方法论，因为我不认为自己是减肥专家，生怕给读者带来误导。但是，如此一本有关脂肪的科普书，如果不给大家提出减肥的适当建议，哪怕写得再丰富、再生动，也难免会让读者产生失望，感觉没有在书中找到自己最盼望的内容。就像画了一条腾云驾雾、飞天遁地的巨龙，却没有那双指引方向的眼睛。此处我就试图画龙点睛，希望能给读者带来正确的减肥方式，避免被各类信息所误导。减肥是“伪专家”泛滥成灾的区域。有些人为了吸引眼球，或者为了达到经济目的，把减肥说得非常简单，仿佛只要按照他们的方法去做，减肥就水到渠成；有些人甚至提出各种怪异的、耸人听闻的减肥方法，消费者不仅付出了金钱，还达不到减肥目的，甚至损伤身体。

每个人肥胖的原因不同，因此适应她（他）的减肥方法也不尽相同。造成这些个体差异性的原因有年龄、性别、心理因素、遗传因素、生活环境、饮食习惯、运动习惯、微生物菌群、内分泌与基础代谢率等。例如，有的人每天胡吃海喝也不会发胖，有的人抱怨自己喝凉水都会发胖。有的人经常感觉饥饿，常常不停地进食；有的人无法抵挡各种零食尤其是甜食的诱惑，每天摄入大量的糖类。有的人在童年时因为注射激素而体重飙升，从此一发不可收拾；有的人因为小时候被鸡啄了一下感染某种病毒而胃口大开。有的人因为基因变异或先天性基因缺陷而导致肥胖；还有 5% 的人是因为疾病导致的继发性肥胖（病理性肥胖）。另外，减肥取得一定成效的人比没有减过肥的人新陈代谢水平更低，胃口更好，很容易造成体重反弹。

因此，在你决定实施减肥行动之前最好去医院做一个检查，确定造成肥胖的原因。如果是疾病导致的肥胖，就要进行针对性治疗。本节针对大多数单纯性肥胖，提供常规的、有效的、符合科学规律的减肥方法和建议。很多人开始减肥是源于某件事情带来的精神刺激，比如失恋，或者身边肥胖的亲人因突发心脏病而离世，又或者看着镜子前肥肥的自己而自卑。当他们开始减肥时信心满满，但是没过多久就因为无法忍受过程的艰辛而放弃。脂肪好像记得自己原来的模样，当放弃减肥计划时，人们很容易回到减肥前的状态。有过减肥经历的人士往往对体重反弹记忆深刻并充满恐惧。瘦下去比胖起来要困难许多。请记住，要达到减肥目标，除了正确的方法之外，最重要的是毅力和坚持。

世界卫生组织明确指出："肥胖往往是由于个体摄入的热量与消耗的热量不平衡造成的结果。当高热量食品摄入量增加，而身体活动又没有相应增加，就会导致人体能量代谢失衡，从而引起体重增加。"这句话是"能量守恒定律"在体重管理方面最直接、最真实的描述，也是最重要的减肥指导原则。当饮食摄入的能量大于身体所有渠道消耗的能量时，体重一定会增加；反之，当摄入能量低于消耗能量时，体重一定会减少。要想减肥，你一定跳不出"能量守恒定律"的基本原理。如此看来，减肥的基本原则就简单了：减少饮食能量摄入，增加身体能量消耗。

《中国肥胖预防和控制蓝皮书》中提出了对超重和肥胖的预防原

则，也可以应用于减肥，摘录部分如下。

✓ 采取综合措施预防和控制肥胖症，积极改变人们的生活方式，包括改变膳食方式、增加体力活动、矫正引起过度进食或活动不足的行为和习惯。

✓ 鼓励摄入低能量、低脂肪食物，适量蛋白质和碳水化合物，及富含微量元素和维生素的膳食。

✓ 控制膳食与增加运动相结合，以克服因单纯减少膳食能量所产生的不利影响。二者相结合可使基础代谢率不致因摄入能量过低而下降，从而达到更好的控制效果。积极运动可防止体重反弹，还可改善心肺功能，产生更多、更全面的健康效益。

✓ 应长期坚持体重控制计划，速度不宜过快，不可急于求成。

✓ 树立健康体重的概念，防止落入不正确的减肥误区。

1994 年，雷娜·温（Rena Wing）和詹姆斯·希尔（James Hill）开始建立美国国家体重控制注册系统（national weight control registry, NWCR）。他们研究了 4000 位成功减肥 13 千克以上的人士，并归纳出成功人士的共同点。

✓ 往往在情感上受到触动，或遇到某个事件，激发他们开始并坚持节食。

✓ 不轻言放弃，表现出强大的自制力。

✓ 采用自我监控工具详细记录热量摄入、运动量和体重。

✓ 坚持中等强度的运动，每周消耗 10 000～13 000 千焦（2389～3106 千卡）的热量，平均每天运动 1 小时。

总结以上各种分析和数据，我们给出减肥的 12 字法则：控制饮食，增强运动，贵在坚持。

控制饮食

在造成肥胖的众多影响因素中，饮食是仅次于遗传的重要原因。不同食物所包含的热量不同。总体来说，脂肪的热量是每克9千卡，蛋白质是每克4千卡，碳水化合物（糖类）是每克4千卡。下表给出了常见食物的能量值，供读者参考。

每100克常见食物的能量值（单位：千卡）

食　物	能量值	食　物	能量值	食　物	能量值	食　物	能量值
猪油	897	小麦	339	带鱼	127	马铃薯片	615
花生油	899	稻米（平均）	347	章鱼	113	方便面	473
色拉油	898	面条（平均）	286	鲫鱼	108	曲奇饼干	546
猪肉（肥瘦）	395	馒头（平均）	228	鲤鱼	104	土豆	77
鸡（平均）	167	全脂牛乳粉	478	鸡蛋（平均）	144	豆角	34
肉鸡（肥）	389	牛乳（平均）	54	鸭蛋	180	大白菜	18
鸭肉（平均）	240	酸奶（平均）	72	巧克力	589	香蕉	93
羊肉（肥瘦）	203	黄豆	390	奶糖	407	苹果	54
牛肉（肥瘦）	125	豆腐（平均）	82	绵白糖	396	葡萄	44

前面的表格蕴藏着日常生活中有关饮食与肥胖的许多问题的答案。例如，女生都爱吃巧克力，很多女生忍不住巧克力的诱惑，吃完之后常常因为担心发胖而后悔不已，为什么？这是因为巧克力的

热量很高，100 克巧克力含有 589 千卡的热量。为什么人们常说吃肉时“两条腿的比四条腿的好，没有腿的比两条腿的好”？总体来看，鱼肉（没有腿）的热量低于鸡鸭鹅（两条腿），而鸡鸭鹅的热量低于猪牛羊（四条腿）。为什么人们总是鼓励多吃蔬菜水果？这是因为蔬菜水果除了有着丰富的营养成分之外，它们的热量值也远远低于其他食物。为什么人们常说多吃牛肉能减肥？这是因为牛肉热量低，多吃牛肉来代替作为主食的面食，占领胃部空间，产生饱腹感，减少糖类的摄入，不仅营养丰富，还有利于减肥。豆腐也是一个很不错的选择哟，豆腐是大豆蛋白在水中形成的凝胶体，里面除了蛋白质之外，含量最多的其实是水。北方老豆腐的含水量约 85%，南方嫩豆腐中的含水量可达 90%～92%，因此单位重量的豆腐中所含热量很低。

市面上有许多减肥食谱，希望大家能够增强判断力，选择最适合自己的食谱。在选择时有一些基本原则，不仅要控制饮食总量，还要尽量选择热量低，能代替大米、面食等主食的可产生饱腹感的食物，如多吃肉类、豆制品、蔬菜水果等，少吃糖类、面食、油炸食品、肥肉，尤其是含有糖类的各种零食、小吃，这些是非常容易让人发胖并有损健康的食品。

调整饮食不仅可以改变摄入能量，还可以改变影响肥胖的多种激素水平和微生物菌群。碳水化合物能提高胰岛素水平，刺激胰岛素将多余的糖类转化为脂肪，因此是减肥者最需要避开的食物，代之以蛋白质、蔬菜和水果。减肥者还应该保持充足的睡眠，这样有利于提高瘦素水平，降低提升饥饿感的胃促生长素水平。多吃蔬菜水果和富含纤维的食物不仅可以产生饱腹感，还可以增加菌群的多样性，减小采集能量的菌群比例。这些都有助于减肥。

控制饮食最大的挑战来自饥饿，这是减肥者常常遇到的第一道关，也是最难的一道关，这时候一定要用意志力去克服它，战胜它。饥饿感是当食物从胃内排空之后，胃部的自主神经向下丘脑发送的要求进食的信号。进食后一般 3 个小时左右胃部排空。流质食物约 2 个小时排空；高蛋白、高脂肪类固体食物的排空时间是 4 个小时以上。胃部排空之后产生饥饿感，刺激饥饿激素的分泌；而饥饿激素的释放能够促进升糖激素的分泌，提升血糖水平；血糖的上升会反过来抑制饥饿激素的分泌，饥饿感就慢慢消失了。因此，当你感到饥饿的时候，坚持30分钟之后这种饥饿感会慢慢弱化或消失。如果实在饥饿难耐，如发生低血糖似的饥饿感，出现心慌、出汗、饥饿、颤抖、浑身乏力等症状，可以补充一些流质食品，或者吃一些水果。香蕉是能够迅速补充能量、抑制饥饿的不错选择。

人体能够在一定范围内调整自身以适应外界环境的变化。当你坚持适当节食一段时间之后，你会发现你的饭量也会相应降低，似乎是胃缩小了，稍微进食就有饱腹感，这是一个可喜的进步。

通过控制饮食来减肥有两点一定要注意。一是要循序渐进，不可急于求成，否则容易因为强烈的饥饿感而放弃，导致前功尽弃。二是不要过度节食，导致营养不良，甚至患上厌食症，这样对身体伤害很大，得不偿失。歌曲“Yesterday Once More”（昨日重现）的演唱者、美国著名歌手卡伦·安妮·卡朋特（Karen Ann Carpenter），就是在32岁时因为厌食症而离世的。

增强运动

前文提到的美国国家体重控制注册系统跟踪的4000名减肥成功人士的经验表明，只有10%的人士只靠节食成功减肥，其他人都是节食和运动双管齐下取得的成功。根据“能量守恒定律”，当能量的摄入端口（进食）被稳定控制好之后，那么能量的消耗端口就起着同样重要的作用。人体能量的消耗有三个途径：①基础代谢，占到能量消耗的约60%；②体力活动和体育运动，占能量消耗的20%～30%；③为了获得食物中的能量而消耗掉的能量，占能量消耗的10%～20%，可以理解为能量的投资。当我们无法通过意志力来控制第一种和第三种的能量消耗时，通过第二种即增加身体运动就成了唯一选择。

进行高强度的肌肉训练时，身体发出增强力量的信号，身体的应答将脂肪的能量转移到骨骼和肌肉。长期的高强度训练促进瘦体重（去脂体重）增加，消耗更多的热量，与脂肪争夺生存资源。运动还促进肾上腺素、生长激素、睾丸激素等的分泌，促进脂肪分解提供能量，调节脂肪离开内脏区域进入皮下区域，降低内脏脂肪，非常有利于健康。

建议大家多做有氧运动，有氧运动和无氧运动是两种不同的运动方式。人体内的能量来源是糖、脂肪和蛋白质。在相对缓慢的运动且运动量不大时，比如步行、慢跑、跳舞等，人体依靠糖的有氧代谢来供能。首先葡萄糖在氧的参与下发生氧化反应；葡萄糖不够用时，分解细胞内储存的糖原；糖原耗尽时就动员脂肪进行供能，这就是有氧运动。

有些运动是极速、爆发性的剧烈活动，如举重、摔跤、百米赛跑，身体瞬间需要大量能量，有氧代谢这种按部就班、不慌不忙的供能方式远远不够，细胞就利用糖进行无氧代谢提供能量，以迅速产生大量能量。无氧运动是强度大、瞬间爆发的运动，很难持续长时间，疲劳消除慢。细胞利用磷酸原系统、糖酵解系统、氧化能系统这三大能源系统提供无氧运动的能量。

有氧运动更适用于减肥者。运动过程中，心率和呼吸加快，摄氧量增加，血液循环加速，内分泌激素（肾上腺素、甲状腺素、胰高血糖素、皮质醇等）升高，新陈代谢旺盛，体内产热增加，毛细血管舒张，散热加快，能量消耗增加。由于身体优先使用葡萄糖和糖原来供能，所以有氧运动一定要达到足够的强度和时间，达到人体需要燃烧脂肪来供能的程度。运动时间越久，消耗脂肪的比例越高。

【科学小纸条】有氧运动是什么

有氧运动由美国人肯尼斯·库珀（Kenneth Cooper）提出。库珀毕业于美国俄克拉荷马大学医学院和哈佛大学公共卫生学院。在美国航空航天局（National Aeronautics and Space Administration，NASA）工作期间，为了预防航天员在失重状态下的肌肉萎缩、骨质疏松和心血管功能下降，他设计了一个让航天员躺在床上蹬自行车的运动。1968年，库珀根据自己的研究出版了《有氧运动》(Aerobics) 一书。排在前三位的有氧运动分别是游泳（约650千卡/小时）、慢跑（约650千卡/小时）、骑自行车（约420千卡/小时），其他的包括走路、登山、滑冰、跳舞、太极拳、跳绳，以及球类运动如篮球、足球等。

当你下决心减肥的时候，起初雄心勃勃，一想起减肥成功后的幸福生活，令你激动不已。建议你不要一开始就剧烈运动，那样会适得其反。剧烈运动虽然可以短期内消耗脂肪，但也会增加你的食欲和食量，迫使你吃更多的食物，吸收更多的热量。这些吸收的热量将抵消掉运动所消耗的脂肪，降低减肥的效果，甚至引起体重反弹。如果意志不坚定，可能会放弃减肥计划。最佳方案是：每天坚持锻炼45分钟以上，其中30分钟有氧运动，15分钟或更久的力量训练。坚持下来，身体会创造奇迹。当你把运动当成生活中必不可少的一部分时，你会享受到它给你带来的所有美好。一旦把运动养成习惯，没有运动的生活反而会感觉不适。

贵在坚持

对于减肥成功的人士，向你致敬，因为在这个过程中，你战胜了饥饿，克服了懒惰，战胜了人类数百万年来强大的基因记忆。你将以胜利者的姿态面对这个世界，从此你的人生中将不再有不可逾越的困难。

但是更多的人却在减肥的斗争中败下阵来。一旦体重反弹，减肥者很容易放弃减肥计划，从此自暴自弃。所以我们反复强调，减肥需要毅力和坚持。在此我向大家提出几条坚持下去的建议。

山田本一是日本著名的马拉松运动员，曾经多次获得马拉松冠军。马拉松一直是非洲运动员的天下，尤其是肯尼亚，亚洲选手在这项运动中不具备优势。一般人如果没有惊人的毅力难以跑完42.195千米的马拉松全程，更不要说获得冠军。当山田本一获得马拉松冠军时，有记者采访他是如何做到的，他说：“我是用智慧战胜了对手。”大家都不理解，像马拉松这样的运动只能靠体力和毅力，如何能用智慧呢？后来他在自传中暴露了秘密。原来每次比赛之前他都去现场勘查路线，把几十千米的比赛分成很多个小目标，记住每个小目标显著的标记，比如第一个目标是银行，后面的目标分别是一栋高楼、一棵大树或者一座红房子，这样全程跑下来就比较轻松。

这是一个典型的励志故事。山田本一的行为，得到了心理学家的证明。当你有了明确的目标，并把自己的行动不停地与目标进行对照，从而知道自己的行动阶段与目标之间的距离，你的动机就会得到加强，会努力克服一切困难，努力达成目标。

减肥亦是如此。你应该制定一个清晰明确的、循序渐进的减肥计划。比如你想减掉 15 千克脂肪，你可以计划第一个月减掉 1 千克，第二个月减掉 2 千克，以后每个月减掉 3 千克。当你每个月实现阶段性目标时，可以给自己一个小小的奖励。这个奖励可以是吃一个自己喜欢的冰淇淋，看一场电影，买一件衣服，或者来一场说走就走的旅行。以此来增强你坚持下去的动力。

你也可以从你的家人处获得帮助。把你的计划和目标告诉你的丈夫或妻子，让他（她）监督你的减肥行动。当你实现一个阶段目标时，把你的喜悦分享给他（她），当然你的另一半也会给你相应的礼物作为奖励。

你还可以邀请几个胖友一起加入减肥行动。每个人制订自己的目标，大家定期聚会，分享各自减肥的心得体会；共同报名参加瑜伽班等锻炼活动；共同逛街购物。在这样的氛围中互相监督，互相促进，这样能促进彼此间减肥效果。

为了达到你的减肥目标，为了重新穿上你的衣柜中那些沉寂许久的漂亮衣服，请你放下手机，走出户外，拥抱阳光，呼吸新鲜空气，用双腿去追逐那拂面的清风，用双脚去攀登远处的山峰。当你走出这一步，养成新的习惯，让这些习惯成为生活中不可或缺的部分，相信生活也会为你敞开另一扇门。

脂肪的未来

包括人类在内的所有物种都在永不停歇地演化着。那么，脂肪的演化方向是增多还是减少？人类的演化趋势是变胖还是变瘦？

按照生物进化的推测

生物体内的 DNA 随机突变，由大自然来完成优胜劣汰的选择，这是根据进化论演绎而来的传统观点。在演化过程中，自然总是选择那些能够适应的强者生存下去，并给予他们更多的繁衍机会。物种为了生存而演变获得的诸多技能也是让人叹为观止。

数百万年来人类生活在饥饿威胁中，肥胖者更适合生存，造就了“以肥为美”的原始脂肪崇拜，也形成了抵御饥饿和严寒的“节俭基因”。肥胖于 20 世纪上半段开始流行，在全球大暴发也不过是最近半个世纪的事情。在西方，人们对肥胖的厌恶从文艺复兴时期开始滋生，随后的启蒙时代开始蔓延。中国在汉朝崇尚的是弱柳扶风的纤瘦之美，在唐代却崇尚珠圆玉润的丰腴之美。肥胖对健康和寿命带来的威胁近百年来逐渐被认知。如果从演化的角度看，席卷全球的肥胖症才刚刚暴发半个世纪，在如此短的时间跨度内，似乎自然选择还没有对肥胖这种“不适者”现象做出反应。

在物质高度发达的今天，肥胖者显然属于不适者。我们依照“适者生存”的逻辑进行推测，演化的趋势似乎应该是脂肪减少。也许在不知不觉中，地球上有少量的人发生了基因突变，他们通过基础代谢率的调整，或者对产生饥饿感的激素的改变，不再过多积累脂肪，从而变得精瘦，身体更加健康，更加强壮。这些人不仅身体健康、寿命延长，还能因此创造更多的财富，更容易获得爱情从而生出更多的子女。肥胖者却慢慢被大自然和人类社会淘汰了。经过十几代甚至几十代的发展和淘汰，社会就会出现越来越多纤细可爱的俊男靓女。当然，达尔文的演化论只是一个假说。如果它是真理，也许会按照这个预设的方向进行演化。难道达尔文的演化论就一定正确吗？长颈鹿有约 70 基因有演化的迹象，是否意味着必须同时具备所有这 70 个基因突变的长颈鹿才能够生存下来？

如果脂肪的未来演化趋势是减少，我们也不要高兴太早，这种演变是经过千万年的积累实现的。你肯定等不到那一天的到来。对于那些遗传性肥胖，又不想通过节食和运动来实现减肥的人，难道真的就没有办法了吗?

有，基因编辑!

科学家已经鉴定出5个与食欲和体重相关的基因，分别是*ob*基因、*LEPR*基因、*POMC*基因、*PC1*基因和*MC4R*基因，并且知道这些基因在染色体中的位置。*ob*基因编码产生瘦素，已经在前面有过详细介绍。*LEPR*基因编码产生瘦素受体。*POMC*基因编码一种前激素原，在酶的作用下分解成产生饱腹感的促肾上腺皮质激素。*PC1*基因和*MC4R*基因所编码的蛋白质都参与到瘦素介导的食欲调节活动中。

随着研究的深入，越来越多的与肥胖相关的基因被发现。*FTO*基因会抑制新陈代谢，降低能量消耗，引起肥胖。科学家们还发现了抑制肥胖的*GPR120*基因和促进肥胖的*ARIA*基因。2009年《自然·遗传学》(*Nature Genetics*)杂志发表的一篇文章介绍了6个新发现的肥胖基因：*TMEM18*、*KCTD15*、*GNPDA2*、*SH2B1*、*MTCH2*和*NEGR1*。

遗传是影响肥胖的第一因素，占影响因素的40%～70%。基因是遗传的载体物质。在基因编辑技术日渐成熟的今天，人们可以对基因进行修改。那么我们能不能把造成肥胖的基因进行编辑，使它们回归正常，或者替换成相应的能让人变瘦的基因呢?

基因编辑：给科学界的震撼

自从1953年沃森和克里克发现DNA双螺旋结构以来，生命科学研究的突破就从未停止过。2020年10月7日，诺贝尔化学奖颁给了两位女科学家，法国科学家埃玛纽埃勒·沙尔庞捷(Emmanuelle Charpentier)和美国科学家珍妮弗·道德纳(Jennifer Doudna)，以表彰她们“开发出一种基因组编辑方法”。这是历史上第一次由两位女性科学家获得诺贝尔化学奖。如果说沃森和克里克发现了生命密码，那么沙尔庞捷和道德纳发明的基因编辑方法可以对生命密码进行任意修改！

这件事的缘由得从30亿年前的战争说起，当时地球上的生物只有细菌和病毒。细菌是单细胞生物，没有细胞核，只有类似于细胞核的裸露的DNA。而病毒的生命更加原始，它不是一个完整的细胞，只有蛋白质包裹着遗传物质，是最微小、结构最简单的微生物，靠寄宿在细胞内为生。30亿年来细菌和病毒为了生存之战展开了激烈的军备竞赛：病毒想方设法要攻破细菌的防线，细菌则进化出抵御病毒的武器。CRISPR/Cas系统就是细菌为抵抗病毒而形成的防御系统。

1987年，日本大阪大学的博士研究生石野良纯（Yoshizumi Ishino）发表文章，在大肠杆菌的基因序列中发现5个重复的含有29个碱基对的DNA片段，在这些重复序列之间还有“间隔序列”。当时他并不知道这些重复片段的意义。西班牙阿利坎特大学的研究生弗朗西斯科·莫伊卡（Francisco Mojica）是首位尝试研究重复序列功能的科研人员，他在盐池内的古菌中也发现了重复序列。经过十几年的研究，科学家在20种不同的细菌和古菌中发现了此类重复序列。2001年莫伊卡给这种重复序列起名为“CRISPR”（Clustered Regularly Interspaced Short Palindromic Repeats，即集群规则间隔短回文重复序列）。

荷兰乌得勒支大学的吕德·詹森（Ruud Jansen）发现在CRISPR附近存在能编码某些酶的基因。詹森认为这些编码基因的功能必然和CRISPR有关，把这些基因命名为“CRISPR相关基因”（CRISPR-associated gene），这就是Cas。由Cas基因编码的酶叫作Cas酶。2003年莫伊卡观察到大肠埃希菌的“间隔序列”与攻击大肠埃希菌的病毒的基因序列一致，这个发现让他激动得热泪盈眶。原来，在细菌与病毒30亿年的战争中，细菌产生了一套强大的防御机制。在遭到病毒入侵时，细菌能够把该病毒的DNA抓进自己的DNA序列中，并且传递给下一代。当再次遭到病毒入侵时，细菌就会对其产生免疫力。这好比你曾经被一个坏人攻击过，这个坏人的长相通过你的双眼深深地刻在你的记忆中。当下次遇到他的时候你一眼就能认出来，并提前做好防御准备。

科学家们很快意识到，这个 CRISPR-Cas 系统有望成为对基因进行编辑的有力工具，于是他们展开合纵连横，开始了一场激烈的科研竞赛。最终由沙尔庞捷和道德纳这两位科学界的美女天团组合于 2012 取得了最为重要的进展，使得基因编辑从设想成为现实，两人因此联袂摘取 2020 年的诺贝尔化学奖（图 7–5）。

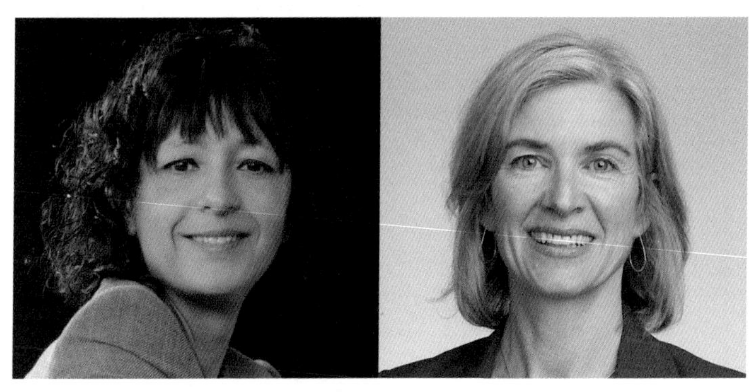

▲ 图 7–5　发明基因编辑的美女科学家组合，沙尔庞捷（左）和道德纳（右）
来源：Wiki Commons

现在，我们可以简单了解一下 CRISPR-Cas9 系统进行基因编辑的过程。Cas9 酶是一个能够切割 DNA 的蛋白酶，由其相应的基因编码而来。但是 Cas9 酶去切割哪里呢？这时候出现了两个帮手，一个是 crRNA，它带着 Cas9 酶来到想切割的地方；另一个是 tracrRNA，它像钳子一样抓住被切割的部位。科学家把 crRNA 和 tracrRNA 连接成一个分子，不仅能够带着 Cas9 酶找到该切割的位置，还能够牢牢抓住被切割部位，Cas9 酶“咔嚓”一下将双螺旋 DNA 拦腰剪断。后续研究发现还可以进一步把人们希望携带的“好”基因原位安装上去。

基因编辑技术给这个世界带来了无限的遐想。全球已知的罕见病有 7000 多种，我国有 1680 万名罕见病患者，绝大多数罕见病是由基因缺陷造成的遗传性疾病。这些遗传性疾病有望通过修改变异的、致病的基因来进行有效治疗。《水浒传》中的武松和武大郎是同父同母的亲兄弟，一个高大威猛、力大无穷，另一个却是“三寸丁枯树皮”，又矮又挫。这在现实生活中是完全有可能的。显然，这对亲兄弟在身高方面分别遗传了父母或者祖父母不同的基因。可是谁希望自己的孩子长得像武大郎呢？也许未来的某一天，基因编辑可以让你根据自己的喜好生出理想的孩子来。

再回到脂肪和肥胖的问题，我们能否通过基因编辑技术，替换掉那些导致肥胖的基因，换上健康基因呢？我的答案是：理论上可行，现实中还有相当长的距离。

目前应用到临床试验的基因编辑技术是针对那些无药可救的恶性疾病，如镰刀型细胞贫血病、癌症、先天性失明等。如果应用到针对肥胖的治疗，法律上还有很长的路要走。其次，基因编辑治疗要达到完全成熟，避免类似于脱靶之类的风险，仍然需要一定时间的深入研究和探索。

由此看来，无论是按照生物演化规律推测的群体变瘦，还是基因编辑的减肥，那都是我们子孙后代的福利。当前阶段的我们，最佳的减肥途径还是“管住嘴，迈开腿”，用毅力和良好的生活习惯来战胜肥胖。这样带来的不仅是成功减肥的喜悦，还能实现全民健康的国家战略。

Part C
浪漫的脂肪

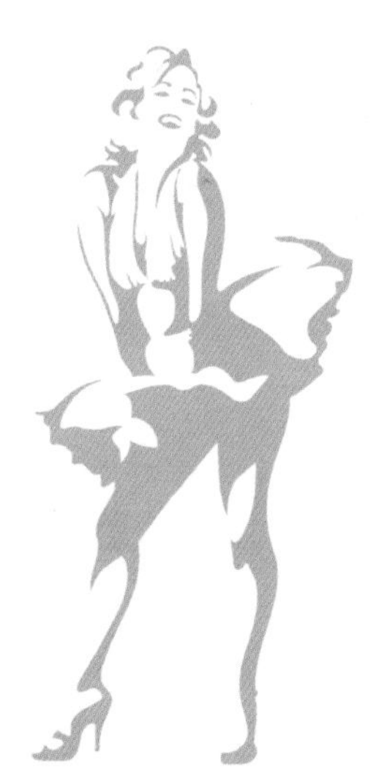

Chapter 8
脂肪审美的变迁

人类追求肥胖美是源于对自然的恐惧，
而追求纤瘦美才是内心真实的愿望。

1998 年，我硕士研究生毕业，那时已经下决心要去美国攻读博士学位，在新东方接受英语培训。当时新东方十分受欢迎，我们这些渴望留学的学生几乎都去上过课。新东方的创办者俞敏洪先生是我们北京大学的校友。我在读本科的时候，正是他创业初期，同学们都戏称他为“玉米糊”。

有一位正在耶鲁大学读 MBA 的老师给我们讲课。作为一个已经走出国门在名校读书的人，这位老师自然受到了同学们的欢迎。记得当时他在课堂上说过一句话，在我脑海中久久挥之不去：“同学们，不要羡慕美国——美国的胖子大部分是穷人！”

20 世纪 90 年代的中国，蒸蒸日上，欣欣向荣。对于我们这些渴望走出国门学习先进技术的“理工男”来说，一切都十分新奇。但当我听说“美国的胖子都是穷人”的时候，着实还是吃了一惊，因为当时中国人的生活水平毕竟还没有达到今天的程度——随心所欲地进食，依然还是很多人的奢望。

后来，我有幸获得了伊利诺伊大学厄巴纳-香槟分校（University of Illinois at Urbana-Champaign，UIUC）的全额奖学金。坐飞机从北京出发，取道上海、洛杉矶转机，顺利落地芝加哥，大学同学把我送上灰狗大巴车（Greyhound）。在从芝加哥到香槟市的中途，大巴经过一个小镇接人时，上来一个非洲裔中年女性，至今让我记忆深刻。只见她艰难地从前门一步步移到最后排落座。尽管她在宽阔的过道中一直侧身前进，肚子依然被过道两边的座椅挤得凹了进去。对于刚踏上异国土地的我来说，这位女士的夸张体型让我感到震惊。事实上，像《劳塞尔的维纳斯》浮雕中的女巫那样臀部和大腿畸形肥大的人，在美国比比皆是。

记得在一堂营养学课上，教授跟学生们讨论肥胖问题。教授说，有些肥胖者没钱去健身房锻炼。我身边一位身材苗条、五官精致的白人女生不屑道："大街上的人行道可都是免费的。"背后的意思很明显——胖子是懒人。

肥胖不仅有关贫富，还涉及一个人的素养问题——对肥胖的道德评判。

西方的脂肪审美变迁

原始时期：脂肪崇拜，胖者生存

自从人类诞生至今，在漫长的演化过程中，绝大多数时间都是靠天吃饭。那是一段漫长的食物高度匮乏的年代，人们过着群居的原始生活，采集树上的果子和土里冒出的野番薯，追逐捕猎野牛野羊（图 8-1）。直到今天，地球上的一些原始社群，依然过着类似的生活。如今的东非草原上，活跃着游牧民族马赛人（Maasai），他们保留着很多原始社会的生活痕迹，依靠传统的狩猎、捕鱼生活，甚至非洲草原之王狮子看到马赛人也退避三舍。按照达尔文的演化论观点，人类从原始的猿类进化而来。现代的猿、猴、猩猩可以把一根小树枝伸到蚁窝中，带出来一些蚂蚁吃掉。在巴布亚新几内亚原始丛林中生活的部落，会把树叶当成主食，把虫子当甜点，把蜥蜴当大餐。他们并没有传说中的那样"野蛮"，现代人如果想接近他们，只要送上礼物，就可以走进他们的生活。这些原始部落的生活非常简单，生存是生活的第一要务。他们会劈开一棵树木，把藏在树干里的虫子直接送进嘴里果腹。除了生吃，就是简单的烧烤，几乎没有调料。

当原始的人类面对寒冷、饥荒、捕猎或者争斗的时候，拥有足

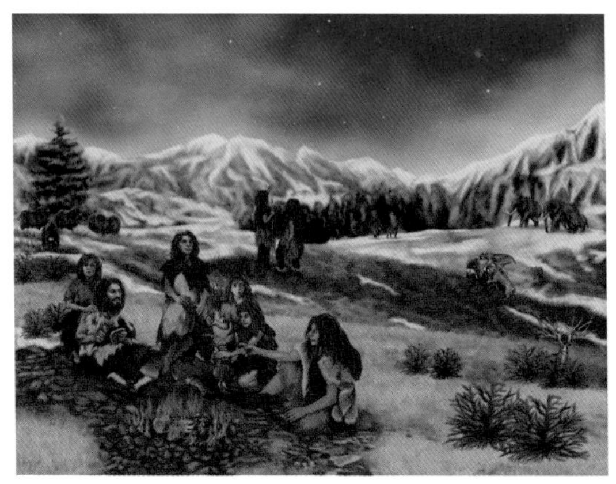

▲ 图 8-1　冰河时期原始人的生活
来源：公版

够能量储备的人，有更多的机会在恶劣的环境中生存下来。大自然早就为人类准备了最好、最直接的能量储备——脂肪。很难想象那个时代的人会去追求纤细的身材，会以“杨柳细腰”为美！往往吃完一顿饭，还不知下一顿食物从哪来，这时候，脂肪就成了救命稻草。肥胖的人有足够多的能量储备，缺乏食物的时候，体内储存的脂肪转化成能量，维持生命运转，因而肥胖者更容易生存。

地球上第四季大冰期始于200万～300万年前，结束于1万～2万年前。远古人类与古猿分化以后，几乎都是在严寒中度过的。一个显而易见的事实是，肥胖者更耐寒。也许那时经常发生这样的场景：在北风呼啸的极寒之夜，人们一觉醒来，发现有些同伴再也醒不过来，而脂肪较多的人往往能够活下来。

在那个时代，脂肪是不可多得的资源。人们从捕获的动物身上“收刮”脂肪，敲骨吸髓，绝不浪费。人体内积聚的脂肪就如同骆驼的驼峰一样宝贵，用来储存自身能量，以应对不可捉摸的大自然，延续和保护生命。脂肪被视为生命力和财富的象征，这就是古人对肥胖原始崇拜的起源。

人类对脂肪的崇拜最早可追溯到3万年前的旧石器时代晚期。

1908年，考古学家约瑟夫·松鲍蒂（Josef Szombathy）在奥地利的维伦多尔夫村旧石器时代遗址中发现了一个由软质石灰石岩雕刻而成的女性雕塑，高11厘米，宽5厘米（图8–2）。这是一个体态臃肿的女性雕塑，乳房硕大，腰腹部膨胀肥圆，油腻的身材由腰部向大腿延伸，使得大腿粗壮形成了明显的倒三角形状。这是旧石器时代母权社会的产物，女性发挥着群体领袖的作用，也可能与当时的巫术活动有关。这尊女性雕塑特征极其明显：肥硕浑圆的身材象征着生育能力旺盛，成为远古人类追求和崇拜的目标，也反映了当时的审美观。考古学家风趣地给这个雕塑取名“维伦多尔夫的维纳斯”（Venus of Willendorf）。考古界类似的出土艺术品都喜欢取名为“维纳斯”，这是借用了古罗马女神的名字，此雕塑现收藏于维也纳自然历史博物馆。

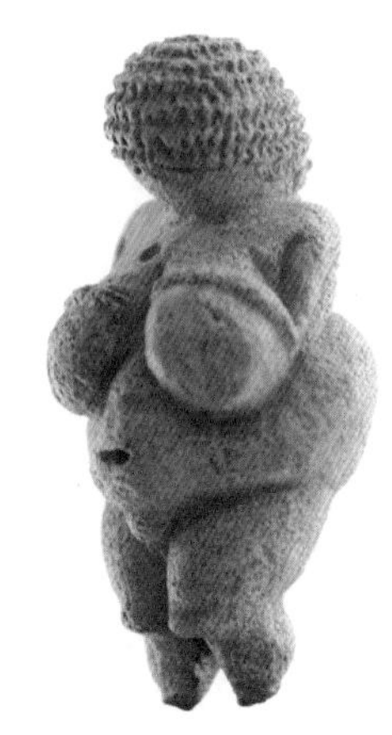

▲图8–2 “维伦多尔夫的维纳斯”雕塑
公元前24 000—公元前22 000年，维也纳自然历史博物馆（来源：Wiki Pedia）

“劳塞尔的维纳斯”是法国劳塞尔洞穴岩壁上的一块浮雕，又称“手持牛角的女性”“持角杯的维纳斯”“持角杯的女巫”，雕于红赭石遮盖的石灰石块上，长42厘米，距今约25 000年（图8–3）。这是欧洲旧石器时代晚期的奥瑞纳文化期女神像之一，现收藏于法国波尔多的阿基坦博物馆。这座浮雕中的女性，有着巨大下垂的乳房，隆起的腹部，以及因脂肪堆积而变形的臀部和大腿。她的左手抚摸着隆起的腹部，右手举着祈求生育的吉祥物——牛角。她可能正在主持一项具有祈祷多产与丰收的

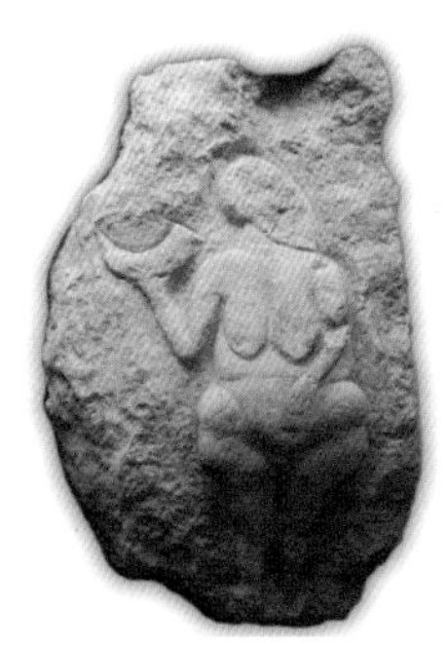

▲图8–3 “劳塞尔的维纳斯”浮雕
距今约25 000年，法国波尔多的阿基坦博物馆（来源：Wiki Pedia）

巫术仪式。史前艺术品的出现，与当时人们的生存生活状态是密切相关的。此雕像中肥大的乳房和臀部代表着母性，代表着强大的生存和繁殖能力。古人将这种崇拜寄托在原始的艺术品中，在当时有着某种巫术或者原始信仰的目的，期望能够得到庇佑。

旧石器时代的老祖先毕生所追求的也许很简单：基本的生存和繁衍。女性的壮硕身材，象征着生殖力旺盛。在恶劣的生存环境中，无论男女，都必须从事生产劳动或家庭劳作。健硕的女性拥有力量，在劳动中也同样具备优势。她们不仅生育能力强，还意味着力量和权势，受到当时所有人的尊敬，自尊心也能得到极大的满足。

几百万年的延续和传承，人类自然形成了这种崇尚肥硕健壮的审美观。远古人类的脂肪崇拜是恶劣生存环境下的天然选择。这种崇拜时至今日仍然以某些方式，在世界的某些地方延续着。

农业革命：一场悄然的变化

约 1 万年前，农业和畜牧业诞生，人类对脂肪的态度悄然发生了改变。以色列学者尤瓦尔·赫拉利（Yuval Harari）在畅销书《人类简史》中，把农业革命说成是“史上最大的骗局”。约 1.4 万年前，狗被人类驯化；小麦与山羊的驯化发生在约 1.1 万年前，豌豆和小扁豆约在 1 万年前，橄榄树是 7000 年前，马是 6000 年前，葡萄是 5500 年前。人类的这一波驯化热潮，止步于公元前 3500 年。直到今天，人类所吃食物热量的 90%，来自公元前 9500 年到公元前 3500 年间的那波驯化热潮。中国最早驯化的是稻米、小米、猪；中东人种植出了小麦和豌豆；中美洲人驯化出了玉米和豆类。玉米的驯化，是北美印第安人的杰作，它直到 1551 年明朝嘉靖年间才传入中国。所以如果你在以宋朝为背景的影视剧中看到一片玉米地，大可以质疑编剧的水平。

《人类简史》中还写到了一个有趣的话题，“人类以为自己驯化了植物，但其实是植物驯化了智人”。1 万年前，小麦不过是众多野草中的一员，散落在适宜它们生长的地方。短短 1000 年间，小麦就传遍了世界各地。人类为了获得丰收，小心翼翼地为小麦浇水、除草、松土、驱赶病虫害。小麦在当今的地球上占据了 225 万平方千米的土地，约占中国面积的 23%。任何生物生存的终极目标是繁殖后代。由此看来，小麦无疑是成功的，它利用了人类，不仅遍布世界，还让自己的后代无限繁衍。

这场让种植业和畜牧业繁荣起来的农业革命，不仅造成了阶级的分化，也使得人类极大程度上摆脱了茹毛饮血的洪荒时代，向着文明迈出了一大步。

食物有了积累，谷物可以囤起来，猪马牛羊鸡鸭鹅圈养起来，随时需要随时取来食用。人类摆脱了数百万年纯靠天吃饭的困境。食物的丰盛，使得人们渐渐丰满、肥胖起来，人们开始发现：脂肪不再那么可爱了。也许是因为肥胖者行动不便，经常累得气喘吁吁，夏天更是容易大量出汗，严重影响生产劳动；也许人们发现肥胖者往往有这样那样让人恐惧的疾病。虽然在当时的认知下，人们不知道患了疾病，但是这种疾病往往让人长期痛苦且慢慢死去。更可怕的是，那些突然猝死的人往往也是肥胖者。在饲养的牲畜群中也有类似情形，过度肥胖的牲畜通常都不能久活，过多的牲畜早夭，威胁整个族群的安全。

于是，人们对待脂肪的态度悄悄发生了变化——脂肪带来了一丝的恐惧。

古希腊：医学之父的质疑

这种对脂肪又爱又怕的态度，延续到古希腊和古罗马时代，人类进入文明社会，有了文字记载。

公元前 460 年，希波克拉底（图 8-4）出生在古希腊小亚细亚科斯岛的一个医生世家，从小就跟随父亲学医。他博采众家之长，一面行医，一面游历拜访名师，后成为古希腊名医，被西方医学界尊为“医学之父”。“希波克拉底誓言”是医学院学生入学的第一课就需要牢记并宣誓的誓言，内容是关于希波克拉底告诫医师职业道德，向医学界发出的行业道德倡议书。

古希腊时代与中国先秦文明、古印度文明同属于文明史的

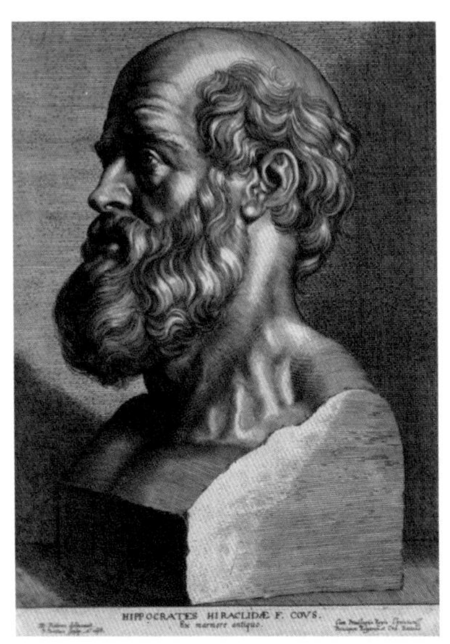

▲ **图 8-4　希波克拉底雕像**

鲁本斯于 1638 年为希波克拉底雕刻的雕像，美国国立医学图书馆（来源：Wiki Pedia）

“轴心时代”，洋溢着思想的氛围，涌现出许多像苏格拉底、柏拉图、亚里士多德这样的哲学家。希波克拉底在游历的过程中，同样结识了许多哲学家，并深受启发，提出了医学领域的“体液学说”。

在希波克拉底的时代，古希腊人认为“疾病是诸神赐予的”。医疗受到宗教迷信的禁锢，生病的人会找到巫师们用念咒文、施魔法、祈祷等方式进行治疗。而希波克拉底提出的“体液学说”，认为复杂的人体是由血液（blood）、黏液（phlegm）、黄胆汁（yellow bile）和黑胆汁（black bile）这四种体液组成。四种体液在人体内的比例不同，形成了人的不同气质。人之所以会得病，是由于这四种液体的不平衡造成的。体液失调是受外界因素影响的结果。希波克拉底写过一本医学著作《论风、水和地方》，来论证自然环境对人体健康的影响。他指出医生在治病的时候，首先要注意到当地的方向、土壤、气候、风向、水源、水质、饮食习惯、生活方式等，因为这些因素都会对健康和疾病产生影响。

希波克拉底将肥胖定义为体液过剩。他是第一个意识到肥胖会导致不孕和早期死亡的人，并提醒超重的人容易疲倦，严重肥胖者容易短寿。希波克拉底认为，肥胖本身不是病，但它是虚弱的象征和疾病的前兆。他曾说过："突然死亡这种情况，往往胖子比瘦子更多见。"当人们的饮食以新鲜、素食为主时，他们的患病概率会降低。他不仅建议肥胖患者改进饮食习惯，还记录了斯巴达人排斥肥胖，以及苏格拉底每日清晨跳舞以保持身材。希波克拉底也是第一个倡导为了保持健康而主动减肥的医生，并提供了一些具体减肥方案，比如"裸奔减肥法"。他认为，肥胖者不愿意运动减肥的原因，是不愿意忍受高体温，于是他建议赤裸奔跑，这样的运动可以避免体温过高。他的这些朴素理念虽然与现代的科学认知有所偏差，但他提倡为了健康而减肥，无疑是开创了一种先河。

古希腊哲学家亚里士多德（公元前384—公元前322年）说："如果浑身上下都变成脂肪，躯干就会完全失去感知。""肥胖的动物身上本该转化为精子与卵子的血液，转化成了软硬不同的脂肪，这意味着肥胖的男性和女性生育力量低。"如果发生在人身上，则意味着肥胖的男性和女性"比不那么胖的人生育力要低，原因就在于身体营养太好时，'调和'残余的环节就会转化为脂肪的环节。"希波克拉底和亚里士多德，无疑是那个时代古希腊人的精神领袖和思想寄托。他们的言论在那时那地也许就像中国封建社会皇帝的圣旨那样代表着"奉天承运"。当时有着精神追求的人纷纷自觉投身到减肥之中，"肌肉男"成了社会时尚潮流。查看古希腊时期的雕塑，战士们几乎都是身材魁梧健硕的肌肉硬汉（图8-5）。亚里士多德的学生柏拉图说，肥胖开始代表一种"没有更高愿望"的基本生活状态。

美国普渡大学荣誉退休教授洛伊斯·N.玛格纳（Lois N. Magner）编著的《医学史》（*A History of Medicine*）一书，将数千年医学发展历史浓缩在一部著作。她在书中提到，古希腊医学和古埃及的文献已经将肥胖视为一种“不健康”。古罗马作家老普林尼认为，大多数肥胖的动物多多少少都会迟钝，“油腻的脂肪无知无觉，因为它既无动脉又无静脉。”

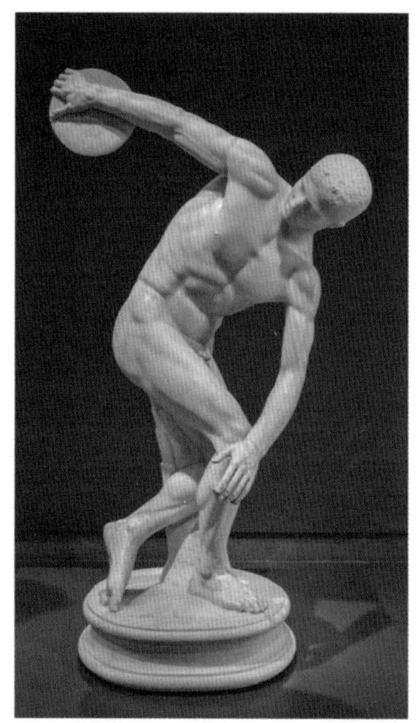

▲ 图 8–5 “掷铁饼者”雕像
古希腊雕像“掷铁饼者”复制品，收藏于罗马国立博物馆（来源：Wiki Commons）

中世纪：为肥胖纠结千年

中世纪，指欧洲从公元 5 世纪后期到公元 15 世纪中期的时代。这一千年中的欧洲，由于封建割据而战争频繁。天主教会在历经罗马帝国的数百年压迫后，一跃成为主宰者，为了维护特权，开始普遍禁锢人们的思想，造成科技和生产力发展停滞，加上大小战争、瘟疫和饥荒，欧洲人生活在极端贫困和不安之中。因而中世纪或者其早期，在西方又被称作“黑暗时代”。

法国社会科学高等研究院研究员乔治·维加莱罗（George Veillero）致力于研究与人类身体有关的社会文化史，他出版的《脂肪变形记：一部肥胖的历史》（*Les métamorphoses du gras*：*Histoire de l’obésité du Moyen Age au XXe siècle*）一书，受到史学界的好评。他认为，中世纪的欧洲连年战争，经常暴发鼠疫等灾害，人口急剧减少。人们对于贫穷、饥饿、瘦弱和死亡的长期恐惧，使得那个时代的人对脂肪总体是追捧的，对丰满的人是喜爱的。在中世纪，频繁出现的战争导致生产中断、饥荒，使大部分下层百姓的食物来源得不到保障，“只有富裕人家才能毫无节制地进食”，肥胖成为一项特权，是身份和地位的象征，是上层阶级最直观的标志。因而，肥胖意味着健康、富有和权力。在这一时期，绝大部分人的目标不是减肥，而是增肥。13 世纪的医生阿尔德·布兰丁认为肉类最有营养，并能带来更多的力量，因此他主张多吃肉食。中世纪骑士之风盛行，在文学形象中，暴饮暴食被认为是骑士勇武的象征。维加莱罗认为，体力是骑士阶层统治力量的体现，大快朵颐、膀大腰圆意味着强大的体魄，是统治者最直观的外在标志。

德国历史学家约阿希姆·布姆克在《宫廷文化：中世纪盛期的文学与社会》（*Höfische Kultur*：*Literatur und Gesellschaft im hohen Mittelalter*）一书中提到：中世纪的上流社会对于美人的评判标准是“圆圆的下巴”；描述美人的体态时常用“洁白、圆润和光泽”形容手臂和腿部。在那个时代，人们信奉丰满的女性更容易生育，于是人们普遍偏爱丰满的女子。为了取悦男人，女性除了让自己身体胖起来之外，还常常通过服装的掩饰让自己显得丰满。

即使在中世纪，对肥胖也不是无限制地追求。骑士的首要职责是作战，所以不能胖到无法骑马作战的地步。主张禁欲与个人修炼的天主教把肥胖当作道德堕落来进行批判，认为暴饮暴食是贪婪的体现，节制饮食就能控制贪欲。中世纪也有医生认为过量饮食有害健康，人们不应“在饭后感到胃部膨胀”，这与现在提倡的少量多餐有异曲同工之妙。宫廷社交的兴起要求贵族注意体型，最晚从 13 世纪末开始，“合理的腹部”成为法国的一个审美标准。15 世纪，关于英王爱德华四世的死亡原因有民间传言道：“他沉迷享乐，从不担心自己的肥胖体型，他毫无节制地大吃大喝，终于在盛年脑卒中而亡。”维加莱罗也认为，这是欧洲人对身材肥胖最早的负面评价之一。

总之，“黑暗时代”的中世纪由于饥荒和战争等各种灾害，人们对脂肪总体是喜爱的，这是一个胖子的黄金时代。在这之后，时代发生了变化。

文艺复兴：以艺术为镜

11 世纪后，欧洲人渐渐改变了对现实生活的悲观绝望，开始追求世俗世界的人生乐趣，显然这是与天主教的主张相违背的。14 世纪在经济繁荣的意大利城邦，最先出现了对天主教文化的反抗。欧洲人逐渐冲破“黑暗时代”天主教的残酷压迫和思想桎梏。这种思想解放运动以后扩展到西欧各国，16 世纪时达到顶峰。这场思想解放运动称为“文艺复兴”。

文艺复兴时期人才辈出，灿若星辰，涌现出一批伟人和他们的传世名作。名人如达·芬奇、米开朗基罗、拉斐尔、提香等艺术巨匠，名作如《蒙娜丽莎》《最后的晚餐》《哺乳圣母》《大卫》《创造亚当》《最后的审判》等。

文艺复兴时期的绘画对人体的描绘越来越精细，创作主题也从上帝转移到了人，力求让艺术作品真实地反映现实，因而诞生了现实主义艺术观。那时候自画像、肖像画、自传都非常流行，还有展现人体美的裸体绘画。人物不仅有表情，还有真实的皮肤质感和纹理。在照相机发明之前，那个时代由高超的艺术家所创作出的油画，力求高度真实地展示出人的容貌和身体之美，是最真实的记录。

我们难以判断文艺复兴时代人们究竟是“以瘦为美”还是“以胖为美”。一方面，绘画作品中的女性大多展示了高贵的容貌，以及与高贵容貌相匹配的稍显丰腴的身体。“蒙娜丽莎的微笑”数百年来让全世界为之倾倒（图 8-6）。从作品中你可以看到蒙娜丽莎的身材并非纤细苗条，她那梦幻且神秘的迷人微笑显得脸颊有点“婴儿肥”，叠放在一起的双手看上去也不是中国文学中常用来描写美人的“纤纤玉指”，而是“肉嘟嘟，胖乎乎”的。

文艺复兴后期意大利威尼斯画派的代表画家提香·韦切利奥（Tiziano Vecellio）于 1538 年创作了油画《乌比诺的维纳斯》（图 8-7）。画家运用艺术的想象力，所展示的不是女神维纳斯，而是一个有情、有爱、有欲望的平民“维纳斯”。展现了文艺复兴时期从神圣的美到世俗的美的转变。画中女子的身材、眼神、容貌、手臂的起伏刻画得十分生动、细腻，给人一种很强烈的质感。女子的手臂、小腹、大腿等处由于脂肪的堆积而显得丰满，但是没有带来丝毫的不愉悦，反而让人感到无与伦比的和谐与宁静。提香的另一副

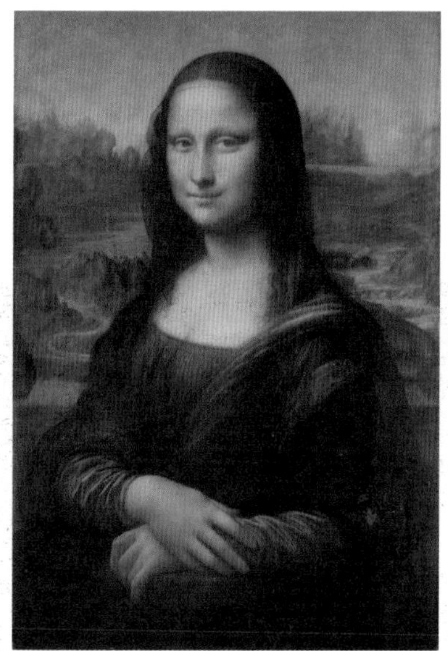

▲ **图 8-6**　《蒙娜丽莎》

蒙娜丽莎有着婴儿肥的脸庞和肉嘟嘟的双手。

巴黎卢浮宫博物馆藏（来源：Wiki Pedia）

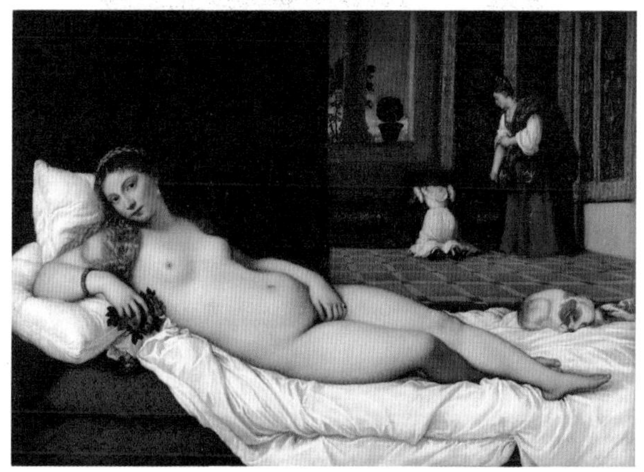

▲ **图 8-7**　《乌比诺的维纳斯》

提香 · 韦切利奥绘，佛罗伦萨乌菲齐美术馆藏（来源：Wiki Pedia）

油画《梳妆妇人》（图 8-8）中，描绘了一个正在对镜梳妆的年轻妇人，身着低领长裙，对着仆人手中的两面镜子梳理自己金黄色的长发。她的脸蛋一样红润微圆，肩膀、手臂、手指、胸部都显得丰满且无比细腻，浑圆的腰部丝毫不符合当今的审美观，但这些仍然无法掩饰这位妇人的美貌。

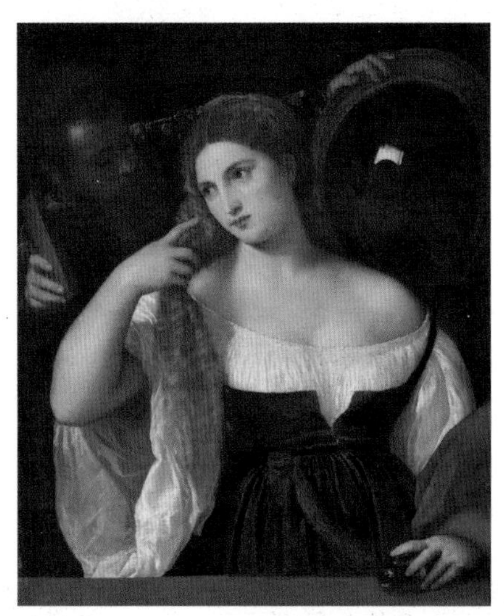

▲ 图 8-8 《梳妆妇人》

提香·韦切利奥绘，卢浮宫收藏（来源：Wiki Pedia）

无论如何，这些作品中所展示的女体，虽然略显丰满，但远远不是让人产生油腻厌恶感的重度肥胖。

类似于中国的“燕瘦环肥”，每个人的审美观不同，对美的评判标准也不尽相同。由于对肥胖的道德批判渐渐流行起来，且随着饥荒、战争、天灾的渐渐远去，审美也渐渐产生了多元化。文艺复兴时期绘画中的女性既有丰满圆润的身材，也有苗条纤细的形象。

对男人身材的赞美则以米开朗基罗的雕像《大卫》为尊。雕像中的男子身态极其健美，肌肉饱满有力，目光坚定，整尊雕像显得极富生命力。雕像精心刻画了大卫在战斗来临之前那一瞬间的神情：他英姿飒爽，充满自信，面部凝重刚毅，神情略微紧张，头部微微转向左方，紧紧凝视着敌人的方向，随时准备投入战斗。这幅作品展示的不仅仅是胖瘦的取舍，更是一个"外在和内在都体现着全部男性美的理想化身"。

对肥胖的道德批判

对肥胖的道德批判，自从古希腊时代就从未停息。岁月更迭，人们渐渐地把肥胖者与放纵、懒惰、道德软弱画上了等号。天主教的兴起，又进一步加重了这种批判。

雅各布·布克哈特（Jacob Burckhardt）是19世纪杰出的文化史、艺术史学家。他在文化史巨著《希腊人和希腊文明》（*The Greeks and Greek Civilization*）一书中表示："放纵口腹之欲的肥胖执政官，与健硕的斯巴达战士对比，前者明显不受欢迎。"斯巴达勇士因为严格的自律、无与伦比的男性气概和军事能力而受到社会的尊崇。在古希腊人的眼中，肥胖者慢慢多了一种道德软弱的批判意味（图8–9）。

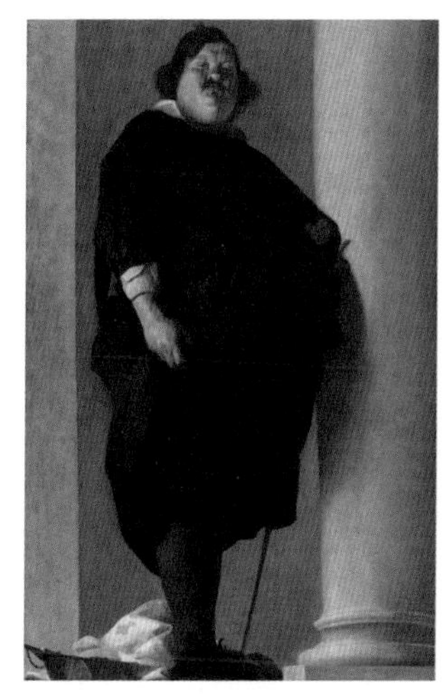

▲ **图8–9　中世纪的肥胖男子**
17世纪油画，查尔斯·梅林绘（来源：Wiki Pedia）

克里斯托弗·福斯在《脂肪：文化与物质性》（*Fat: Culture and Materiality*）中说道："想想胖人们经常被描述为大汗淋漓、一身臭味、肥油滚滚的形象，就好像他们的肉体已经腐烂败坏了一般。要么再想想，人们总是认定既然胖人们在心智和身体上都十分软弱，那么他们也必然肌肉无力、意志薄弱。在过去几百年中，胖子总会与笨拙、愚蠢挂钩，仿佛他们的精神活动也引起肉体的不敏感而变得迟钝。从近代早期开始，胖人堕落、软弱、愚蠢的固有成见就已经广为存在。""在中世纪时期，就算肥胖并不总是意味着暴饮暴食，也常常被看作愚蠢的首要征兆。”

随着罗马帝国的衰落，天主教在西方蓬勃起来。天主教贬低尘世，追求灵魂修炼以求死后升入天堂，这就使人的肉体有了不洁的意味。它主张“禁欲主义”，肥胖则代表着毫无节制的纵情饮食，是世俗中肮脏的品质，既不受欢迎，又具有动物性，与对理想天国的追求相抵触。这样的观点深刻影响了讨伐异教徒的十字军战士；他们除了军事作战需要外，还追求拥有健壮的体魄，甚至认为不胖不瘦的身体是死后荣耀的保证。

从 16 世纪初开始的由马丁·路德（Martin Luther）领导的宗教改革运动，奠定了新教的基础。新教进一步否定脂肪的作用，强化了对肥胖者的批判。文艺复兴后期意大利哲学家、神学家、占星学家和诗人托马索·康帕内拉（Tommaso Campanella）思想极为激进，他甚至提出，城市应该把肥胖者都驱逐出去，包括年满 14 岁的肥胖少年。其他一些神职人员甚至认为：选择性生育可以清除整个社会肥胖隐患。也许他们认识到了遗传对肥胖的影响。

到了 17、18 世纪的启蒙运动时代，有力批判了封建专制主义、宗教愚昧、特权主义，大力宣传了科学、民主和平等的思想。启蒙运动进一步解放了人们的思想，为欧洲资产阶级革命做了思想理论准备和舆论宣传。启蒙运动涉及自然科学、哲学、伦理学、政治学、经济学、历史学、文学、教育学等各个知识领域，进一步革新了人们对于胖瘦的态度，进行了广泛的实际行动。新兴中产阶级强调自制，喜好通过体育锻炼来拥有完美的身段，以区别于劳苦大众。中产阶层的女性开始追求苗条的身段，排斥含有脂肪的食物，推广健康饮食习惯。

减肥之风日益盛行

文艺复兴之后，欧洲进入了一个崭新的时代，社会上对于肥胖的美好印象发生了动摇。在越来越多的人眼中，肥胖开始和迟缓、懒惰、愚笨、贪婪、放纵等负面评价联系在一起。欧洲的上层阶级有意识地开始减肥。此时减肥的主要目标是形成美好的身材，去掉或遮掩赘余的脂肪，以显示自己高贵的血统，与社会下层人民保持区别。

受限于当时的认知水平和科技发展水平，欧洲早期的减肥方法以节制饮食和强制性束缚身型为主。人们首先从饮食的结构上开始调整，计算食品的重量，也提出了各式各样的减肥食谱。文艺复兴以后，贵族女性极力追求完美的身体曲线，甚至不惜摧残身体，西班牙式的紧身胸衣成为女性新宠。这些胸衣由不同材质做成，包括皮革、鲸骨、木板条甚至金属，紧紧地束在身上（图 8–10）。穿者不仅会不舒服，而且胸衣会严重挤压各内脏器官，导致其错位、变形，甚至有折断肋骨的风险。读到此，你是否想到了中国古代的“三寸金莲”？中国的裹脚比欧洲的束身更加残忍，它是从女孩的童年就开始用一条长带将双脚紧紧缠绕，并长期裹在脚上，限制双脚的生长发育，直至成人不再发育为止。听老人们讲，第一次缠绕时甚至能听到骨头断裂时的脆响。在中国甚至出现了“楚王好细腰，宫中多饿死”的惨剧。看来，东西方女性在对美的追求上有一个共同点：美比舒适更重要。

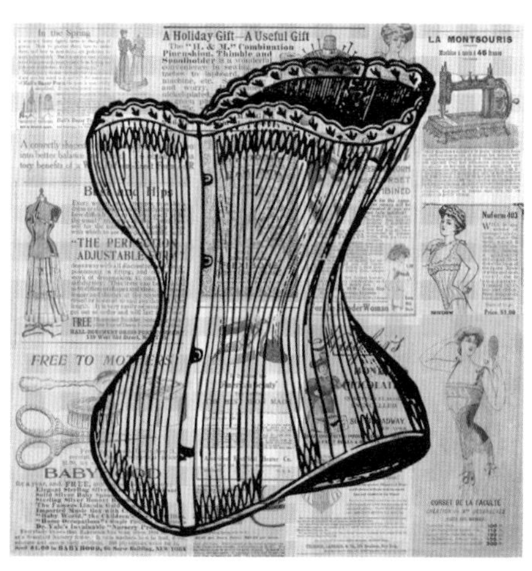

▲ 图 8–10　西班牙式紧身胸衣

来源：公版

法国国王亨利二世（1547—1559 年在位）的王妃卡特琳娜·德·梅迪契（Catherine de Medicis）的嫁妆中就有铁制紧身胸衣。英国资产阶级革命中革命领袖克伦威尔就曾经把这种铁制紧身胸衣穿在衣服里以防暗杀，这大概是防弹衣的原型。16 世纪时紧身胸衣发展成为一种女性腰部服装的独立部件。英国女王伊丽莎白一世（1558—1603 年在位）曾经大力提倡女性束腰，一度影响了当时女性的审美时尚。

进入 18 世纪，以瓦特改良蒸汽机为标志，开展了第一次工业革命。工业革命彻底颠覆了农业文明，使得人类的劳动生产率大大提高，不仅极大提升了农产品产量，食品工业的发展也使得人们更容易获得价格低廉的食物。19 世纪发生的第二次工业革命进一步提升了生活水平，西方人口的平均身高与体重随之开始上升。

19 世纪末以来，美国逐渐登上世界的领导舞台，尤其是第二次世界大战之后，美国成为全球超级大国。众所周知，美国“脱胎”于英国殖民地，文化来自于欧洲的传承，自然也兴起了“以瘦为美”的时尚之风。看过电影《乱世佳人》的人一定对女主人公斯佳丽参加舞会前由女奴为她束紧身衣并且她拒绝饮食的镜头感到印象深刻。

二战结束至今，虽然全球总有零星的局部战争，但是总的趋势是和平与发展取代了战争和对抗。医学的进步极大地提高了人类的寿命，科技的发展进一步提升了食物的产量和多元化。糖和反式脂肪酸被大量应用于工业食品和快餐食品，迅速催肥了几代人。科学技术的进步、医学的发展，使人们越来越清晰地认识到肥胖能增加死亡率，许多疾病都能从肥胖上找到根源，肥胖与糖尿病、高血压、心脏病之间存在普遍而显著的联系。1997 年，世界卫生组织宣布：“肥胖是一种疾病，而且与艾滋病、吸毒、酗酒并列为世界性四大医学社会问题。”肥胖症在世界的流行虽然是最近几十年的事情，却迅速成为一个全球性的公共卫生危机，越来越多的人被迫与肥胖进行斗争。

随着全球化一体化的进程和文化的交流互通，审美观也趋于一致。男人魁梧健硕的身躯、女性纤细苗条的身材不仅带来视觉上的享受，还暗示此人有很好的自控能力，甚至是社会精英，不仅自己收获健康和自信，而且也能获得周围人的羡慕和社会的尊重。时至今日，脂肪仿佛成为全人类的公敌，减肥与健美成为一种新的生活追求和时尚。时尚女士更是无止境地追求苗条的身材，“要么瘦，要么死！”成为一些现代女性的生活信条，从此人类似乎走上了“以瘦为美”的单行道。

中国的脂肪审美变迁

在五千年中华文明史中，不乏对美女的赞美文章，这些作品是中华文化的重要组成部分。在四大文明古国中，中华文明是世界上唯一历经数千年而绵绵流传不曾中断的文明。那么，中国传统文化中，对女性之美的评判标准是什么？人们如何看待胖瘦之美？文人墨客是如何不吝辞藻地赞美心目中的美人？本节我们就从这些文学作品中来一窥中华文化对胖瘦审美的变迁历程。

先秦：浪漫启蒙

★ 窈窕还是丰硕

《诗经》是中国最早的一部诗歌总集，是中国诗歌的开端。它记录、描绘了中国古代从西周初期到春秋时期五百多年间的“劳动与爱情、战争与徭役、压迫与反抗、风俗与婚姻、祭祖与宴会等社会生活的方方面面，是周代社会贵族与平民生活的一面镜子。”我们耳熟能详的“关关雎鸠，在河之洲。窈窕淑女，君子好逑”，就出自《诗经》的开篇第一首《关雎》。

我们可以从《诗经》中来一窥中国古人对女性的原始审美。

《诗经·郑风·有女同车》曰：“有女同车，颜如舜华。将翱将翔，佩玉琼琚。”意思是：有姑娘和我同乘车，她的容貌像木槿花一样美丽。体态轻盈像飞鸟展翅，身上的佩玉泛着光芒。这首诗中的女子像鸟儿一样将翱将翔。毫无疑问，这是一个体态轻盈，飘飘欲飞的美少女。

《诗经·卫风·硕人》曰："手如柔荑，肤如凝脂，领如蝤蛴，齿如瓠犀，螓首蛾眉，巧笑倩兮，美目盼兮。"这首诗可以说是中国先秦时期描写美人的巅峰之作，是一幅美绝千古的美人画像，它极其生动地描述了齐庄公的女儿、卫庄公的夫人庄姜出嫁时的盛况，对新娘高贵的出身、美丽的容颜、出嫁时宏大的排场进行了详尽的描述和渲染。

"手如柔荑，肤如凝脂"描述纤纤玉指像刚破土的嫩芽，柔柔的皮肤像凝脂一样玉滑。"领如蝤蛴，齿如瓠犀，螓首蛾眉"描述她的脖子长而白皙，就像天牛的幼虫；她的牙齿像瓠籽一样整齐洁白；她的额头像螓蝉一样方正宽广，她的眉毛像蚕蛾一样弯弯细长。随着这些对体肤面貌描写的深入，作者也被感动了，于是中国文学史上对女子美貌柔情非常生动传神的一句描写跃然眼前"巧笑倩兮，美目盼兮"，她莞尔的一笑如此迷人，她美丽的双眸勾人魂魄。

庄姜是春秋时齐庄公的女儿，姓姜。周武王分封诸侯的时候，把居功至伟的姜子牙封在齐国，庄姜是姜子牙的后人。因为嫁给了卫国国君卫庄公，所以叫庄姜。在庄姜之前的美人，大都没有好名声，比如妹喜、妲己和褒姒，她们都被安上了"骄奢淫逸""红颜祸水"的刻板印象。从庄姜开始，中国美人的形象也有了一些变化。虽然春秋时期也出现了像夏姬、文姜、宣姜、息妫、骊姬等几个"祸国殃民"的女子，但庄姜是一个美才兼备的奇女子。她一生无子，又因为卫庄公的昏庸，所以夫妻不和睦，婚姻非常不幸，过得很凄苦，也由此造就了中国历史上第一位女诗人。据说《诗经》中《燕燕》《柏舟》《绿衣》《日月》《终风》五篇都是由她亲自创作的。庄姜把不幸和苦闷在诗歌中尽情抒发，常常"耿耿不寐""忧心悄悄"。

《诗经·硕人》树立了中国文学史上美人的标准，是汉语中描写美人的开山之作和标杆之作。姚际恒在《诗经通论》称之"千古颂美人者，无出其右，是为绝唱"。方玉润在《诗经原始》中则说"千古颂美人者，无出'巧笑倩兮，美目盼兮'二语"。

斗转星移跨越千年的时空后，这首《硕人》与唐代诗人白居易的《长恨歌》邂逅，历史和命运就这样把庄姜和杨贵妃巧妙地联系在一起，两人的身材、人们对她们的审美评价惊人的一致。《硕人》的“硕”字有着高大丰硕之意，暗示庄姜是一个丰满的女子。而《长恨歌》中的主人翁杨贵妃也是以丰满闻名于世。“手如柔荑，肤如凝脂”多么相似“春寒赐浴华清池，温泉水滑洗凝脂”。而“巧笑倩兮，美目盼兮”又与“回眸一笑百媚生，六宫粉黛无颜色”有着异曲同工之妙。反观命运，庄姜出嫁后并不受丈夫卫庄公的宠爱，两人长期分居。杨贵妃则受到唐明皇“后宫佳丽三千人，三千宠爱于一身”的特殊待遇。可惜的是，这样的专宠带来了“渔阳鼙鼓动地来，惊破霓裳羽衣曲”的安史之乱，大唐盛世从此转衰，杨贵妃也由此一代红颜香消玉殒。

总的来说,《诗经》中咏赞的美人大都是肥硕的。“硕人”常常就是“美人”的代名词，如《唐风・椒聊》中说“彼其子兮，硕大无朋”“彼其子兮，硕大且笃”。《陈风・泽陂》中描写女子“有美一人，硕大且卷”“有美一人，硕大且俨”，描述的正是女性体态壮硕厚实的样子。这种审美观对后来春秋战国时期的审美观产生了一定的影响。《楚辞・大招》中用“丰肉微骨”“曾颊倚耳”描写女性美态。《礼记・大学》中更是认为“富润屋，德润身，心广体胖”。这种审美观与远古时代由于食物不足而流传下来的对脂肪的崇拜以及以胖为美的观念是一致的。

中国古人也意识到了肥胖对健康的不利影响。古代医书中用“肥”“肥人”“肥贵人”“肌肤盛者”等词语形容肥胖者，文字中透露出中国古代已经有人认识到肥胖带来的诸如糖尿病、高脂血症之类的疾病。如《黄帝内经》曰：“此肥美之所发也，此人必数食甘美而多肥。”说明古代医者已经注意到肥胖带来的一些疾病，像糖尿病和脑卒中等；“肥人血浊，津液黏稠，为痰为饮积久渗入脉中，血之为浊，血浊为瘀。”这显然是肥胖带来的高脂血症；“肥贵人，则膏粱之疾也。”膏粱之疾指长期饮食肥甘厚味食物所引起的疾病。此外,《杂病源流犀烛》中曰：“肥盛之人，实为肥盛气衰。”

★ 西施是胖是瘦

到了春秋战国时期，最著名的美人一定要数西施了。中国人常用“沉鱼落雁”“闭月羞花”来形容美人。“沉鱼”就是西施，“落雁”是王昭君，“闭月”是貂蝉，“羞花”是杨贵妃。

西施，又被称为“西子”（图 8-11），春秋末期出生于越国，今浙江省绍兴市。西施自幼随母亲在江边浣纱，故又称“浣纱女”。浣纱就是洗衣服，是古代的一种职业，年轻的叫“浣纱女”，年长的叫“漂母”。西汉开国名将韩信年轻时走投无路而在江边钓鱼时，资助他的就是一位漂母。

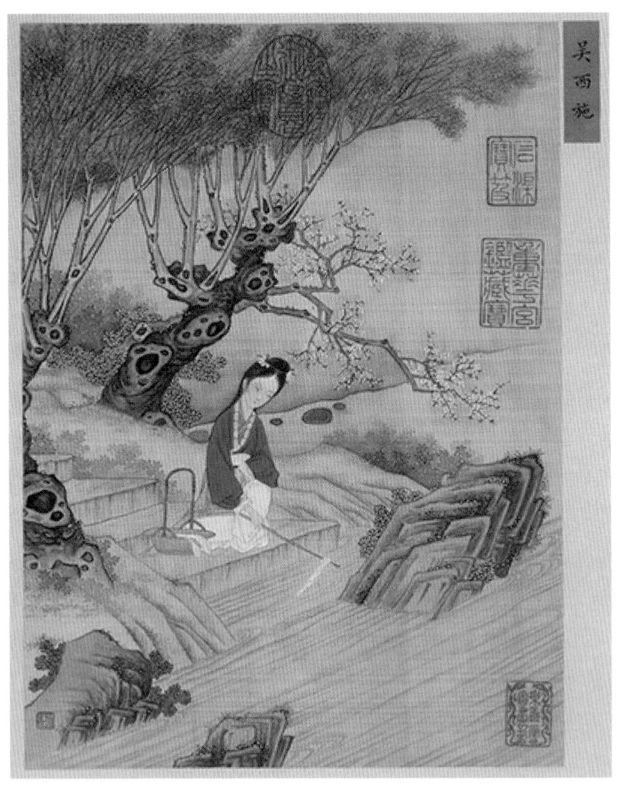

▲ 图 8-11　清 · 赫达资《画丽珠萃秀》中的西施画像

西施天生丽质，倾国倾城。在中国人的心目中，“西施”二字是美的化身和代名词。传说她在江边浣纱时，美丽的容颜和娇俏的身影倒映在水中，水中的鱼儿害羞地沉到了水底，“沉鱼”之名由此而来。

越国被吴国打败后，“卧薪尝胆”的越王勾践立志复仇，接受了大夫文种所献的灭吴七策。西施成了其中“美人计”的牺牲品，被范蠡选中后带回会稽，用三年时间学习歌舞、步履、礼仪，随后被送给吴王夫差。夫差大喜，在苏州建造春宵宫、馆娃阁、灵馆等设施，日日与西施嬉戏。后来吴国被越国所灭，西施不知所终。有传说她自杀的；有传说为了防止她再次“红颜祸水”而被越王勾践或勾践的王后或范蠡缢死的；有传说是吴国人杀害了她。但我们希望有一个传说是真的，那就是范蠡最终带着她归隐山水，泛舟太湖。现在无锡有一个从太湖伸入的内湖，名叫蠡湖，传说就是范蠡携西施归隐泛舟之处。

可怜的西施不仅成了政治斗争的牺牲品，最终不知魂归何处。无论是在中国文化传统中，还是在中国人的心目中，从来没有给西施贴上“红颜祸水”的标签。这或许是因为她实在太美了，成为中国文化中毫无争议的美人的最强代名词，人们不忍加之污名；又或许是因为越王勾践“卧薪尝胆”的故事实在是太励志了，两千多年来一直是中国人“矢志不渝”“奋发图强”的精神食粮。西施是帮助勾践实现人生目标的一大功臣，如何忍心加之污名！

我们无从知晓西施具体多高多重，但终究可以从民间传说或者浩如烟海的典籍中找到蛛丝马迹，并由此推断出，西施是一个袅袅婷婷、体态轻盈的瘦弱女子。

为了取悦吴王夫差，西施花了三年时间学习歌舞、步履和礼仪，成功俘获了吴王夫差的心。试想一个肥硕丰满的女子如何能用舞蹈俘获一个君王的心！

《红楼梦》中贾宝玉和林黛玉初次见面，宝玉便说：“这个妹妹我曾见过的。”紧接着又送黛玉一个表字：“我送妹妹一妙字，莫若‘颦颦’二字极好！”自此，“颦儿”就成了林黛玉的绰号而被贾府中众多大家闺秀们取笑。后来薛宝钗在滴翠亭偷听了两个丫鬟的私密谈话，快被发现时，诬陷林黛玉，口中喊着："颦儿，我看你往哪里藏！"林黛玉是什么身材？"闲静时，如姣花照水；行动处，似弱柳扶风。心较比干多一窍，病如西子胜三分。"无论是把林黛玉比喻成西施，还是拿西施与林黛玉作比较，都印证了西施"弱柳扶风"的娇俏身躯。

★ 楚王好细腰

《墨子·兼爱》中讲了一则故事："昔者楚灵王好士细腰，故灵王之臣皆以一饭为节，胁息然后带，扶墙然后起。比期年，朝有黧黑之色。"意思是：以前楚灵王喜欢男子细腰，楚灵王手下的大臣们为了讨好君王，纷纷节食以保持身材，每天只吃一顿饭。早上起床时先屏住呼吸后系紧腰带，然后扶着墙站起来。一年后，官员们脸色都变得黑黄。

楚灵王不仅喜欢男子细腰，当然更喜欢女子细腰。他专门建造了一座"章华台"，此台乃"举国营之，数年乃成"。史书记载章华台高 10 丈、基广 15 丈，登台途中需要休息三次才能到达顶点，故又称"三休台"。楚灵王集众多美人在此夜夜笙歌，大宴群臣。由于楚灵王"好细腰"，宫女们为了博得君王的青睐，个个争相瘦身。那个时代没有现在多种多样的减肥方法，更没有现在的科学知识做指导，只有采用最原始的减肥方法——节食。节食到了疯狂的地步，经常有人被活活饿死。这就是"楚王好细腰，宫中多饿死"的来历。楚灵王时代的满朝大臣和后宫佳丽们个个都饿得面黄肌瘦，难怪十丈高的章华台需要"登台三休"。

果然，这个荒淫残暴的楚灵王没有什么好下场，他的人民背叛了他。他的弟弟弃疾（楚平王）趁他在外地时发动叛乱，杀了他的太子。楚灵王的随从相继离去，最后吊死郊外。

"楚王好细腰，宫中多饿死"，作为一个类似黑色幽默的反面典型流传了下来，文献中多有记载。如《韩非子》："故越王好勇，而民多轻死。楚灵王好细腰，而国中多饿人。"《晏子春秋》："越王好勇，其民轻死。楚灵王好细腰，其朝多饿死人。"《尹文子》："昔齐桓好衣紫，阖境不鬻异采。楚庄爱细腰，一国皆有饥色。”《管子》：“夫楚王好细腰，而美人省食。吴王好剑，而国士轻死。”

两汉：以瘦为美

★ 皇帝喜欢纤细美人

时间来到中国历史上强大的汉朝，汉武帝和汉成帝喜爱纤细美人的故事流传至今。

经过“十面埋伏、四面楚歌”的垓下之战后，项羽乌江自刎，刘邦于公元前 202 年 2 月称帝，是为汉高祖。

汉朝建立之初，由于连年战争，生产遭到严重破坏，百废待兴，人民群众流离失所，甚至出现了人吃人的现象。司马迁《史记·平准书》中记载：“汉兴，接秦之弊，丈夫从军旅，老弱转粮饟，作业剧而财匮，自天子不能具钧驷，而将相或乘牛车，齐民无藏盖。”连皇帝都备不齐四匹同样颜色马拉的车子，将相有的乘坐牛车，老百姓更是家无余粮。

汉初的统治者包括吕后在内，崇尚黄老之术（黄帝之学和老子之学的合称）的无为而治，以节欲崇俭、与民休息的观念制定出一系列有利于社会经济发展的政策。经过汉文帝、汉景帝的休养生息，终于实现了国力的恢复，史称“文景之治”。到汉武帝时，国家已经丰衣足食，为讨伐匈奴、开疆拓土打下了坚实的经济基础。

汉武帝刘彻的皇后卫子夫曾经献给他一个美人，名叫丽娟。《洞冥记》记载：“帝所幸宫人，名丽娟，年十四，玉肤柔软，吹气胜兰。”丽娟不仅面容姣好，身材也是弱不禁风，腰身不盈一握。刘彻常常担心她被风吹跑，会用自己的衣带拴住丽娟的衣袖，把她安置在琉璃帐内，关在重重帷幕之中。

当然，有汉一朝最有名的纤瘦美人非赵飞燕莫属了。赵飞燕本是汉成帝刘骜的姐姐阳阿公主家中的歌女，因一次刘骜巡游来到阳阿公主府，公主命府中歌女们出来为皇帝歌舞。成帝见赵飞燕歌声清脆，舞姿袅娜，一下子被她所吸引，随即带回宫中，后封为皇后；她的妹妹赵合德也被封为昭仪，是地位仅次于皇后的后宫第二人。

《飞燕外传》中有这样一个故事：赵飞燕因为体态极其轻盈，每当她迎风起舞时，就好像要乘风离去。有一天她在太液池边翩翩起舞时，突然刮起一场大风，赵飞燕顿时飘起来，成帝赶紧命乐师拉住她的裙摆。后来发现赵飞燕的云英紫裙被抓得皱皱的。从此宫中流行有褶皱的裙子，名曰“留仙裙”。难道这是现代百褶裙的前身？

赵飞燕那轻盈优美的舞姿给后人留下无尽的赞美和遐想。成语“身轻如燕”“燕瘦环肥”都是由她而来。可惜的是，如此曼妙动人的赵飞燕最终也躲不掉“红颜薄命”，于公元前 1 年被贬为庶人，随后自杀身亡。

★ 汉赋中的遐想

汉朝不仅国力鼎盛，文学上也达到了空前的繁荣，涌现出司马迁、司马相如、曹操、曹植等一批中国文学史上熠熠生辉的文学家。我们都熟知“唐诗”“宋词”，汉朝最有代表性的文学形式是“汉赋”。汉赋中对美人的描述和遐想，最著名的当属司马相如的《美人赋》和曹植的《洛神赋》。

司马相如原名犬子，因为仰慕战国时赵国名相蔺相如而改名司马相如，是汉文帝到汉武帝期间著名的文学家，“汉赋四大家”之一，被誉为“赋圣”“辞宗”。他与曾写下“愿得一人心，白头不相离”的卓文君的爱情故事也是一段佳话。

司马相如作《美人赋》以表明自己不好女色。文中对美人的描述为“皓体呈露，弱骨丰肌。时来亲臣，柔滑如脂。”《美人赋》中对女性身材的描写是“弱骨丰肌”，身材娇小，胴体丰润，大概属于现代骨架小、但有些圆润的那种类型。

两汉魏晋时期，还有一位大才子曹植，也对神女一般的美人有过绝伦的描写。曹植是曹操的第三子，在立嗣之争中败给了兄长曹丕，被封为陈王，封地在今天的河南省杞县。3 年后他到都城洛阳朝拜魏文帝曹丕，归程途中路过洛水，有感而发，做出千古绝唱《洛神赋》。作品虚构了自己与洛神邂逅并且彼此间思慕爱恋之情。

洛神虽然美丽绝伦，华丽无比，但由于人神之别而不能结合，最后抒发了无限的悲伤怅惘之情。

“其形也，翩若惊鸿，婉若游龙。”她的形影，翩然如惊飞的鸿雁，婉约似游动的蛟龙。

“髣髴兮若轻云之蔽月，飘飖兮若流风之回雪。”时隐时现就像轻云遮挡月光，忽东忽西恰如流风舞动飘雪。

“远而望之，皎若太阳升朝霞；迫而察之，灼若芙蕖出渌波。”远远望去，明亮如旭日映朝霞；近而观之，艳丽似荷花出绿波。

“肩若削成，腰如约素。”肩窄如削切而成，腰细若束缚而就。

“竦轻躯以鹤立，若将飞而未翔。”她耸起轻盈的身躯如仙鹤般傲立，似飞未飞般展翅凌空。

“凌波微步，罗袜生尘。”她在水波之上微步前行，罗袜溅起的水珠如尘埃飘动。

“华容婀娜，令我忘餐。”她的体态婀娜多姿，令我看了茶饭不思。

“惊鸿”“游龙”“髣髴”“轻云”“飘飖”“流风”“太阳升朝霞”“芙蕖出渌波”“削成”“约素”“轻躯”“鹤立”“凌波微步”“华容婀娜”，曹植这些旖旎瑰丽、极尽华美的词语来描绘洛神宓妃，字里行间揭示出他的梦中情人是一位亭亭玉立、翩翩起舞、身形袅袅、婀娜多姿的纤瘦美人。

盛唐：以胖为美

让我们跨越魏晋南北朝动荡与割据时代，掠过为大唐盛世打下坚实基础却二世而亡的隋朝，来到开放包容、万国来朝的大唐盛世。

文化学者余秋雨对唐朝如此描述：“盛唐，是一种摆脱一元论精神贫乏后的心灵自由，是马背英雄带着醉意走到一起后的朗声高歌，是各行各业在至高审美水准上的堂皇聚会，更是世界多元文化的平等交融、安全保存。凡此种种，并不完全出于朝廷的政策，而是出于一种全民心态。全民心态，源于深刻意义上的‘文化’。”

唐朝的疆域和国力鼎盛达到了中国封建时代的又一个高峰。国家实力雄厚，生活富足，造就了唐朝以胖为美的社会风气，丰肥浓丽的审美取向。唐朝留存下来的美人雕像和图画，大多面圆颊丰、腰肢肥厚，装扮袒露而大胆。

人们普遍认为，唐朝以肥为美是那个鼎盛时代的必然选择。人民丰衣足食，不再过着食不果腹的日子，自然就会身体健硕。唐朝皇室是鲜卑族胡人后裔。胡人以肉食为主，习性尚武，要求体型肥胖，这样才能具有更强的战斗力。唐玄宗李隆基在前期励精图治，开创了著名的开元盛世。公元 745 年，唐玄宗封杨玉环为贵妃，从此备受专宠，“后宫佳丽三千人，三千宠爱于一身”。

杨贵妃是美的，雍容大气。图 8–12 是出土的一幅辽代壁画中的杨贵妃。传说她刚入宫时，因见不到君王而终日愁眉不展。有一天，由宫女陪同来到宫苑赏花，碰到了一棵含羞草，含羞草的叶子立即卷了起来。宫女们纷纷传说这是因为杨玉环的美貌让花儿害羞了。自此，“闭月羞花”中的“羞花”就成了杨贵妃的雅称。

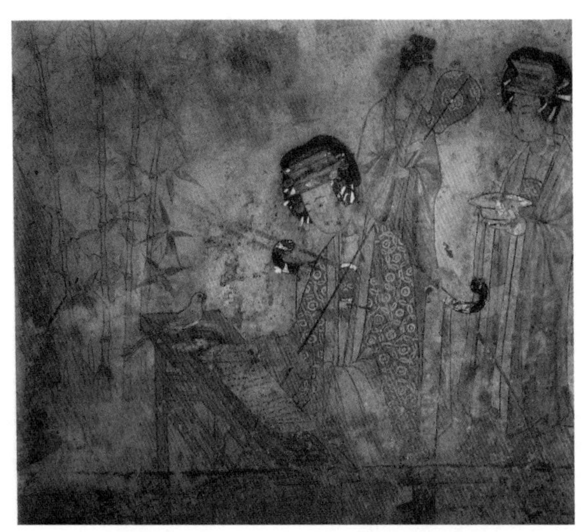

▲ 图 8–12　《杨贵妃教鹦鹉颂经图》

宝山辽墓壁画（来源：公版 /Wiki Pedia）

杨贵妃是胖的。但是按现在的眼光来看，这种胖也仅仅是丰满而已，并不是肥胖。杨玉环能歌善舞，精通音律。史书记载她是一位舞蹈高手，身段飘摇，翻跃如风，令人眼花缭乱。这怎么看也不像是一个大胖子能够做到的。事实上，杨玉环还丰腴得相当匀称。杜甫的诗《丽人行》中有对她的描写："态浓意远淑且真，肌理细腻骨肉匀。"我们可以感受到杨贵妃的身姿是细腻匀称，气质上更是丰腴艳丽。

历史上有太多关于杨贵妃的描述和对唐玄宗与杨贵妃那场轰轰烈烈爱情的赞歌。"一骑红尘妃子笑，无人知是荔枝来。"（杜牧《过华清宫绝句三首》）；"在天愿作比翼鸟，在地愿为连理枝。""天长地久有时尽，此恨绵绵无绝期。"（白居易《长恨歌》）；"云想衣裳花想容，春风拂槛露华浓。"（李白《清平调》）。

令人痛心的是，虽然杨贵妃恪守宫廷制度，不问政事，但是由于晚年的唐玄宗贪图享乐，荒于政事，"渔阳鼙鼓动地来，惊破霓裳羽衣曲。"带来了延续 8 年的"安史之乱"。杨贵妃于逃亡途中在马嵬坡被唐玄宗赐死。"六军不发无奈何，宛转蛾眉马前死"，一代绝世美人香消玉殒。

宋元明清：婉约纤弱

经历过五代十国的战乱，宋朝同样崛起于一片废墟之中。鉴于自唐末以来藩镇割据对中央政权的威胁，导致延续 72 年之久的五代十国大分裂，宋朝开国皇帝赵匡胤"杯酒释兵权"，绵延三百多年的宋朝始终重文轻武，在与外族的战争中屡战屡败，造就宋朝柔弱的社会风气，温软的文化风骨。

宋代社会对女性的审美与唐朝截然相反，是以娇柔轻弱甚至病态之姿为美。宋朝美人性格上应该是温柔的、忧伤的、哀怨的；外形上应该是明亮清澈的眼睛、小巧红润的口唇、纤纤柔弱的细腰。且看最具代表性的宋词作家柳永的一首《合欢带·身材儿》："身材儿，早是妖娆。算风措，实难描。一个肌肤浑似玉，更都来，占了千娇。妍歌艳舞，莺惭巧舌，柳妒纤腰。自相逢，便觉韩娥价减，飞燕声消。”美人有着妖娆的身材，美妙的歌声使莺莺惭愧，纤细的小腰惹杨柳嫉妒。

宋词中的美人有两种，一种是男人眼中的美人，著名的是以柳永为首的婉约派和以温庭筠为首的花间派；另一种是女性眼中的美人，当属以李清照为魁。宋词中的美人要么是相聚时的良辰美景，要么是分别时的依依不舍和分别后的哀怨相思。“今宵酒醒何处，杨柳岸晓风残月”（柳永《雨霖铃·扬州慢》）。宋词中处处透露出美人们那曼妙的身姿、绰约的身韵。“薄云衣，细柳腰，一般妆样百般娇”（张先《醉红妆·中吕调》）。“罗带双垂画不成。殢人娇态最轻盈”（苏轼《鹧鸪天·佳人》）。

元朝是由马背民族蒙古族所建立，虽然带来了蒙古高原的彪悍之风，中华民族的文风却一脉相传，依然延续着宋朝弱柳扶风的审美观。《西厢记》描写崔莺莺：“恰便似莺声花外啭。行一步可人怜。解舞腰肢娇又软，千般袅娜，万般旖旎，似垂柳晚风前。”杨果的《采莲女》中描写采莲女：“采莲船上采莲娇，新月凌波小。”“采莲人唱采莲词，洛浦神仙似，若比莲花更强似。”

南宋出了一位名叫朱熹的儒学大家，他的学说与程颢、程颐合称“程朱理学”。程朱理学提倡“存天理，灭人欲”，强化“三纲五常”，强调禁欲，强调心性修炼，这在一定程度上限制了中国人的思想。程朱理学影响巨大，成为元、明、清三朝的官方哲学，标志着封建社会更趋完备的意识形态。

我个人认为，正是因为这种思想上的禁锢，到了元明清时期，对美人的描写不再像以前那样恣意张扬，反而变得含蓄内敛起来。虽然在文学形式上元曲和章回体长篇小说逐渐取代了汉赋、唐诗、宋词，出现了文学形式上的“晓风”，但是在审美上一直延续宋朝以来纤弱轻柔、杨柳细腰的风格，没有什么变化，恰如空中一轮“残月”，已失去昔日的光芒，但终究会再现圆满，温暖人间。

清代文学家张潮在《幽梦影》中对标准美人形象做了一个系统梳理：“所谓美人者，以花为貌，以鸟为声，以月为神，以柳为态，以玉为骨，以冰雪为肤，以秋水为姿，以诗词为心，吾无间然矣。”

《红楼梦》中林黛玉和薛宝钗，是燕瘦环肥的又一完美诠释。林黛玉“两弯似蹙非蹙罥烟眉，一双似喜非喜含露目。态生两靥之愁，娇袭一身之病。泪光点点，娇喘微微。闲静时，如姣花照水；行动处，似弱柳扶风。”薛宝钗“生得肌骨莹润，举止娴雅。唇不点而红，眉不画而翠，脸若银盆，眼如水杏。又品格端方，容貌丰美，人多谓黛玉所不及。”一个病态恹恹，一个圆润丰美，谁说红楼梦中薛宝钗和林黛玉不是一样的可爱呢！

近代：恣意洒脱，清新自然

20 世纪 20—30 年代，由于西方国家的战乱和经济危机，给了处于民国时期的中国一段发展机遇。随着五四运动带来的思想解放，中国人的审美观也渐渐向西方靠拢，女性开始追逐性感美，变得自由奔放起来。程孟辉《民国时期的女性审美意识》中指出：“一种清新自然、时尚性感、灵动简约、健康活泼、大方美观甚或清丽骨感等观念成了人们审视、评论、判断女性（尤其是城市女性）容貌和形体之美价值的新标准。”那种高度体现女性那前凸后翘、蜿蜒流畅之身材曲线的旗袍开始盛行。旗袍紧紧地勒住腰身和臀部，并于大腿部在两侧敞开，露出细长腿。相信一个身材臃肿的女子是不敢轻易穿着旗袍上街的。

上海滩流行起来“名媛”选举，又叫“上海小姐”选举。何为名媛?《尔雅》中说：美人为媛。那个时代的上海滩，名媛不仅长得漂亮，更是高贵的象征，无论是外形和内心都有着常人难以企及的尊严，也有着家族显赫地位作后盾。

改革开放以来：拥抱世界

从 20 世纪 80 年代开始，中国迎来了改革开放，全面开始奔向现代化。丰衣足食的生活导致越来越多的人开始肥胖；工业食品的发展，又进一步加剧了肥胖问题的蔓延。科学技术的进步、宣传媒体的普及，使人们更加清楚地意识到肥胖对健康和生命的威胁。

这时候，以瘦为美已经成为不争的事实。广大爱美人士愈加追求纤细妖娆的形体美，为了达到理想的状态不惜一切代价。各种与减肥相关的产业也蓬勃发展。最初兴起的减肥产品如减肥药、减肥茶。后来兴起节食和运动，各种美容场馆、形体管理中心、健身房等如雨后春笋般暴发，美业从业人员高达2000多万。医疗美容领域的抽脂减肥技术随之兴起，即采用外科手术的方式直接去除身体多余的脂肪，甚至在中国也出现了截取部分消化道的减肥手术，可谓是五花八门。根本目的是追求健康和美丽。

审美变迁之原因

在此，让我们以中国为背景来进行大胆的情境还原。

远古时代，人们单纯靠天吃饭，狩猎捕鱼，茹毛饮血，采摘树上的果子，掏食洞中的蚂蚁。没有储存粮食，没有圈养的牛羊，吃不完的食物无法保存，觅食几乎成了生活的全部。男人们每天都成群结队外出觅食，女性留在一起哺育孩子。一场洪水、一场干旱、一场蝗灾，都有可能造成动植物的大量死亡，造成长期的饥荒。人类长期生存在对饥荒、野兽、洪水、雷电等的恐惧当中。当饥荒到来时，经常有人饿得皮包骨，在痛苦中死去。同伴和家人死亡时的惨状，深深刻在他们的脑海中。有一些聪明人发现，饿死的往往是那些瘦人，胖子在饥荒中能撑得时间更久，等到熬过饥荒，胖子得以幸存了下来。

寒冷的冬天到了，山洞外北风呼啸，大雪纷飞，山洞里刺骨般寒冷，人们挤在一起取暖、睡觉。早上一觉醒来，有人夜里冻死了，没有看到第二天升起的太阳，冻死的往往还是瘦人，那个胖子还活着。人们开始相信，胖人能熬过饥饿，熬过寒冷，不由自主产生了对胖人的羡慕，也一次次地教育自己的孩子，多吃点，吃胖点，好活下去！

到了农业社会，农作物开始了人工种植，猪马牛羊和鸡鸭鹅被人类驯化成家畜家禽，生活条件渐渐好起来。农业革命催生了阶级分化，人类来到奴隶社会。一场战争下来，一个部落打败了另一个部落，把所有活着的人全部掠走当奴隶，做牛做马地为奴隶主劳作。奴隶们发现，奴隶主们比他们更肥更胖更壮，高高在上，心中无比羡慕。奴隶们还发现，较胖的奴隶力气更大，干活更多，得到的赏赐更多，饿死冻死的也少。人们更加坚信，肥胖是多么的美好，我也要胖起来，并且教育孩子，你们也要吃胖点。于是，这种对肥胖的崇拜一代代延续下来。我们有理由相信，这种崇拜起源于对死亡的恐惧。

由于那个时代缺少医学知识，再加上平均寿命都很短，人们没有意识到肥胖不好的一面。随着社会的进一步发展，人们渐渐认识到了肥胖所带来的种种不便。有的胖子走两步就开始喘气，大汗淋漓；有的胖子慢慢地眼睛看不见了（糖尿病引起的并发症）；有的胖子突然倒地，身体僵硬，嘴歪眼斜，口吐白沫（脑卒中）；还有的胖子，突然捂着胸口，倒地不起，不一会儿竟然死了（心肌梗死）。人们不知道发生了什么，但是他们知道，出现这种情况的人往往是胖子。

后来，人们开始用文字记录生活的点点滴滴。看呐，河对岸有一个“窈窕淑女”，身材纤细，穿着红色长裙，在采桑、在唱歌、在追蝴蝶、在吹蒲公英，在对岸的花丛树影中时隐时现，看得我眼睛都花了。我要是能得到这个美人该有多好，可是偏偏得不到，于是夜夜辗转难眠。这样的诗歌口口相传，人们纷纷记住了河对岸有一个纤细苗条的漂亮姑娘，无论男女都心驰神往。

再后来，出现了一个君王，修建了一座高台，或者是兴建了一座庞大的宫殿，里面养了很多美人。这个君王非常喜欢细腰，高台上或者宫殿中的女子个个身姿绰约，摇摆着纤细的腰肢翩翩起舞，博得君王的欢心。只有拥有纤细柔软的身段，才能跳出灵动轻盈的舞蹈。无论东西方，只要是宫廷的喜好，一定是民间效仿的时尚潮流。就连“缠足”这个给女性带来终身残疾的封建陋习都能在民间传播千年，更别说唱歌跳舞了。于是老百姓纷纷效仿，开始节食，希望能够瘦下来，以得到君王的青睐，或者俘获王公贵族的心，一朝登堂入室，彻底改变命运。退而求其次，也能得到意中人的喜爱。

事实上，无论是东西方，当不再为吃饭发愁，不再为生存恐惧时，不约而同地从“以胖为美”转变到“以瘦为美”，这是一个发展趋势，是自然选择，是内心的真实愿望。由于男性喜欢瘦美，作为千百年来处于社会弱势地位的女性而言，除了自身的喜好，取悦男性也成为安身立命的一个重要途径。到了今天，随着国门开放和东西方文化的交流，这种趋势似乎已经不可逆转。

如果你用尽一切办法也无法达到理想的瘦身状态，不必焦虑，瘦有瘦的身姿，胖有胖的风韵。“燕瘦环肥”这个成语的出处是宋代苏轼的《孙莘老求墨妙亭诗》，原文这样写：“杜陵评书贵瘦硬，此论未公吾不凭。短长肥瘦各有态，玉环飞燕谁敢憎。”意思是，高矮胖瘦各有形态，谁会讨厌杨玉环和赵飞燕呢？实在瘦不下来，那就像杨玉环一样，尽情享受你优雅而自信的贵妇生活吧。

更何况，你的脂肪还有意想不到的好处！

从数百万年人类进化史的时间轴来纵观中西方的肥胖审美变迁，我们可以看到绝大部分时间人类是崇拜脂肪的，与之相比，数百年来以瘦为美的时间则是如此短暂，如沧海一粟。

在西方，从对脂肪的原始崇拜，到近代的以瘦为美，人们对脂肪的感情经历了大反转。首先是人类的一些先知如希波克拉底、亚里士多德等率先发现脂肪对健康的不利影响，并倡导减肥，这相当于对脂肪认知的觉醒。中世纪的欧洲由于饥荒、战争等灾难不断，人们的肠胃得不到稳定的保障，肥胖者受到尊敬。天主教的“禁欲主义”从来没有停止过对肥胖的讨伐，肥胖与懒惰、愚蠢、纵欲等道德软弱挂上了钩。

尽管如此，文艺复兴时期伟大的艺术家们根据自己的喜好尽情抒发对美人的赞美和向往，这是欧洲的“燕瘦环肥谁敢憎”的时代。文艺复兴之后，“以瘦为美”开始流行，女性对细腰的追求从上层社会向民间蔓延。随后，三次工业革命带来的技术进步，二战后长期和平发展带来的空前繁荣，加上饮食习惯的转变，使得肥胖症在世界范围内迅速蔓延。肥胖带来全社会层面的健康隐患和心理压力。影视剧中的俊男靓女对大众的吸引，加上商业利益的推波助澜，使得减肥和健美成为社会生活时尚。“以瘦为美”也成为不可阻挡的发展潮流。

而在中国，我们从久远的《诗经》中能感受到与来自远古的脂肪崇拜的记忆链接，从盛唐的繁华中窥见如返祖一般对肥胖美的推崇和追求，其余大部分文字记载都是推崇女性温婉纤细之美。由于数千年来中华文明几乎都是独立发展，这种局面一直持续到1840年的鸦片战争。虽然曾经有过大汉的远通西域、盛唐的万国来朝，但那时候中国是泱泱大国，与世界其他地区的交流几乎是单向的文化输出，欧洲对肥胖的道德批判并没有影响到中国。

中西方不约而同地从“脂肪崇拜”转变到“以瘦为美”，我们有理由做一个合理的推测：

人类追求肥胖美是源于对自然的恐惧，而追求纤瘦美才是内心真实的愿望。

Chapter 9
乳房：中西文化比较

乳房史的演进隐藏着一个基本问题：谁拥有乳房？

拥有一双美丽丰满的乳房是许多女性的愿望，乳房的美丽与脂肪息息相关。现代时尚女性追求的是苗条的身材和挺拔的上围，这就不免陷入一个悖论：肥胖的女士往往有着较大的乳房，而苗条的女士却常常因为脂肪量不足导致乳房偏小。毕竟，脂肪在体内的分布并非随心所欲，十全十美的人凤毛麟角，总有一些美中不足。

一提起乳房，人们往往联想到情色，把对乳房的向往当作思想的龌龊，把对乳房的赞美当成色情的描绘。其实不然。乳房作为代表情色的性器官只是它的第二性能，其最根本的功能当然是哺乳婴儿、繁衍后代。写本部分的目的绝没有一丝情色的诱惑，更不是宣传西方的性解放。手捧此书的你，一定要摒弃这种杂乱的思维，把思想聚焦到对人类文化的深度回溯和对人生意义的本真还原，当作增长见识、陶冶情操的理性文化之旅，来认真品读、认真思考。

美国斯坦福大学女性与性别研究所的资深学者玛丽莲·亚隆（Marilyn Yalom）在其研究乳房的著作《乳房的历史》（*A History of the Breast*）的“导论”中写道：

乳房史的演进隐藏着一个基本问题：谁拥有乳房？
是必须仰赖母乳或代乳的婴儿？还是爱抚它的男女？
是描绘女体的艺术家，还是悍然逮捕“上空女性”的法律？
是胸罩制造商，还是不断要求女性遮掩乳房的宗教、卫道士？
是替女性隆乳的外科整形医师，
还是花钱购买它、暴露它，用以贬抑伤害女性的色情业者？

本书多处引用了《乳房的历史》的内容，加以延伸，并从浩如烟海的中华文化中搜寻出描写乳房的蛛丝马迹，对中西方看待乳房的态度进行比较研究。在此也向玛丽莲·亚隆女士致敬。本书作者从人类对乳房的功能、审美、健康及政治等多重因素而产生的复杂的缠绵史进行阐述，试图从中了解数万年来人类对乳房的“爱恨情仇”。翻过书页，你会跟着时间的轴线，一点点看到人类在历史长河中对乳房、对情爱的那种既向往又羞涩，既渴求又恐惧的心路历程，以及伪君子道貌岸然的讨伐。此处看似在讲历史，实则是通过剖析文化来洞察人性。

西方的乳房审美

因哺乳而神圣

★ 远古的乳房崇拜

毫无疑问，乳房最重要的功能是哺乳。正如远古时代人类因为生存环境恶劣而产生对脂肪的原始崇拜一样，乳房因其哺乳婴儿、繁衍后代的功能而尤为神圣。史前的女性雕像都是丰乳肥臀，因为那时候人们相信肥大的乳房能够分泌更多的乳汁。意大利出土的格利马迪雕像“维纳斯”（图 9–1）与前文提到奥地利出土的“维伦多尔夫的维纳斯”有着相同的身材特征：丰满的乳房和肥大的臀部。这些特征象征着繁殖哺乳能力旺盛。欧洲还出土过一些乳房形状的容器，用来盛水或者饮酒。那时候人类尚没有受到宗教、文化、道德等约束，所以，也没有女性服装和行为的种

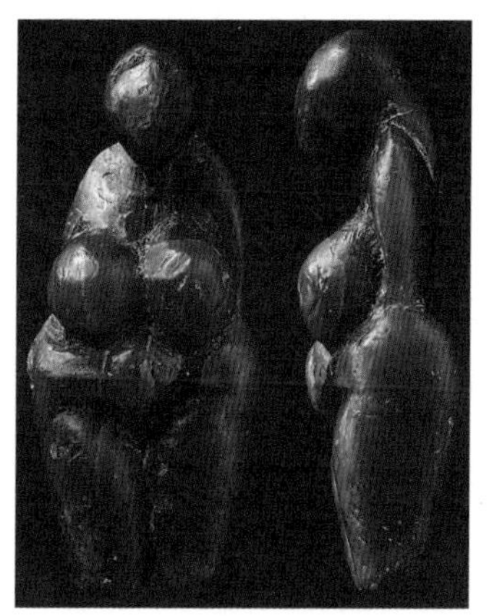

▲ 图 9–1 格利马迪雕像“维纳斯”

格利马迪的滑石雕像之一，距今 19 000～24 000 年（来源：Cohen 2003/MAN 35308）

种桎梏，袒胸露乳的女性雕像丝毫没有让人感到羞耻与不适。凡此种种，无不向我们传递着远古时代人们对乳房充满敬畏和祈求，祈求乳房能够分泌更多的乳汁，繁衍族群。这种史前偶像大都与各自的繁生女神、母神、哺育女神有关，在古埃及、古希腊、古罗马，以及犹太人的早期艺术作品中多有体现。古埃及的母神是伊希斯（Isis），甚至法老登基都要吸食她的乳房，象征得到王者的养分，类似于中国的“君权神授”思想。

给婴儿哺乳的艺术形象早期出现在古希腊。希腊古墓和圣坛里经常能够看到母亲授乳的塑像。在现今土耳其的艾费苏斯的古市政厅废墟上矗立着两尊真人大小的阿蒂米丝女神像，胸前长着 20 个乳房，象征着对丰满乳汁的向往。

我们谈论跟欧洲文化史有关的话题，任何时候都绕不开古希腊和它的那些迷人的神话。关于银河系的由来，中国和古希腊都有着各自美丽的传说。在中国是浪漫悲情的牛郎织女。传说织女是天帝的孙女，每天给天空织彩霞，后来私自下凡，嫁给放牛娃牛郎，生下一对儿女。王母娘娘知道后大怒，下界把织女捉回天庭。牛郎用箩筐挑着一双儿女在后面追赶，眼看就要追上，王母娘娘拔下头上的金簪在身后一划，一条大河挡在了牛郎的前面，这就是银河。从此牛郎和织女只能隔着银河遥遥相望，只在每年的农历七月七日才能在鹊桥相会。近十几年来，七夕节摇身一变成为了“中国情人节”而备受追捧。在希腊神话中，银河起源则是与女神赫拉（Hera）有关。赫拉是“众神之王”宙斯（Zeus）的妻子，凡人吸吮她的乳汁就能长生不老。宙斯与凡间女子爱克米娜（Alcmena）私通，生下了私生子赫克力斯（Hercules）。宙斯趁妻子赫拉睡着时偷偷把赫克力斯放在她胸前吃奶，好让自己的儿子获得永生。赫拉惊醒了，发现趴在胸前的不是自己的儿子，非常愤怒，把乳房从赫克力斯口中扯出，乳汁喷到了天上，形成了银河。银河的英文名字叫作“The Milky Way”（乳汁之路），就源于这则神话。

无论是中国牛郎织女的传说，还是希腊神话中的银河起源，里面都提到了一件事：女神发怒了。女神之怒是如此的撼天动地，一怒之威，可以创造出有 2000 多亿颗恒星的巨大星系。如此看来，男士千万不要惹怒你的女神！

罗马流传着一则民间故事“罗马善举”，讲述了一个刚刚生过孩子的平民女子来狱中探望她获罪的母亲。狱卒不准她带食物进去，却惊讶地发现她用自己的乳汁在给母亲喂食。她的孝行感动了政府，母亲因此获得释放，监狱也被改建成庙宇，以彰其孝道。文艺复兴时期的雕塑改成了哺乳父亲，带来了乱伦色彩，给人极大的不适感。

★“授乳”的神圣

《圣经·旧约》中，女性的主要价值就是生育，乳房的价值当然就是哺乳。此书中的女性，终身都必须活在父亲与丈夫的框架内。女性结婚后必须把全身遮盖严密，只有她的丈夫才能够看到她的身体。如果乳房干涸，没了奶水，就会受到诅咒。《圣经·新约》中，耶稣的母亲圣母玛丽亚是最受欢迎的女性。这位以处女之身怀上耶稣的女性，两千年来受到基督教徒狂热的讴歌。因为她是耶稣基督的母亲，于是圣母玛丽亚的乳房就成为最受爱戴和赞美的女体部分。早在公元 2 世纪，基督教艺术中就有了圣母授乳图，在文艺复兴时期“圣母乳子”迅速风靡起来，成为被创作、描绘、演绎最多的题材之一。艺术家们创作“圣母乳子”题材的图成为潮流。鉴于此题材作品众多，我们只选择达·芬奇的《哺乳圣母》画像以飨读者（图 9–2）。“圣母乳子”像全部是露出一只乳房供圣子吸吮，另一只乳房掩盖在衣服下面。露出的那只乳房有的较为写实，而有的则在乳房的位置、形状、大小等方面做了艺术化加

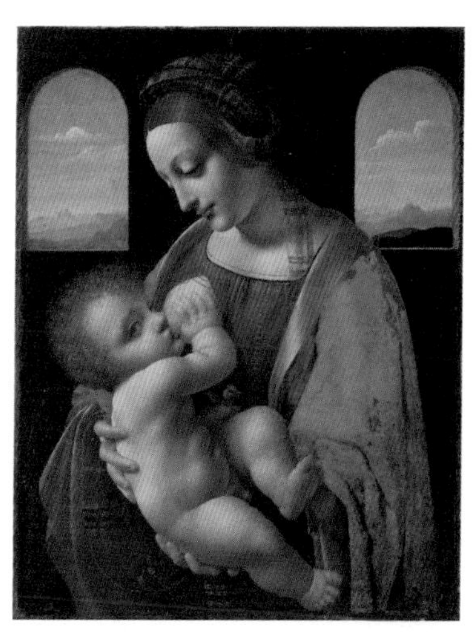

▲ 图 9–2 《哺乳圣母》

达·芬奇绘，俄罗斯艾尔米塔什博物馆藏（来源：Wiki Pedia）

工，乳房小而浑圆，看上去很不真实。这些画像中的孩童，也就是圣母怀中的耶稣，由于吸食到了乳汁而显得宁静、安详、满足；圣母则个个面容祥和、目光慈爱。这些画作将女性哺乳的神圣功能推到了一个巅峰。

在对待乳房的态度上，西方文化，尤其是自文艺复兴以来，与中国大相径庭。中国传统文化对待乳房永远是羞羞答答、扭扭捏捏，在绘画作品中几乎找不到任何对乳房的直白描摹，连“哺乳”这样乳房第一功能的场景都没有，只是在诗词歌赋中含蓄地用“紫葡萄”“鸡头肉”“菽发”等意象来形容，所表达的几乎全是男人对女性乳房那意乱情迷的喃喃自吟。即使在以胖为美，开放包容的大唐盛世，其绘画作品中的女性胸部也全被遮掩。

西方自文艺复兴以来对“圣母乳子”的热情歌颂中，女性敞开了她们的胸脯，展示了她们的乳房。受宗教思想的影响，展露还没有到恣意妄为的地步，仅把正在哺乳的那只显露出来而遮掩上另一只。这些画作彰显了乳房哺乳功能的神圣不容亵渎。文艺复兴后期的画家提香，则在其多幅作品中将女性的胴体展露无遗，比如《乌比诺的维纳斯》(图 8-7)。当然，这些作品仍然是从男人的角度来观察、描绘女性的乳房。这时候女性身上的乳房还不属于她们本人。

哺乳与家庭和谐的关系是从 17 世纪突然暴富的荷兰开始意识到的。1581 年，荷兰摆脱西班牙独立。当时的欧洲还是君主制的天下，荷兰却大胆实行了共和制。政治的开放、贸易的发达、思想的解放、科技的进步，使得荷兰迅速强大起来，当时称“黄金时代”，一跃成为殖民强国。1662 年郑成功收复台湾，赶跑的就是荷兰殖民者。在荷兰人心目中，乳房是属于家庭的，“拒绝哺乳的母亲在上帝眼中是可憎的”。荷兰人家庭分工明确，也类似于现在的很多家庭：男人挣钱养家，女性哺乳教育孩子。良好的教养开始于母亲的乳汁以及美好、和谐、充满爱的家庭环境。直到一个世纪以后，英国人和法国人才意识到喂养母乳与家庭和谐的紧密关系。

★ 奶水决定阶级差异

哺乳是女性的神圣职责。由于种种原因，或许是母亲不愿意，或者身体条件不允许，或者自身奶水不足，无法亲自哺育自己的婴儿，于是产生了“奶妈”这个职业。奶妈在中西方都普遍存在，虽然其职能是提供乳汁供婴儿生长发育，但是这个职业永远跟高贵不沾边。《红楼梦》中凡是喂养过公子小姐的奶妈们，虽然也是仆人，这些仆人似乎比其他的仆人多了一些特权，或者说自我优越感，但终究还是逃不出仆人的命运，甚至被小丫鬟们欺负。从 14 世纪开始，意大利中产阶级中开始流行在孩子受洗后，如果母亲不愿或不能亲自哺乳，就为婴儿寻找奶妈，把孩子哺乳到 2 岁断奶。当时的人们普遍相信，孩子吃谁的奶，就会获得谁的体魄和心智。奶妈的阶级地位决定了她们的形象。文艺复兴时期大批画家创作“圣母乳子”画像，也许是因为他们从小吃奶妈的奶水长大，缺少真实的母爱，于是在作品中来弥补这种缺憾。

那时候的人们认为哺乳会影响到正常的性生活，于是有些家庭男主人也不希望妻子亲自哺乳。奶妈的风潮还招到了一些上层阶级的反对，当时人们认为乳汁由女性的经血转化而来。英国国王詹姆斯一世（1567—1625 年在位）的妻子安妮皇后是坚定的母亲亲自哺乳的支持者。她说：“我会让我的孩子——国王的儿子去吸吮下民的乳汁，让仆人的血液来污染王室血统吗？”

到了 17、18 世纪，聘用奶妈在英国和法国达到了顶峰。16 世纪时，只有上流社会的家庭才雇佣奶妈；17 世纪，奶妈已经进入中产阶级家庭；到 18 世纪，平民家庭也流行雇佣奶妈：不到半数的英国母亲亲自哺乳孩子，法国的比例更低。上流社会的女主人忙于社交活动，而奶妈们需要金钱糊口，也是各取所需。奶妈或者进入雇主的家庭，或者雇主把孩子送到奶妈的家中。奶妈始终被人们与不洁、下等、人格或身体缺陷联想在一起。宗教势力和一些有识之士始终没有停止对母亲“亲自哺乳”的倡导，并且一度上升到政治平等的高度，使得“亲自哺乳”之风日渐盛行。现在，我们逐渐了解到母亲喂乳的好处，其中最大的益处是增强孩子的体质，增强对疾病的抵抗力，还能够加强母子之间的感情。今天的母亲，即使是一些时尚女性，也会为了下一代健康而亲自哺乳。在我们的印象中，历史上宗教势力在许多方面是进步的阻力，尤其是在科学、文化、思想解放等领域，在相当长的时间内阻碍了这些领域的进步。但是宗教在母亲喂乳这方面的坚持也许是正确的。到了18世纪末，母亲喂乳之风达到高潮，法国、德国甚至由议会通过法案来倡导或者强制喂乳，规定亲自哺乳的母亲能够得到政府的补助，而不亲自哺乳的母亲则无法享受这些补助。

众所周知，只有刚刚生下孩子的女性才能分泌乳汁。对于奶妈而言，她们的孩子如何存活？我们不得而知。中国古代，大户人家聘用奶娘也是常事。奶娘入府，自己的亲生孩子往往留在家中，喂食一些米汤之类，许多孩子由于营养不良而夭折。由于担心女性干政，中国的皇子们从来不由自己的母亲喂乳，都是由职业奶娘入宫服侍。末代皇帝溥仪的奶娘的女儿由于缺乏营养而夭折了，都没有告知奶娘，怕她伤心影响乳汁质量。可见，乳房分泌的乳汁有着深深的阶级烙印。

美丽征服

★ 从雅典到《雅歌》

公元前4世纪，雅典社会有一群专门为男人提供性服务和娱乐的高级妓女，她们有个共同的名字，叫“希蒂洛”（Hetairai）。芙丽涅（Phryne）就是一位希蒂洛。她被情人告密亵渎神灵，在即将被判处死刑时，她的辩护律师海波伊迪斯（Hypereides）要求将芙丽涅带上法庭，在众目睽睽之下一把撕开她的内衣，把她的胸部展现在众人面前，大声吼道：“你们忍心看着这么美丽的身体消失吗？”（图9–3）。在古希腊神话中，美丽的身体往往是神灵的眷顾。台上的法官们有的怜悯，有的似有领悟，有的眼露贪婪，有的目光呆滞。芙丽涅美丽的胸部折服了众人，加上辩护律师的雄辩激发了法官们的同情心，最终被免处死刑。芙丽涅被释放后，雅典通过法令禁止被告在法庭上裸露胸部或私处，以免影响法官的判断。这个场景是否让你想起港台影视剧里的情节？控辩双发在法庭上唇枪舌剑。看来古雅典的法律类似于现在的英美法系，或者说英美法系的

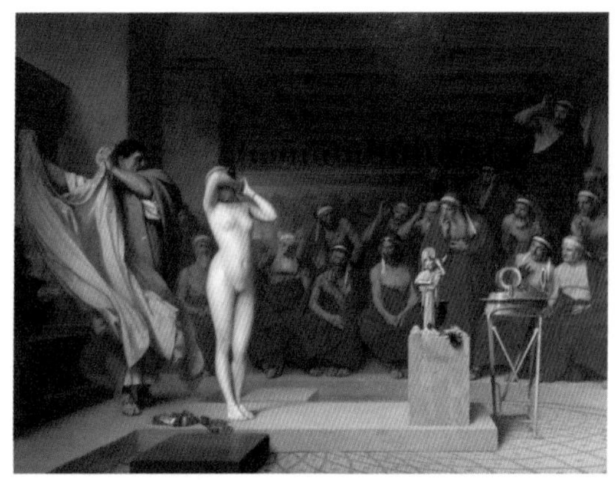

▲ 图 9–3 《法庭上的芙丽涅》
让·莱昂·热罗姆，1861 年绘（来源：Wiki Pedia）

起源借鉴了古希腊的某些制度。

这个经典故事告诉我们，女性拥有一双美丽的乳房是多么重要，在两千多年前就可以保命！同时它也揭示了一个至少两千多年来的世俗观：女性的乳房有时候并不属于女性自己，它们是男人欣赏的玩物。历史上的很长时间确实如此，无论东西方，文学作品中的女性乳房绝大部分是由男性来描绘的。

毋庸讳言，女性那些高高耸起的乳房，或者藏在薄薄的轻纱后若隐若现的乳房，对男性有着巨大的诱惑，得不到时就充满神秘感。

《圣经》中也有对爱情的描写和颂扬，旧约和新约全文那晦涩的语言给世人谆谆教诲，教导人们要遵守神的旨意，独独《雅歌》一卷与众不同。《雅歌》以诗歌的形式赞美了男欢女爱，也许是为了教导人们遵守神圣的爱情。《雅歌》中把乳房比喻为“百合花中吃草的一对小鹿”“棕树上的果子累累下垂”“葡萄累累下垂”。可见，在《圣经》中也有对爱情的描写和颂扬。但是请不要被《雅歌》中的诗句所迷惑，圣经中的女性在结婚后必须把全身遮盖严密。按照神的旨意，女性们的乳房属于丈夫与孩子。据传《雅歌》是古以色列联合王国最鼎盛时期的所罗门王所作。所罗门王晚年骄奢淫逸，据传他有 104 个妻子，110 个妃子，88 个子女。

★ 凡人的欲望

基督教刚诞生的时候，在罗马帝国遭到了疯狂镇压。后来基督教占据了主导地位，成为罗马的国教，就开始更加疯狂地给民众施压，这种压力主要是精神上的桎梏（对宗教感兴趣的读者可自行补习基督教和天主教的关系。基督教分为天主教、新教、东正教）。肉体的欢娱被当作对“性灵完美”的威胁，会影响男人对上帝的敬拜。在神权和夫权的双重控制下，“黑暗时代”的女性更要服从神的旨意，必须穿戴整齐，遮盖隐私部位。艺术中那些裸露的人都是代表着不好或不洁的人。教堂的绘画中正在被赶入地狱的男女与正在升入天堂的男女在着装上明显不同：前者赤裸身体，后者长衣遮蔽。

这个世界从来不缺乏具有反叛精神的人。正是这些敢于“第一个吃螃蟹”的人，在推动着社会的发展，姑且不说这些发展是进步还是倒退。

转变从法国国王查理七世（1422—1461 年在位）的情妇阿妮雅开始。在国王的宠溺下，阿妮雅享受着荣华富贵，生活无比奢华。也许红颜薄命是人类共同的命运，这位欧洲美人没有享受国王的宠爱太久，6 年后香消玉殒。她留下了两幅著名的露乳画像，却不是为了哺乳，而是为了取悦别人，从此改变了乳房彰显母性慈爱的神圣形象，转变为情色和感官愉悦。文学艺术中的乳房渐渐地不再属于婴儿，开始属于寻求性欲刺激的男人。当时的宫廷流行低胸服饰，由查理七世的母亲首起，虽然引起教会的抵制和卫道士们的攻击，但还是在中世纪末期流行起来。看来，即使在“黑暗时代”的中世纪，女性爱美的天性都无法阻挡。

文艺复兴时期迎来了欧洲的第一波性解放思潮，各个阶层的女性都敢于裸露身体，裸露的乳房成了艺术创作的主题。不仅有大量代表神圣的“圣母乳子”画作，也有许多专门取悦于男性观赏者的裸女图。这些画中的裸女常常打扮成花神芙罗拉（Flora）或爱神维纳斯（Venus）。让·库赞（Jean Cousin）的《夏娃，第一个潘多拉》（Eva Prima Pandora）就是这一主题的代表作。画作中的夏娃自然而倦懒地侧卧，头扭向一边，在刻意躲避着观者（也许是画家）观察她身体的眼光。她修长的双腿和小而坚挺的双乳，很好地迎合了男人观看女性身体的欲望。为了避免本书被当作情色书籍，类似的图片不再展示。前文中提香的画作《乌比诺的维纳斯》（图 8–7）就是一个很好的例证。

自文艺复兴时期开始，乳房让男人们沉迷其中，难以自拔。文艺复兴时期的艺术家们不仅用绘画、雕塑来展示女体乳房，在诗歌中也毫不掩饰对乳房的好恶，用最直白的意象来描绘乳房。此类诗歌中处处充满“我想念你的乳房”之类的语句，“乳房就像春日苹果”“乳房是未落叶的百合”。这种诗歌就像男人们意乱情迷时的喃喃自语，与“诗歌”二字实在相去甚远。对乳房的形容直白且干脆，诸如“象牙”“花蕊”“苹果”“草莓”“樱桃”，这些比喻跟中国古代把乳房形容成“紫葡萄”“鸡头肉”“菽发”有着类似的奇妙。在那些诋毁乳房的诗作中，也处处可见作者因发现自己邪恶的欲望而内心在苦苦挣扎。

在文艺复兴时期的艺术中，乳房是取悦男人的主要的情色象征！当时的人们认为哺乳与性生活是冲突的，性生活会影响到乳汁的分泌，使乳汁凝结。因此，很多男人不喜欢自己的老婆亲自哺乳，造成了奶妈的盛行。

乳房作为情色的主体，几乎都是从男性的审美、意念、欲望中进行洞视的。乳房也成为女性取悦男人、获得资本、通向上流社会的重要利器。如果从女性的喜好出发，会是一种什么样的情景？英国女王伊丽莎白一世（1558—1603 年在位）是深受英国人爱戴的君主，她一生未婚。在她的统治时期，英国开启了“日不落帝国”的征程，打败西班牙无敌舰队，开始对北美的殖民，使得英国成为世界上最强大的国家。为了她的统治和王权，伊丽莎白一世始终以威严示人，拒绝女性化，有雌雄同体的形象。饶是如此，在青春已逝之时，她写下了一首诗，以表达对失去爱情的遗憾。诗中提到，许多男人追求我，我……呵斥他们：“走开，走开，去追求别人，不要再来纠缠我。”爱神丘比特告诫了她之后，“我的乳房之下便产生了改变，不管白天或晚上，一刻也不得平静。当时啊！我是多么懊恼曾说过：‘走开、走开、走开，去追求别人，不要再来纠缠我。’”强如伊丽莎白一世者，不管外表伪装得多么强大，夜深人静的时候，也渴望得到爱情。

★ 苹果的丰富意象

在5世纪，乳房的审美标准是小而圆，白而挺，像两只苹果一样，双乳分得越开越美。乳房的动感是上下波动，跳跃起伏，正如意大利诗人阿里奥斯托（Ludovico Ariosto）所说：“波浪般动荡的两只苹果。”这与中国古代的乳房审美观是相通的。

画家桑德罗·波提切利（Sandro Botticelli）创作的《维纳斯的诞生》，是这个形象的极致代表（图9-4）。维纳斯是古罗马神话中代表爱与美的女神，传说她在爱琴海上诞生，一生下来就是成年。画作中裸体的维纳斯略显娇弱无力地站在一个大贝壳上，一头金色长发被海风轻轻吹散。皮肤明亮洁白，毫无瑕疵，美丽的面庞略显出淡淡的迷惘，双眼笼罩着脉脉的忧郁和哀怨。那美丽的双乳，不正是两只白白的圆圆的小苹果，挺挺地悬挂在胸前吗？

文艺复兴时期，裸露的乳房成为取悦男性、满足男性性欲望的创作主题。大批绘有裸乳的作品层见叠出，代代相传，延续了数百

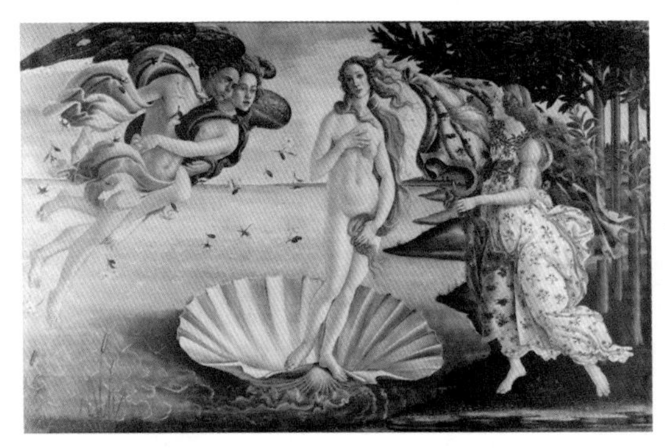

▲ **图9-4 《维纳斯的诞生》**

桑德罗·波提切利绘，佛罗伦萨乌菲兹美术馆藏（来源：Wiki Pedia）

年。这些作品中的女性一定要双腿修长，乳房坚挺。绘画作品中的乳房有点类似于现在操作电脑时的复制和粘贴：找来一双小巧玲珑的乳房作为模型，然后用于全部的艺术作品。

当时的乳房分为两类：上层社会的乳房是供男人欣赏的，形状小而坚挺；下层社会的乳房是哺育婴儿的巨大乳房。另一种脸谱化的描绘是：美少女或者心爱的女性，她们的乳房小巧而挺拔；奶妈、老妇、女巫的乳房则常常被描绘成松垮而下垂。

胸部大小其实与女性的性欲毫无关系，它只是反映了男性的性幻想。意大利人喜欢“遥遥相望”离得宽宽的一双小乳。法国人为了保持小而挺的乳房，发明了一些缩乳的“秘方”和“偏方”，成分包含罂粟水、常春藤、玫瑰精油、樟脑，还有用于美胸的乳液、香油、软膏、药粉、药膏等。以现在的认知水平来看，这些秘方实在是毫无科学道理，只是一种心理安慰罢了。

到了文艺复兴后期，崇尚小乳的风潮逐渐退去，男人们逐渐喜欢大而丰满的乳房。时至今日，几乎在全球范围内形成了“以大为美”的丰乳肥臀喜好。女性为了迎合男人的喜好，使出浑身解数追求性感迷人的丰硕乳房，不惜为此动用整形手术。如此一来，乳房的情色象征就盖过了她作为哺乳器官的母性意义。

革命之乳

相信大家对一幅反映 1830 年法国七月革命的名画《自由引导人民》印象颇深（图 9–5）。在这幅画中，姑娘克拉拉·莱辛，象征自由女神，右手高高举起，紧握着象征自由、平等、博爱的红、白、蓝三色旗，左手拿着一把上了刺刀的步兵枪，身穿黄色连衣裙，连衣裙滑落到了乳房的下边，袒露出双乳。自由女神以一副向前冲锋的身姿，回身召唤身后各阶层的战斗者，向着封建专制发起进攻。在这里，你感受不到这双乳房是为了哺乳婴儿而生，相信你更不会对它们产生性欲冲动，你唯一能感受到的是在这样一位勇敢少女的感召下为理想和正义而战的满腔热血。

18 世纪末，随着启蒙运动的开展，乳房渐渐被赋予了政治色彩，

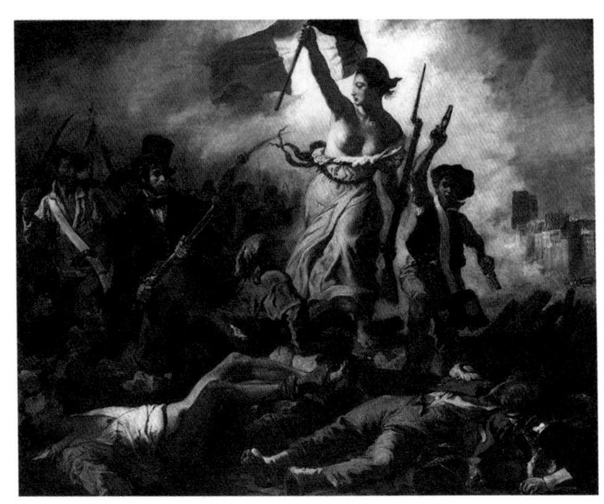

▲ **图 9-5** 《自由引导人民》
欧仁·德拉克罗瓦绘，卢浮宫博物馆藏（来源：Wiki Pedia）

成为爱国的旗帜、战斗的号角，鼓舞着人们前赴后继去投入战斗。

最初的乳房政治化是与哺乳有关。人们普遍认为奶妈的乳汁是被污染的乳汁，一个家庭如果使用奶妈，会使孩子获得不好的人格或身体缺陷。母亲喂乳渐次被神化。为了培养强大的国民，各国纷纷提倡母乳喂养，甚至出台对哺乳的奖惩措施。在法国大革命时期的论述里，封建贵族通常是由奶妈喂大的，吸吮的是污染的奶水，雇佣奶妈是封建贵族的腐化堕落；而母乳喂养是共和美德，女性哺乳是支持共和的爱国行为。

《自由引导人民》画中的这名裸胸女子，后来成为法国革命的一个标志性图像，成为新共和的象征，象征着新共和体制所追求的理念，包括：自由、平等、博爱、爱国、勇敢、正义、慷慨、丰饶。这个时期刻画出来的自由女神像都是刻意裸露乳房，以此来鼓舞人们的战斗激情。我们常说“艺术来源于生活”，还有什么比赤裸的乳房更能代表自由呢！

一旦某个创意取得成功，往往是一发不可收拾，从古至今屡试不爽。裸露的乳房这个形象图腾在法国大革命中取得巨大的成功，再加上那一丝性感的朦胧吸引，使之成为一批脱缰的野马，在法国大地上纵横驰骋，也在法国人民的心中扎下了根。到第一次世界大战期间，各国的宣传战使得乳房的政治用途达到顶点。

法国的形象女神名叫“玛丽安”，以各种形式出现在宣传海报中，大都是裸露双乳。有时候她伸出双手，恳求民众购买国债支持战争；有时候她站在大炮旁边，手抚炮筒，昂首挺胸，毫无畏惧，以一种高傲且尊严的姿态注视着敌人。美国一幅 1917 年的征兵海报中，画着一只凶神恶煞一般的大猩猩，一只手拿着象征德国精神的木棒，另一只胳膊中搂着一个柔弱无助的裸胸女子。美国以此来号召本国青年积极参军作战。

孟子云：“春秋无义战。”第一次世界大战是帝国主义发展不均衡而进行的重新瓜分世界资源的非正义战争，给交战国人民带来了沉重的灾难，没有哪一方真正代表着正义。参战国拿乳房来做宣传，无外乎是以此来激发人们尤其是热血青年的斗志，鼓舞他们上战场卖命罢了。

第二次世界大战在性质上与第一次世界大战有着本质不同，这是一场全世界人民保卫家园、抵抗侵略的反法西斯战争。二战期间，乳房的宣传作用大大降低，女性形象用在生产任务以及战事服务中。具有喜剧效果的是，乳房出现在了美国空军的机身上，也许是为了获得精神上的慰藉。美国空军士兵喜欢在他们的飞机上根据自己的喜好进行涂鸦。衣着暴露的海报女郎成了驻外美军的最爱，被他们贴在墙上，或者贴身藏在衣服内，一同出生入死。这些女郎一定程度上填补了士兵内心的空虚，也部分缓解了战争带来的恐惧。

从 18 世纪开始，乳房被赋予了各种政治色彩。从强调母亲哺乳的国民优育，到号召人民推翻封建专制的有力武器；从战争中需要保护的弱者形象，到伴随士兵冲锋陷阵的精神寄托。这样的乳房属于国家，属于人民，甚至有时属于政治家，但都是女性自身的奉献。

被消费的乳房

乳房同样带来巨大的商机，打造了一个商业帝国。从各式各样的胸罩，到不穿上衣的香艳表演；从好莱坞的摇臀晃乳，到各种胸部整形手术。在这个商业帝国中，女性既是卖方又是买方，既是演员又是导演，既是受益者又是受害者。在这背后，处处有一双贪婪的充满欲望的男性双眼在紧紧地盯着，这种贪婪有的是为了情色，有的则是为了金钱。

★ 胸衣的演化论

14 世纪从西班牙开始兴起了紧身胸衣，将上半身紧紧束缚，以塑造出瘦削美感。大胸女性用布条捆扎胸部以迎合小乳潮流，乳房下垂的女性则想尽办法将乳房托高。对乳房起到支撑作用的服装成为潮流。哪里有需求，哪里就有商机，17 世纪后期诞生了制作紧身褡的新兴行业。紧身褡成了彰显社会地位的必要衣件，以区别于平民女性，因为这种对身体造成严重束缚的衣件显然不适合用于劳作，普通平民家庭也难以负担得起。直到 1839 年用织布机进行量产，紧身褡才开始走进千家万户，品种和样式也变得琳琅满目。有少女期的、青春期的、结婚后的，有瘦小者的、肥胖者的、老年人的，有孕妇专用的、哺乳专用的、运动专用的，不一而足。紧身褡的质地和舒适感也得到了提升，远远不是几百年前的金属或木板条材质了。

胸罩的出现，是值得所有女性欢呼雀跃的大事。这是专为乳房设计的分离式内衣，让爱美女士摆脱了紧身褡的沉重压迫感，在一定程度上实现了乳房的自我放飞。1859 年，纽约布鲁克林人亨利为其设计的“对称圆球形遮胸”申请了专利，这被认为是胸罩最早的雏形。1889 年，法国姑娘艾米妮 · 卡多勒（Herminie Cadolle）提交了“靠肩膀的支持固定胸部”的胸罩发明专利，这一发明在当年巴黎“世界博览会”上展出。1907 年，法国设计师保罗 · 波烈“以自由的名义宣布束腰的式微和胸罩的兴起”，被公认是胸罩的发明人。胸罩一开始是由花边来支撑稳固胸部，后来演变成为衬垫胸罩。美国发明胸罩的人是社交名媛玛丽 · 菲尔普斯 · 雅各布（Mary Phelps Jacobs），她不想穿厚重的紧身褡参加舞会，便把两块手帕用一条粉红色丝带缝在一起，为自己制作了时髦、舒适且备受追捧的胸罩。玛丽于 1914 年取得专利。从诞生至今，胸罩一直雄霸着女性内衣市场，从未衰退过，各种形状、材质、花边、内衬，花样之多，远超想象。看看现在商场、内衣店、甚至普通市场里那琳琅满目、各式各样的内衣，你就知道这是一个多大的产业。

1946 年，法国的里尔德推出了惊世骇俗的泳装“比基尼”。然而比基尼从出世到风靡全球之路并非一帆风顺，甚至专业模特也羞于上身。到了 60 年代，好莱坞明星玛丽莲·梦露再一次勇敢地站出来，她身穿比基尼的照片频繁出现在各时尚杂志上，人们才开始对这种性感的泳衣刮目相看。是比基尼帮助梦露迅速成为好莱坞的性感女神，梦露也让比基尼泳装迅速红遍全球。想想梦露那完美的身材，竟是比基尼的天之所选，珠联璧合，相得益彰。再想想一位年轻女子身着比基尼，在沙滩漫步，在水中畅游，这才是从《洛神赋》中走出来的“翩若惊鸿，婉若游龙”。难怪有人将比基尼誉为“20 世纪世界服装界最伟大、最令人快乐的发明”。

从把女性束缚的紧紧实实的紧身褡，到乳房独享的胸罩，再到世人共享的比基尼，表面上看，直接消费者都是女性，但是哪一次变革的背后没有男人那色欲的眼光，没有商人那贪婪的本性在推动！在这个名利场中，每个女人只是依靠身体赚取一定的生活费用而已，其背后的操纵者则是更大的赢家。这些操纵者，绝大部分都是男人，女人只是他们赚钱的工具而已。1863 年，美国总统林肯在葛底斯堡国家公墓揭幕式中发表演讲时提到要建立一个“民有、民治、民享”政府（that government of the people，by the people，for the people）。我们能否这样说：女人的乳房是“女人有，男人治，男人享”（women's breasts are of women，by men，and for men）？女人的乳房虽然长在女人身上（of women），但更多的是男人们也在利用（by men）和享受（for men）！

★ 打开心胸：隆乳手术出现

文艺复兴时期以来，大胸脯逐渐成为社会审美主流，尤其是受到男人的追捧，女性们便想尽办法使胸脯变得更加丰满。早期的做法是通过内衣把乳房高高托起，或者在内衣里面加上厚厚的衬垫，现在市面上有很多增厚胸罩，在外衣的遮盖下，让自己的胸脯看上去高高隆起。

随着医学的发展，人们深入了解了乳房的解剖结构。医学技术的进步，使隆乳手术成为可能，也让因乳腺癌切除术后进行乳房外观再造进入实际应用。

1890 年，德国医生车尔尼（Vincenz Czerny）为一名女歌手做了左胸乳腺肿瘤切除手术，但患者却担心胸部左右不对称，于是医生即兴发挥，用患者腰部长出的脂肪瘤为她做了乳房再造手术。真是无心插柳，这成了有记载的第一例隆胸手术。

1895 年，奥地利的罗伯特医生（Robert Gesurny）发现石蜡可以增大身体的体积，于是开启了用石蜡进行丰胸的先河。不过，这却是一段噩梦的开始：填充到乳房内的石蜡变成又大又硬的肿块，轻者溃烂，重则危及生命。

此后的几十年，人们尝试了多种多样的填充物来撑大乳房，包括象牙球、植物油、蜂蜡、玻璃球、海绵、牛软骨、液态硅等。由于填充物进入乳房内，手术初期的效果一定是有的，但是随着时间的推移，出现了大量程度惊人的感染、肉芽肿等多种并发症。很显然，医生们没有充分考虑这些材料进入人体后的生物相容性等诸多技术问题。

1961 年，托马斯·克罗宁（Thomas Cronin）博士在摸到塑料血袋后，产生了像抚摸女性乳房一般的奇妙感觉，于是他和弗兰克·杰罗（Frank Gerow）博士与美国道康宁公司（Dow Corning）合作，共同研发出了世界上首款硅胶乳房假体。1962 年，美国的蒂米·吉恩·林德赛女士（Timmie Jean Lindsey）女士本来想除去乳房上面的文身，却在医生的建议下，接受硅胶假体隆胸手术，成为接受硅胶假体隆胸手术的世界第一人。之后林德赛女士哺育过 6 个孩子，乳房状态一直良好。经过数十年的发展，用于乳房填充的硅胶假体不仅生物安全性得到了很好的保证，其质量、美感、手感、延展度、抗冲击能力等关键因素也都得到了极大的提高。硅胶假体丰胸成为近几十年来风靡全球的时尚潮流。

20 世纪 80 年代开始，美国流行起自体脂肪移植丰胸术。将身体腹部、腰部、大腿等部位多余的脂肪抽吸出来，经体外适当处理后填充至胸部。早期这项技术不是十分成熟，易造成脂肪液化、吸收、纤维化、结节、炎症反应、钙化等并发症，隆胸效果不明显，1987 年曾经受到美国整形外科医师协会（American Society of Plastic Surgeons，ASPS）的禁止，后来经过长期调查，于 2009 年解禁。现在自体脂肪移植已经成为医疗美容领域常用的丰胸手术而受到消费者的青睐，在东西方，包括南美洲、澳洲等地都普遍盛行。手术效果主要取决于医生的技术，移植后脂肪的成活率低依然是困扰整形界的巨大难题。

解放运动：身体由我

如果说，文艺复兴时期的性解放思潮是男人扒下了女性身上的衣服，那么 20 世纪 60—70 年代的性解放运动则是女性主动脱下了衣服，“没有什么能够阻挡，你对自由的向往！”（来自朴树的歌曲《蓝莲花》）。

数千年来，人们普遍认为女性附属于男人，甚至是男人的私有财产，且必须依从男人。这些观念直到今天还在地球上的许多地方残存不息。启蒙时期，女性解放的思想开始萌芽，一些有识之士开始发出质疑，但却声若蚊蝇。到了 19 世纪，女性们不再单独行动，而是结成各种团体，摇旗呐喊，争取各种女性权利，如投票权、受教育的权利、经济独立等。

20 世纪 60—70 年代的女权主义运动不仅争取政治权利，还争取裸露身体的权利。后来发生了颇具象征意义的“焚烧胸罩”行动，象征自由与反抗，旨在借助女性的乳房唤起大众对女性经济、社会议题的重视。可以说，那段时间的女权主义运动，妇女们靠一双乳房攻城略地，无坚不摧。一时间，似乎大街上到处可见裸胸女性。

女权主义运动显然取得了巨大胜利。现在回头来看，是否一定要以裸露乳房这样有伤风化的方式来进行呢？也许对于身处社会劣势地位的女性来说，乳房是她们唯一能够随手拿起来的可用武器。就像女人在危险之中，随手操起身边的枕头当作武器砸向敌人一样。

现在，思想解放了，乳房也随之解放。乳房解放的最大意义是什么？是女性可以利用自己的乳房获得自己想要的东西吗？显然不是如此的狭隘！我认为乳房解放的最大意义是：乳房回归到真正应该拥有它们的人，女性本人！

中国的乳房审美

现在让我们从浩如烟海的中国文学中寻找有关乳房的蛛丝马迹，来探寻属于中国人的乳房审美标准。

菽发鸡头

乳房最原始最根本的功能自然是哺乳繁衍，使人类生生不息。她们还有一定的情色功能，是人类作为动物的原始本能中的重要一环。受道德和文化的影响，中国人是含蓄内敛的，在中国古代文学中，仿佛乳房是难以启齿的禁地。《诗经·硕人》对一位丰满白皙的美人大家赞扬，却对乳房只字未提。

曹植在《洛神赋》中毫不吝啬华丽的辞藻，对梦中情人进行了极尽夸张的描写和赞美，从形体到肩膀，从细腰到脖颈，从发髻到秀眉，从嘴唇到牙齿，从眼睛到酒窝，从服饰到首饰，都进行了惟妙惟肖的描述，却没有一字提到胸脯或乳房。宋玉的《登徒子好色赋》、司马相如的《美人赋》、谢灵运的《江妃赋》，也都对胸部未置一字。

然而，再严格的禁锢也无法阻止自然的力量。乳房作为女性身体的一部分，往往能引起男人的无限遐想。从几千年的文化长河中，我们依然能够发现蛛丝马迹，了解到中国古人对乳房的审美观。

中国古代的审美偏好小巧精致，比如樱桃口、柳叶细眉、杨柳细腰、甚至把脚裹成残疾的“三寸金莲”，都是文人赞美的对象。美胸的标准是白、挺、紧实，是晶莹剔透、小巧玲珑之美，是含蓄美，是内敛美，是美人出浴时湿衣贴身的朦胧美。

古代认为美胸的一个金标准是“白”。中国四大名著中有女性的胸脯的描述。如《西游记》第七十二回，写到了蜘蛛精们的乳房：“褪放纽扣儿，解开罗带结；酥胸白似银，玉体浑如雪。”《红楼梦》第六十五回，描写烈女尤三姐时写道：“这尤三姐松松挽着头发，大红袄子半掩半开，露着葱绿抹胸，一痕雪脯。”无论是妖精的“酥胸白似银”，还是尤三姐的“一痕雪脯”，一个共同特征就是“白”。这个以白为美的审美观到今天也始终没变。

唐代歌妓赵鸾鸾同时也是一位女诗人，《全唐诗》收录了她五首描写女性样貌的诗歌，分别是《檀口》《纤指》《柳眉》《云鬟》《酥乳》，惟妙惟肖地刻画了女子的口、手、眉、发髻和乳房。

酥　乳

唐·赵鸾鸾

粉香汗湿瑶琴轸，春逗酥融绵雨膏。
浴罢檀郎扪弄处，露华凉沁紫葡萄。

这首诗描绘了一幅美人出浴图，非常形象地将女性乳头比喻成紫葡萄，开启了中国文坛对乳房在文化层面的描绘，引起后来者效仿。南宋的王偁也有模有样地创作了一首同名诗歌：

酥　乳

宋·王偁

一双明月贴胸前，紫禁葡萄碧玉圆。
夫婿调疏绮窗下，金茎数点露珠悬。

王偁字季平，南宋眉州人，南宋庆元年间担任吏部郎中。可见在那个时代不仅仅坊间歌妓这些下里巴人会描写乳房，就连庙堂之上的达官显贵也有此雅兴。王偁在诗歌开头就开宗明义地点出“一双明月贴胸前”，那是男人心中最完美的形象，可谓直抒胸臆。

《隋唐遗史》曾经讲述过一段关于杨贵妃和唐玄宗的风流轶事。有一次杨贵妃喝醉了，一不小心衣服滑落露出了双乳。一旁的唐玄宗立即伸手捂住，随口吟出一句：“软温新剥鸡头肉。”旁边的马屁精安禄山立即接上：“滑腻初凝塞上酥。”从此，乳房多了一个新的别称“鸡头肉”。这里所说的鸡头肉，其实是一种名为“芡实”的水生植物，果实伸出水面，形状像鸡头，俗称“鸡头”“鸡头果”“鸡头子”“鸡头实”“鸡头米”“水鸡头”等，可作药材。在这里唐玄宗用鸡头肉来比喻乳头，着实非常形象。杨贵妃在历史上以胖闻名，但是在这里我们似乎可以看到唐玄宗或者文人们对她的乳房所在乎的并不是大小，而是质地。

对乳房加以“鸡头肉”的比喻也被后世的文人效仿。明清两朝兴起长篇章回体小说，这些小说对老百姓的市井生活进行了更多、更细致的记录和艺术加工。明代冯梦龙的《醒世恒言》中有一篇《乔太守乱点鸳鸯谱》，里面描写女子慧娘的胸脯：“一对小乳，丰隆突起，温软如绵；乳头却像鸡头肉一般，甚是可爱。”

清代诗人孙原湘写了一系列随笔性的诗歌，叫作《即事》，在《即事·其七》中，把乳房叫作菽乳。“菽”是对所有豆类的总称，比鸡头肉更小。也有人用“菽发”来形容乳房。菽发就是初生的豆苗，何其鲜嫩！

即事·其七

清·孙原湘

水晶帘下恣窥张，半臂才遮菽乳香。
姑射肌肤真似雪，不容人近已生凉。

清代诗人陈玉璂以《沁园春》为词牌写过10首词，对女性的不同部位分别描绘，其中有一首《酥胸》影响甚广。在此词中，既有“徐隆渐起”那种若隐若现的朦胧，又有“菽发”“鸡头”等形象比喻。

沁园春·酥胸

清·陈玉璂

拥雪成峰，挼香作露，宛象双珠。想初逗芳髫，徐隆渐起，频拴红袜，似有仍无。

菽发难描，鸡头莫比，秋水为神白玉肤。还知否？问此中滋味，可以醍醐。

古代的文人也经常互相戏谑，以诗文会友。清初文学家朱彝尊和他的朋友董以宁曾经各自做了一首《沁园春》，专门描写女子的乳房。朱彝尊写道："隐约兰胸，菽发初匀，脂凝暗香。似罗罗翠叶，新垂桐子，盈盈紫药，乍擘莲房。窦小含泉，花翻露蒂，两两巫峰最短肠。添惆怅，有纤褂一抹，即是红墙。"董以宁则说："拊手应留，当胸小染，两点魂销。讶素影微笼，雪堆姑射，紫尖轻晕，露滴葡萄。漫说酥凝，休夸菽发，玉润珠圆比更饶。开襟处，正粉香欲藉，花气难消。"

在这些诗词中有一个共同特点：对乳房的描写，无论是"紫葡萄""鸡头肉"、还是"菽发"，凡此种种比喻，处处呈现出娇小玲珑，若隐若现的美。即使在以胖为美的大唐盛世，也没有见到过丰硕乳房的任何痕迹。在唐朝流传下来的各色绘画中，女子虽然经常是圆脸丰颊，身材微胖，但是胸部或者平平坦坦，或者被衣服、袖子、扇子、器具等遮挡（图 9–6），更不用提像西方绘画那样完全袒胸露乳，或者敞开来哺乳怀中的孩子。这说明，在相当长的历史时期内，乳房并没有成为中国人的主要审美对象。如果把中国浩瀚文学比喻成天空中的繁星，那么这些描写乳房的作品，就像几颗流星划过天空，瞬间消失得无影无踪。

丰乳肥臀

到了现代，受"五四运动"和"新文化运动"的影响，中国开始了主动与世界接轨。文化的互见互融带来了生活方式和观念的变迁。受西方影响，就乳房文化而论，中国文人也开始崇尚起丰硕高耸的女性乳房来。

现代文学家茅盾创作的《蚀》三部曲：《幻灭》《动摇》《追求》，描写了时代背景下作家内心的迷茫、苦闷和挣扎。作家"我实在排遣不开。我只能让他这样写下来，作一个纪念。"把这些苦闷通过"女体窥视"来进行排遣，表达了作家的思维逻辑——男性在女性肉体前的软弱无力。这些作品中充满着对女性乳房的大量描写，无论是频率还是质量。作品中的女性都拥有着一双丰满挺拔的乳房。《追求》

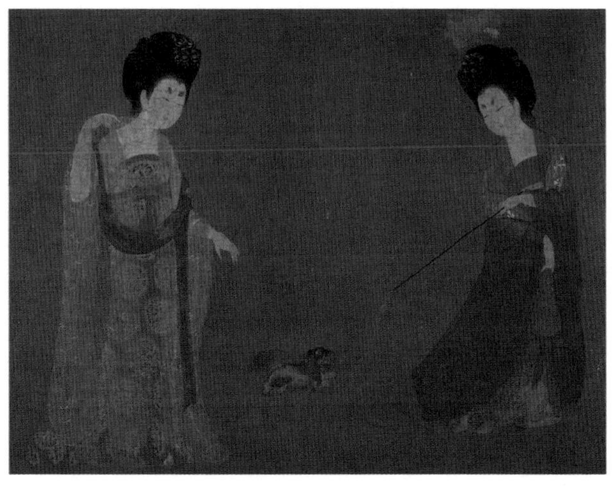

▲ **图 9-6 《簪花仕女图》**
辽宁省博物馆藏（来源：Wiki Pedia）

中章秋柳“两颗樱桃一般的小乳头和肥白的锥形的座儿，随着那身体的移动而轻轻地颤动”。陈建华教授曾写过一篇专门论述茅盾作品中女性乳房意义的论文：《“乳房”的都市与革命乌托邦狂想——茅盾早期小说视像语言与现代性》。《蚀》三部曲虽然对女性的描写不吝笔墨，但这些描写仍然具有鲜明的男性思维烙印，是从男性的角度希望对乳房的占有。小说中女性则把身体作为进行自我抗争的唯一途径。这个时代对乳房的最高赞美非陈独秀的《乳赋》莫属。

任何一种进步都不会一帆风顺。新文化运动带来的妇女解放运动，尤其是女性在衣着方面的裸露和女性对自由的追求，遭到了保守势力的反对。反对者甚至受到了当时北洋军阀政府的支持。作为新文化运动急先锋的陈独秀岂能坐视不管，于是一挥而就创作出这篇惊世骇俗的奇文《乳赋》。你真的难以想象，“从来美人必争地，自古英雄温柔乡”这两句佳作来自于陈独秀对于乳房的集大成的赞美之作。文章对乳房的发育、形状、颜色、质地、动感等作了热情洋溢的歌颂，对封建卫道士们给予了强有力的回击。此文同样没有跳出中国文人乳房观的局限性——局囿于乳房的物理特质和男人对乳房的沉迷，未涉及乳房在哺乳、心理、健康、政治等多方位的功能和角色。

到了当代，尤其是改革开放以来，肥大耸立的乳房已经成了几乎所有女性的向往。在中国当代的乳房文化中，很难找到古代乳房文化的痕迹了。20 世纪 90 年代涌现出一大批优秀的有直观描写的文学作品：顾城的《英儿》、贾平凹的《废都》、陈忠实的《白鹿原》，还有王小波的“时代三部曲”(《黄金时代》《白银时代》《青铜时代》)。这些作品开启了中国当代文学描写性爱的先河，但又不属于情色作品的范畴。书中对性爱的描写是为了作品最核心意义的升华。诺贝尔文学奖得主莫言的代表作之一，书名就叫《丰乳肥臀》，尽情讴歌了母亲的伟大、朴素、无私，以及生命沿袭的无与伦比的意义。

今天，丰满的乳房已经深入人心，无论是男士还是女士。男士喜欢丰硕的乳房是发自内心的本能，毕竟乳房也是女性一个重要的性器官。估计没有人会喜欢“太平公主”。

女士也以拥有一双丰满的乳房为骄傲，这从各种时尚活动中可见一斑。在各大电影节的颁奖典礼上，或者电影、电视剧的发布会上，俊男靓女们是聚光灯的焦点。丰满者故意让它们耸起，以引人注目；娇小者则想尽办法使之看上去丰满。这种需求催生了多个产业，各种丰胸内衣尤其是胸罩琳琅满目，有的甚至采用整形外科手术来达到丰满夺目的效果。

纵观中西方对乳房的态度和审美变迁，我们发现两者有太多的不同。东方是含蓄的、内敛的，描写乳房时在诗句中是难以启齿，欲说还羞；在绘画中更是找不到任何痕迹。上文中列举的少数例子，在表达意境上都是描写对男欢女爱的本能追求，在文字上是温软香艳的，是辞藻的堆砌。西方是直白的、奔放的，不仅语言坦诚，绘画中也进行毫不避讳的大胆裸露，以此来赢得观者的喜悦。除了情色功能之外，还充分展示了乳房的哺乳繁衍、家庭、心理、健康、甚至政治方面的多样化功能。西方的乳房史是一部原味的、立体的、多样的万花筒。

但是，东西方至少在两点上又有着殊途同归之妙。一是早期都是以小巧、坚挺、饱满为美（暂不提远古崇拜）；近现代逐渐走向以丰满、肥腴、高耸为美。二是在文学艺术中，女性的乳房是为了取悦男性，对它的描述也大多是出自男人之手笔，女性从来都是处于被动的位置。

从女性自己的眼光来看，女性希望自己拥有一双丰满乳房，真的是出于自己喜欢呢，还是因为男人喜欢？如果男人们喜欢小巧的乳房，那么女性是否会因此而追求小巧的乳房呢？我们不得而知。书前的读者，你是怎么想的？

从哺乳功能来看，乳房属于婴儿。从情色功能来看，乳房属于男人。从女性为国而战的献身精神来看，乳房属于国家和人民。从经济价值来看，乳房属于商人。然而，虽然乳房仍然是男性幻想的焦点，虽然大部分婴儿仍然需要乳房来存活，但是人们无法改变这样一个事实：乳房是女性的一个器官，是女性身体的一部分。乳房的每一个细胞都与全身系统进行沟通，里面流淌的每一滴血液都会流遍全身。因此，归根结底，乳房属于女人自己。无论男女，最应该关心的是乳房的健康。

Part D
宝贵的脂肪

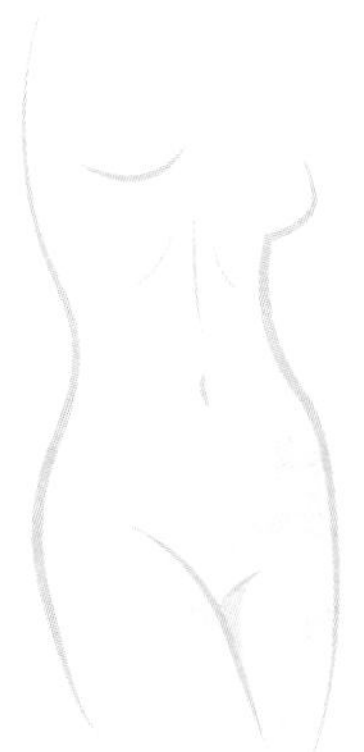

Chapter 10
脂肪整形：美容医生的乾坤大挪移

整形医生可以把你身上多余的脂肪，
从你不想要的地方转移到理想之地，
提升面部轮廓，塑造理想身材。

结合人类数百万年的发展历程，前面我们做过一个合理的推测：人类追求肥胖美是源于对自然的恐惧，而追求纤瘦美才是内心真实的愿望。在“乳房：中西文化比较”一章中，女性对饱满胸部的渴望也是大势所趋，不管这种审美是来自男性凝视还是来自自我认同。

有一则奔驰汽车广告曾说：“饿出来的好身材，总是少了些味道。”在减肥久盛不衰的当下，如何同时拥有纤瘦的身躯和前凸后翘的性感呢？靠节食显然只能变瘦，却不能拥有饱满的乳房和臀部，甚至可能让原本“不富裕的身材雪上加霜”。或许，这正是那句“少了些味道”的另一种解释。

怎么办？脂肪整形手术应运而生。

整形医生可以把你身上多余的脂肪从你不想要的地方转移到理想之地，提升面部轮廓，塑造理想身材。

刀耕百年：脂肪整形的演变

抽脂手术简史

你知道“手术室”是怎么来的吗？在 19 世纪末还没有手术室，那时候的手术环境可想而知。后来德国外科医生古斯塔夫·阿道夫·努博尔（Gustav Adolf Neuber）（图 10–1）发现了这些弊端，首先提出了“手术室”的概念，因此他被誉为现代无菌术的奠基人。要追溯脂肪医美的发展，也与努博尔医生有着不可分割的联系。

1893 年，努博尔医生在德国外科学年会上首次报道了脂肪移植手术。他将患者手臂上的一块脂肪切下，植入眶下缘以矫正骨髓炎后的凹陷畸形。努博尔的这次创新性技术仅限于德语传播，加上手术是采用切割的方式直接进行移植，创伤大，操作也比较困难，后来这项创新技术慢慢就销声匿迹了。

这是历史上首次记录的脂肪移植报道。其实对于脂肪医美领域的应用而言，除了脂肪移植、吸脂减肥，还包括现在的脂肪干细胞技术。历史上关于吸脂的报道比脂肪移植早了 23 年，也就是在 1870 年左右，腹壁皮肤脂肪的切除手术就已经在一些医师手上实施了。

不管是公认的第一次脂肪移植还是第一次吸脂减肥，两者的方式相较于现在都比较简单，甚至可以说“粗暴”。两者目的不

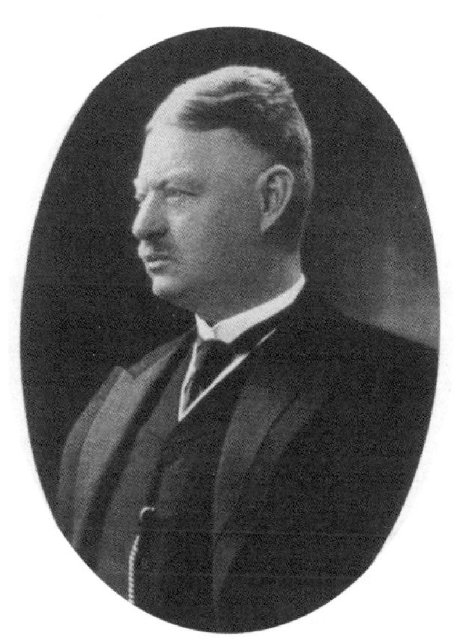

▲ 图 10–1　古斯塔夫·阿道夫·努博尔医生

同，脂肪移植是为了解决美学缺陷或者生理缺陷，而吸脂则是为了减肥塑形。虽然技术有所欠缺，结果也有很大不确定性，也曾经因为再吸收率和油性囊肿问题被按下过暂停键，但庆幸的是脂肪医美在百年摸爬滚打中还是找到了突破口。1972 年，美国一对医生费舍尔（Fischer）父子开发了一种全新的抽吸设备“Cellusuctiotome”（图 10–2），比较安全的现代抽脂技术算是真正意义上开始了。

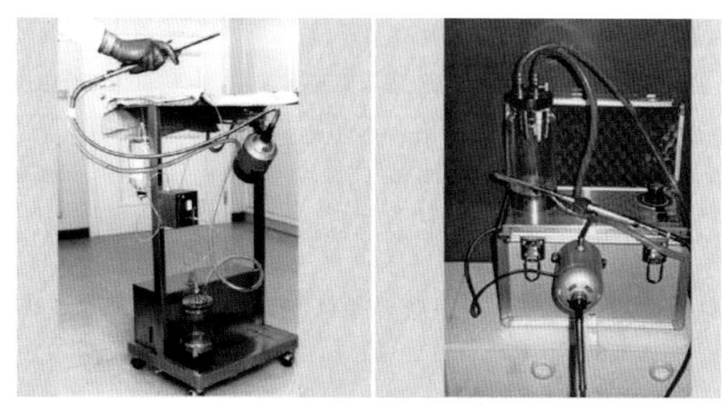

▲ **图 10–2　Cellusuctiotome**

由一个负压吸引器以及抽脂手柄构成，手柄上连接抽脂针。抽脂针内部设计有刀头，脂肪被负压吸入抽脂针，同时刀头旋转剪碎组织，脂肪被快速吸出

早期的吸脂手术被称为“干性吸脂术”（Dry Technique），出血量大。1982 年，法国的外科医生伊夫·杰拉德·伊卢兹（Yves-Gerard Illouz）对费舍尔父子的方法进行了改进。他在抽脂之前往皮下组织脂肪层注射一定量的膨胀液，内含生理盐水和透明质酸钠，使脂肪细胞肿胀、破裂，然后再使用费舍尔父子发明的针头进行抽吸。这个方法称为“湿性吸脂术”（Wet Technique），获得了成功，被全世界医生所接受。

1987 年，上述方法得到进一步改进。为了改变吸脂手术必须进行的全身麻醉，美国皮肤科医生杰弗里·阿兰·克莱因（Jeffrey Alan Klein）往膨胀液中加入利多卡因（局部麻醉）和肾上腺素（收缩血管）进行局部麻醉，可以让患者在清醒状态下施行手术，出血量也大为降低。

技术永远在向前发展，聪明的医生们陆续发明了不同的抽脂技术，例如超声吸脂术、激光辅助吸脂术、水动力吸脂术、冷冻溶脂技术、射频溶脂技术。患者可根据医生的推荐和自己的偏好进行选择。

中国大陆的第一台抽脂减肥手术是 1987 年在济南由周兴亮教授主刀完成的。当时他为一位女士做巨乳缩小手术，发现她腹部也很胖，在患者同意下，医生们小心翼翼地从她的腹部抽出 500ml 脂肪。以现在的眼光看，500ml 相对于动辄数千毫升的抽脂手术来说实在是微不足道，但在当时却开启了中国整形界抽脂减肥的先河。

日渐流行的脂肪医美

你可能永远想不到女性为了变美能付出什么。女性对美的追求可以从 6000 年前的古埃及说起。那时的古埃及皇室女性几乎集齐了化妆品套装：口红、眼线笔、面霜、染发剂、香水等可以说一应俱全。在那个时代这些化妆品的成分大多有毒，人们却一无所知。如果出现问题，轻则"脸上起个包"，重则"地上起个包"。

在关于中国美容文化的记载中，其萌芽约在公元前 1300 多年的商周时期。"燕脂，起自纣。""燕脂"即后来的"胭脂"，就是说胭脂从商纣王时期就已经有了。传说纣王的宠姬妲己就是首个使用胭脂的美人。不难看出，中国女性对美的追求年代比古埃及较晚，但是具有一定的理智。

当前，在西方文化和日韩审美文化的巨大冲击下，中国广大女性的爱美基因也开始"躁动"起来。随着整形行业的兴起，中国女性纷纷加入整形大军。由于早期求美者对许多产品没有正确的认知，盲从性高，再加上缺乏科学的行业监管，商家在利益驱动下铤而走险，导致较多医疗事故的发生。后来，随着科学技术的发展、医生水平的提高、监管制度的完善、信息传播的便捷，我国的整形美容行业从野蛮、浮躁的快速增长阶段进入沉淀期，求美者从早期的盲从变得更加理性，可选择范围也大大拓宽。她们更希望寻求一种无后顾之忧，安全健康的变美方式。

现代整形手段中，脂肪医美独有的特性是其他方式无法比拟的。自体脂肪移植可以让身材更丰满、更性感。其他外源性填充物会产生排异反应，源于自体的脂肪填充完全不用担心这点，填充后的效果也不会像其他填充物那样有边界感且看起来很假。脂肪填充后的乳房、臀部既能满足视觉上的冲击，也能兼具手感追求的真实，且具有永续性。

脂肪医美最大的优势是吸脂减肥和塑身一举两得，而且不会轻易反弹。人体成年后脂肪细胞的数量一般维持在 300 亿个左右（个体会有差异），而吸脂是通过手术方法有针对性地减少脂肪细胞数量。只要手术进行的比较恰当，就可以保证塑形效果的长期性。即使求美者在术后全身又有进一步的发胖，即身体的脂肪细胞进一步肥大，更确切地说是脂肪细胞中的脂肪滴液变大，但因为这个部位的脂肪细胞的数目减少了，所以它在同比例肥大后的总体积也不会很夸张。尽管如此，吸脂术后还是要选择科学、合理的生活方式，改善饮食结构，适当增强体育锻炼，享受自然健康的美好生活。

脂肪是青春的宝藏

对于脂肪的感觉，大多数女生会相当抵触，认为脂肪就是影响自己身材的罪魁祸首，但在我们整形医生眼里脂肪是十分珍贵的。我一般把脂肪称为青春的宝藏、美丽的金矿。见过太多这样的案例，女孩为了变瘦让医生大量吸脂，恨不得一颗脂肪都不留。然而这样吸脂后会出现各种凹凸不平，肌肉外显，别说美观了，甚至会影响到走路等正常功能。看到这种情况，我常常深感痛心，脂肪全被糟蹋了，修复也需要从多个地方寻找脂肪，如果脂肪真的不够，这女孩的一生堪忧。

吸脂手术的发展

吸脂手术经历百年发展，1972 年随着吸脂设备 Cellusuctiotome

的出现才算真正开始，从此吸脂技术进入高速发展阶段。除了技术发展，通过吸脂来重塑面部和身体的审美也在不断发生变化。

审美变迁

★ 第一阶段：哪里胖吸哪里

在吸脂早期发展阶段，很多人求美的目的比较单一，就是要减重。医生的审美也比较单一，普遍的想法是哪里胖了就吸哪里，造成吸脂后的区域虽然确实瘦了，但并不好看。比如，有人喜欢丰满的臀部，但也想要超瘦的筷子腿，于是告诉医生一定要多吸。吸脂后的效果就像一块硕大的石头压在两个细长的杆子上，毫无美感，甚至出现腿部多处凹凸不平、皮肤肌肉粘连等状况。

★ 第二阶段：衔接性吸脂

2000 年左右，韩国、日本等国家吸脂手术已经很成熟，但在审美上停滞不前，依然保留着哪里胖吸哪里的思维方式。医生只对受术部位的脂肪进行抽吸，而对相邻部位不进行相关操作，导致吸脂部位与相邻部位出现“阶梯性变化”，效果突兀、不自然。

这种方式的弊端不断呈现，直到 2004 年衔接性吸脂概念出现后才有所改善。衔接性吸脂是对受术部位与相邻部位的过渡区域进行过渡处理，杜绝“阶梯性变化”，实现自然过渡和衔接，即用总体统筹的审美进行设计调整。一台完美的吸脂手术，一定是加减结合。

★ 第三阶段：形体雕塑

为了达到对形体美的更高追求，我率先在国内提出了形体雕塑理念。雕塑的本质是雕和塑，雕即是减少，塑就是增加。在医美领域中只有脂肪最适合做人体美学雕塑，我们结合解剖学原理和雕塑美学展现人体健康、自然之美。

形体雕塑理念的提出，不止可以满足女性追求的局部饱满与纤瘦，还可以保证整体的曲线美与恰当比例。

形体雕塑美学理念包含三大美学设计要求。

对称性：人体构成严格遵循着对称性，这包括肩、臂、胸、臀和腿等主要生理美学点，也包含锁骨、腰线、蝴蝶背等区域的对称重塑。

黄金比例重塑：人体结构中有 14 个“黄金点”、12 个“黄金矩形”、2 个“黄金指数”，这些黄金比例数据可以快速辅助形体美学设计（图 10–3）。在求美诉求越来越高的当下，审美设计不能完全参照上述黄金比例数据进行打造，需要辩证参考人体美学的标准尺度，考虑其中存在着的“模糊特性”和数据化的刻板性，注意根据求美者自身条件，结合实际做相应的平衡调整。

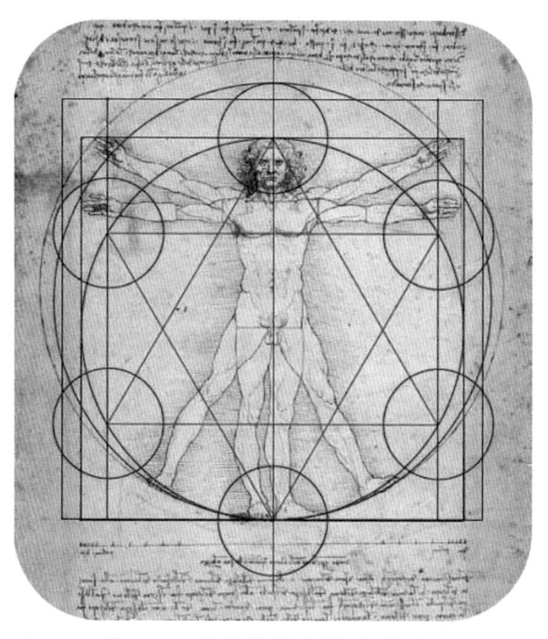

▲ 图 10–3　人体美学对称性与黄金比例

第二性征雕塑：第二性征雕塑除了我们传统认知的胸和臀之外，在现代有了更多的诠释，比如锁骨、腰窝、马甲线等部位。用脂肪精雕后的这些部位，会让男人更男人，女性更女性，更具吸引力。

★ 第四阶段：沉浸式吸脂

沉浸式吸脂不属于形体雕塑美学范畴的创新突破，更形象的描述是：用经验技术和技术突破来实现的一种可互动式的手术体验。

亲眼看自己手术变美是一种什么体验？相信大多数女孩的第一反应都是不敢，主要原因就是怕痛，怕体验感不好。的确如此，手术前的状态，很多女孩非常紧张，有的甚至临阵退缩。如果不是憧憬变美后的自己，谁会愿意承受这些！

以我个人的工作而言，沉浸式手术已经率先开展，形成了成熟完整的技术体系。手术过程中，求美者能亲眼看到自己的变化；如有疑问可随时与医生沟通调整；术中可以拿着手机拍照或刷视频。哪怕做的是形体吸脂，术后也能自己下床走回留观室。这种全新概念的脂肪医美手术体验，大家觉得和轻医美还有什么区别？

过程体验舒适，有互动随时调整，即刻看见自己变美，沉浸式手术的开创将脂肪移植体验感带入 3.0 时代，这与医生技术水平密切相关，也与脂肪移植中最关键的麻醉方式不可分割。

技术发展变迁

人体大多数部位的脂肪组织分为深浅两层脂肪。浅层脂肪较致密且有较多的血管和淋巴管；深层脂肪组织比较疏松，仅含少量血管。人体变胖时深浅两层脂肪均有增厚，但以深层脂肪增厚为主。虽然 1972 年费舍尔父子开发的抽吸设备开启了吸脂新时代，但在肿胀麻醉技术诞生前，为了达到减脂塑形的目的，求美者还是要承担相当大的痛苦。

★ 干性吸脂

正如其名一样，干性吸脂就是在没有注射肿胀液情况下进行的吸脂方式。1979 年，Illouz 在麻醉下对治疗部位用吸脂管借助负压直接抽吸皮下脂肪，注意这里是直接抽吸脂肪。这种方式虽能比较精确判断抽出的脂肪量，但往往更难吸出脂肪，术区平整也得不到保障。另外，干性吸脂吸出的组织成分中，血液可以占到 20%～45%。如此“血腥”也导致这种方式单次不能抽吸较多脂肪。

★ 湿性吸脂

肿胀抽吸术为湿性吸脂。该技术将肿胀麻醉液注射到吸脂部位，肿胀液中包含有利多卡因、肾上腺素、碳酸氢钠、生理盐水等成分，不但能够松解脂肪间隙，收缩血管减少出血，减缓利多卡因吸收时间，而且待脂肪松解后吸脂更容易，大幅度减小损伤。湿性吸脂在临床应用中获得了良好的效果，在世界范围内得到了广泛的推广运用，98% 医生及机构至今仍在沿用。

湿性吸脂也会根据肿胀液灌注量与吸出量的体积关系，分为超湿性肿胀、湿性肿胀、微量湿性肿胀。当肿胀液灌注量大于抽吸量2～3 倍时，称为超湿性肿胀；当灌注量大概等于抽吸量时，称为湿性肿胀；当灌注量小于抽吸量时，称为微量湿性肿胀。与干性吸脂出血量不可控不同，湿性吸脂对于出血量的控制也非常有效。

★ 无渗液・低肿胀麻醉：湿性吸脂 2.0

湿性吸脂的出现，曾是脂肪医美技术长足发展的结果。但在当下，求美者对变美要求越来越高与技术停滞之间再次出现矛盾，求美者希望变美的结果有保证，也希望过程体验更舒适，特别是生活工作压力都很大的情况下，漫长的恢复期显然是不容易被接受的。

那如何平衡求美要求越来越高与技术停滞不前的矛盾，就是医生需要突破的方向，于是就有了更完美的肿胀麻醉技术——无渗液・低肿胀麻醉。

之前的湿性吸脂中，特别是“超湿性肿胀”，肿胀液灌注量大于抽吸量 2～3 倍。可能你对这个比例没有什么概念，比如灌进去肿胀液1000ml，抽吸出来的脂肪+肿胀液可能只有300ml。虽然这样的“超湿性肿胀”麻醉对出血及软组织损伤控制得很好，但也会造成其他问题：那些多余的肿胀液哪里去了？人体只能正常代谢一小部分，剩余的大部分肿胀液就只能通过吸脂针眼“反流”出来，这就叫渗液。

我遇到过的一位求美者，大概 10 年前做的吸脂手术，术后 3 天没下床。床单上全是血水和渗液，丈夫看了都感到害怕。大腿吸脂后的区域也是各种凹坑，患者没有得到想要的美，内心承受着巨大压力。

除了渗液问题，过多注射的肿胀麻醉液“反流”会造成体液随之流失，引起失温症；肿胀液残留，易导致积液，引起人体电解质紊乱，出现乏力、心慌、恶心、呕吐、神志异常以及手抖等症状。除了对生命体征造成不稳影响，这种麻醉方式造成的术区过度膨胀，也会导致医生对术区形态的判断产生偏颇，术后结果不能满足预期，且引起过度扩张的皮肤。如果皮肤弹性较差，会导致皮肤松弛，预期求美效果会再打折扣。

无渗液·低肿胀麻醉完美解决了上述问题。这种麻醉方式从注射方式、成分配比与剂量配比上进行了全面优化升级。注射上是对术区进行均匀、高频率、多层次的注射，这样在全面满足松解脂肪、麻醉与收缩血管等功能的同时，还可以提前打开取脂和填充隧道，提高手术精准性，缩短手术时间，手术安全系数大幅提升。无渗液·低肿胀麻醉摒弃了传统湿性麻醉以橘皮样或者喷泉样为终点反应的特征，灌注量与吸脂量接近于 1∶1。医生可以更精准对术区进行塑形，术区几乎无残留肿胀液，也就没了渗液。求美者术后穿戴塑形衣的时间也有所调整，传统吸脂术后需要佩戴 2～3 个月的塑形衣，通过塑形衣的压迫促进渗液排出及塑形，对日常生活影响非常大；无渗液·低肿胀麻醉只需穿戴 3 天即可。

传统湿性麻醉不仅需要长期的恢复，而且还要面对术后 3～7 天的肿胀高峰，很多求美者在此阶段内心是非常焦虑的。相比之下，无渗液·低肿胀麻醉在提高体验度方面给了求美者足够的舒适度，满足了求美者对美迫切期待的心理。让求美者在术后即刻实现变美愿望，所见即所得，更安心。

当然，看似完美的无渗液·低肿胀麻醉技术，其实也有它的弊端。在注射方式上，无渗液·低肿胀麻醉采用的是均匀、高频率、多层次的注射，这非常考验医生对解剖学的了解程度及技术能力，需要在长期的临床中积累经验，才能更完美操作该项方法。

吸脂手术

脂肪医美正常流程是：首先，医生与求美者见面，与求美者面诊沟通变美诉求并制订变美方案。其次，约定好手术时间并进行相应病史、药物敏感情况与体检。再次，进行美学设计，也就是对术区进行画线以指导医生在操作中更明确操作区域。最后，在消毒、肿胀麻醉注射完成后就可以进行吸脂手术了。

脂肪抽吸的层次

因为脂肪分为深浅两层，对于脂肪抽吸层次一直有一些争议。以往有医生认为，脂肪浅层因包含大量血管与淋巴管，浅层抽吸脂肪会损伤这部分组织，造成浅筋膜内产生瘢痕组织，从而导致抽吸区域的不平整。因此，传统脂肪抽吸一直避免触及浅层脂肪。

加斯佩罗尼（Gasperoni）认为，如果只抽吸深层脂肪而忽略脂肪浅层抽吸，手术具有一定局限性。随着对皮下软组织及浅筋膜系统的深入探索研究，包括脂肪抽吸工具性能的完善、肿胀麻醉技术的出现、加上脂肪抽吸临床数据的积累与探索，浅层脂肪层再次被加入抽吸区域名单。后来也有医生用动物做实验证实了这一点，利用直径小于 2mm 的吸管配合 50ml 的注射器便可有效实施脂肪抽吸手术。经组织切片观察，除了汗腺有部分损伤外，术区表皮与真皮均没有损伤。

当浅层脂肪抽吸被应用于塑形修饰方面后，很多医生经过临床后发现了意外收获——肌肤年轻化。在进行脂肪抽吸时，对术区进行扇形交叉抽吸会对软组织造成一定的损伤，这种损伤会刺激皮肤回缩。在上面提到的动物实验中，术区应激反应下可发现真皮及皮下脂肪组织内的成纤维细胞增生明显提升。成纤维细胞是产生细胞间质的主要成分，它的增生会引起真皮、皮下脂肪细胞间以及毛细血管周围纤维均发生增生，排列有序，且与皮肤纹理一致。皮肤的弹性主要受皮肤中弹性纤维的影响，弹性纤维含量的多少常作为衡量皮肤老化程度的一个参数。因此，浅层脂肪抽吸刺激皮下组织及真皮后，促进了成纤维细胞增生及其合成和分泌胶原蛋白与弹性蛋白的能力，从而收缩皮肤，恢复皮肤弹性活力，实现年轻化。

看起来很有诱惑力的浅层脂肪抽吸也是一把双刃剑。对于经验丰富的医生而言，效果会加倍；对于经验技术不够成熟的医生可能会起到反作用，形成吸脂术后常见的并发症，比如凹凸不平。一般来说，脂肪抽吸层次遵循的原则是深吸浅塑：对深层脂肪多吸解决脂肪堆积问题，浅层抽吸则需要保留 1～2 毫米功能性脂肪，塑造平整度。不管深浅，都要兼顾整体与细节的衔接。

小针眼，大文章

求美者希望变美的结果是自然，让人看不出痕迹。但因为脂肪抽吸受针眼选择的位置、针眼开口大小、针眼的保护、吸脂针的材质、吸脂的频率、后期护理、是否瘢痕体质等因素影响，针眼可能在不同医生操作、不同求美者体质中呈现不同的表现“痕迹”。那如何让针眼看不出痕迹呢?

根据无痕的要求，针眼一般选择在隐蔽区域，比如术区为额头时，可以选择在发际线；上臂吸脂可以选择在腋窝下或者手肘处的褶皱区域；大腿吸脂可以选腹股沟与阴阜相交区域。如果没有隐蔽区域也尽量选择不外露的区域，最好遵循不对称原则。针眼选择的另一个重要考虑因素是尽量少：通过一个针眼能够实现多个部位的操作，这样的针眼选择才是最合理的。

除了美学性要求，针眼选择在医疗方面也有要求。由于吸脂操作一般是扇形通道交叉，这样能够保证术后的平整。如何通过针眼选择实现这样的扇形通道交叉，也需要医生根据术区进行精心布置。

一般而言，根据吸脂针量身打开的切口结合针眼保护器，并使用材质合规的吸脂器械，不是瘢痕体质的求美者几乎不会留下痕迹。如果医生技术不熟练，手术时长增加，就会加重对针眼处的摩擦，造成针眼术后色素沉着或者产生瘢痕。

科技与手工的较量

人类区别于动物的最大优势之一就是会使用工具。自从肿胀麻醉打开了脂肪医美新大门之后，吸脂方式也是百花齐放，不只求美者眼花缭乱，很多整形医生也不明所以。

★ 超声辅助吸脂术

超声吸脂术可分为体内超声辅助吸脂术和体外超声辅助吸脂术。这两种技术都是在肿胀麻醉的基础上，作为临床吸脂术的一种辅助手段，其原理是通过超声波乳化使脂肪组织溶解成乳糜状，最后将乳化后的脂肪组织用负压抽吸方法吸出。

体内超声辅助吸脂术可追溯到1992年，意大利学者Zocchi发明了超声辅助脂肪抽吸术并逐渐推广应用于临床。超声吸脂器由超声发动器、超声传感器、连接线及钛金属探头组成，其原理是通过一种磁性转换器或压电晶体将电能转化为机械振动，然后通过钛金属探头将振动放大并靶向作用于脂肪组织，使脂肪组织内的流体压力发生交替性的膨胀或收缩，引起“空穴”效应，将细胞膜破坏，甘油三酯、肿胀液及细胞内液溢出形成乳化的脂肪。超声吸脂术通过超声波将脂肪乳化或震碎，加强了脂肪的吸出。术中出血少，可有效减轻术者的工作强度，在临床被广泛应用。体内超声辅助吸脂术因为自带热能可实现即时性收紧皮肤的作用。热能把握需要经验丰富的医生来操作，操作不当容易灼伤皮肤。因为体内超声辅助吸脂术是对脂肪的破坏性吸脂，所以该种方式吸出的脂肪不能应用于自体脂肪填充。

体外超声辅助吸脂术可追溯到1998年，Silberg等报道了体外超声吸脂术，利用高能外源性超声波作用于皮下组织，其振动可以引起组织的微机械创伤及局部高温，高振幅超声波可以使液体以极快的速率膨胀，产生微气泡，从而导致空穴效应。液体的气化改变使局部组织的细胞分子产生较高的加速力、切变力、温度以及体积增大，导致脂肪细胞破裂，被负压吸出。

★ 电子吸脂术

1995年，意大利A1do Bertani教授经过多年的研究及临床实践，首创了L.E.M医用电子去脂机（无切口脂肪雕塑）。这是继肿胀负压吸脂、超声吸脂技术之后的一项先进且安全有效的去脂方法，使吸脂术得到进一步的发展，有效降低了吸脂的创伤和并发症的发生，是一种在当时比较先进和安全有效的吸脂方法。

★ 激光辅助吸脂术

1994 年，激光辅助吸脂术在临床试验中得到应用。该技术是采用特殊波长激光作用于脂肪组织，使脂肪组织变得松散，同步负压吸出。这种吸脂方式在少量溶脂的情况下可自行代谢消除即可，适合面部、颈部等小面积吸脂；对于大腿腰腹等部位，多余的需要负压吸取出来，即时效果不明显，需要较长时间看到效果。

与传统吸脂术相比，在吸脂量相当的前提下，激光辅助吸脂术可以有效地减轻求美者术后局部的瘀斑、肿胀和不适感。组织学观察发现，激光能够使局部小血管凝固，并促进胶原蛋白再生重组，减少术中及术后出血，改善皮肤弹性。经过近年的不断改进发展，激光辅助吸脂术已经在欧美国家广泛使用。

★ 共振吸脂术

1997 年，欧洲整形医生发明并推出了共振吸脂术。其原理是脂肪抽吸管在共振发生器的控制下，抽吸管产生与脂肪细胞固有频率相同的机械性共振波，选择性地将脂肪组织破碎并吸出。脂肪组织呈柔软的团块状，血管及神经组织呈稍韧的条索状。脂肪组织与血管、神经组织相比，其生物理化性状差别较大，固有振动频率相差也较大，所以与脂肪组织发生共振的脂肪抽吸管可准确地选择靶目标脂肪组织团块，只破碎脂肪组织，而有效避免误伤皮肤、血管及神经组织。

★ 水动力吸脂术

水动力吸脂术采用螺旋式水刀，通过加压水流作用于脂肪组织，有选择性地分离脂肪细胞并同步回收。从医生的角度而言，水动力吸脂术因为边喷水边抽吸，加压水流会干扰医生对脂肪厚度的判断且增加手术时间，而且这种方式会对韧带造成一定损伤，不适合皮肤中、重度松弛人群。吸脂后容易加重皮肤松弛、凹凸不平等现象。

★ 纯手工吸脂术

上述各种仪器与吸脂方法，其独特设计能满足大部分求美者的吸脂要求，但如果想要追求更好的瘦身塑形效果，仪器反而束缚了医生的能力发挥。

杨绛先生在《百岁感言》中说："上苍不会让所有幸福集中到某个人身上，得到了爱情未必拥有金钱；拥有金钱未必得到快乐；得到快乐未必拥有健康；拥有健康未必一切都会如愿以偿。"

在奢侈品带来的人生价值不断提升的当下，那些通过大师以匠心雕琢的珠宝名饰被人视为珍品，但要知道，女性最大的奢侈品恰是自己本身。如何让自己的容颜和身体成为奢侈品，释放风格化的魅力，这就需要整形医生们以艺术的眼光进行精雕细琢。

纯手工吸脂在吸脂效果、塑形与术后并发症上，会因医生水平而呈现出天壤之别，医生能力越强，手工吸脂后呈现的效果越佳。如果顾客皮肤严重松弛或过度肥胖，医生也需要借助一些仪器辅助。所以，真正好的手术不只是技术方面的专攻，更需要思维灵活、美商在线和对每一台手术倾注的情感。

乾坤大挪移：自体脂肪移植

自体脂肪作为填充材料，它的优点包括与身体融合性更强，不会发生排异，效果更细腻，更真实自然，具有永续性。因此，脂肪在医美填充领域占据着很大空间。除此之外，我多年的临床经验证实，脂肪填充不只能填充传统认知的面部、胸部和臀部，还可以进行颅型重塑，通过改善颅型，解决头和脸的比例，让人的气质大幅提升。

脂肪的纯化处理方法

尽管脂肪填充已广泛应用于整形美容手术，但脂肪成活的不可预测性仍是该技术的一个重要问题。从取脂、脂肪的处理到填充过程中，每一步脂肪活性都有一定的折损。目前来看，影响脂肪存活关键的一步还是脂肪的纯化处理。脂肪纯化的目的，是通过不同的纯化方法保护活性脂肪细胞和脂肪干细胞的同时，尽可能去除杂质。

★ 静置法

在众多脂肪纯化方法中，静置法是比较简单易行的方法。通过静置沉淀，脂肪可以根据成分比重自行分层，在分层后去除油脂、肿胀液及血液等成分。静置法因没有外力作用，对脂肪的干预很少，破坏小，但去除杂质的效果也略有不足。有医生经过实验证明，静置法纯化后的脂肪细胞保存得更完整，但残留的油脂、肿胀液及血液成分等杂质含量也更高，特别是肿胀液中的利多卡因可明显降低脂肪细胞活性；油脂也可导致脂肪移植后形成脂质空泡，对脂肪成活不利。血液成分主要包括血浆、血小板、红细胞、白细胞等。早期的血浆营养对移植物的成活至关重要，尤其是富血小板血浆（platelet-rich plasma，PRP）中的生长因子可促进新生血管形成，从而降低脂肪坏死和纤维化。但由于临床中脂肪抽吸物的 PRP 含量较低，因此促进脂肪成活的作用并不明显。脂肪抽吸物中存在的红细胞、白细胞、细胞碎片、炎症因子等会加重炎症反应，进而导致脂肪坏死、吸收，因此不利于脂肪的长期成活。

综上所述，静置法处理过程简单，脂肪细胞保存较完整，但残留的油脂、肿胀液、血细胞可增加移植后的炎症反应，降低脂肪的成活率。随着处理方法的不断进步，整形外科医师期望在保存脂肪细胞的同时尽可能去除杂质。相比欧美女性，亚洲女性的乳房、臀部普遍较小，皮肤张力大，可填充空间更少。因此临床中静置法的应用越来越少。

★ 洗涤静置法

用生理盐水或者乳酸林格液对脂肪进行洗涤后再静置分离的方法。通过洗涤，可去除单纯静置法中易导致炎症反应的杂质，比如油脂、血液、肿胀液、红细胞等，保留更多内皮细胞和间充质干细胞，有利于移植脂肪的成活。

有研究表明，脂肪中的红细胞也会影响移植脂肪的成活。红细胞在降解过程中会释放血红素，血红素可以直接损伤脂肪细胞活性，激发炎症反应并加重组织损伤；同时血红素还能增加活性氧自由基。自由基是机体氧化反应过程中产生的有害化合物，具有强氧化性，可损害机体的组织和细胞，进而引起慢性疾病，加速人体衰老。这也证明了对脂肪的纯化中洗涤的重要性。

★ 洗涤过滤法

洗涤法和过滤法可相互结合，以最大程度去除杂质，保留活性脂肪细胞和脂肪干细胞。过滤法中除了传统的金属筛网和纱布过滤外，Puregraft 系统和 Revolve 系统是常用的两种商用洗涤过滤系统。相比静置法和离心法，该方法处理后完整脂肪细胞计数更高，油脂、肿胀液、血细胞等杂质含量更低，术后体积保留率也更高。两种系统的处理废物中组织颗粒多小于 300 微米。其中 Revolve 系统的搅拌桨上截留了较多不可移植的纤维束，保留了更多活性脂肪细胞和血管基质组分（stromal vascular fraction，SVF），细胞处理效率更高，经济成本更低。

★ 棉垫法

和静置法比较相似，棉垫法也是一种操作简单的非创伤性脂肪处理方法。医生们将取到的脂肪在吸水性好的非粘性医用无菌敷料上轻轻滚动或者用刀柄轻柔，从而去除油脂、肿胀液、血液等杂质。棉垫法对杂质的处理效果很好。通过该方法进行的脂肪移植，血运建立更快更好。棉垫法也有局限，不适合处理大量的脂肪，因此也决定了棉垫法对脂肪的处理只适合精细化部位的填充。

★ 离心法

20 世纪 80 年代以来，整形外科医师开始采用离心法处理脂肪，其原理类似于洗衣机的脱水功能，通过设置离心速度和离心时间来完成脂肪的纯化。离心法可去除大部分杂质，这种去除杂质的能力与设定的转速和时长成正比，同时对脂肪细胞的损伤也有所增加。因此，离心法也存在诸多争议。

★ 定制离心法

离心法脂肪纯化是一把双刃剑。它的争议来源一方面是如何权衡杂质的留存与脂肪细胞的完整度之间的对冲；另一方面则是很多医生忽略的一个问题，那就是个体之间脂肪大小与成分比的差异。

这导致了在习惯性或者大多数医生采用的设定下，脂肪纯化产生不同结果。

如何规避这样的问题？我提出了定制离心法。正如其名，定制离心法是根据求美者个体脂肪情况专门制订的离心方案。看似没有标准的方法，其实是用医生的经验规避离心机自身的弊病，实现脂肪纯化的最大化收益。

这里插一个小花絮，之前文中说过人胖的原因是脂肪细胞的增大，而不是脂肪细胞数量的增加。在不同胖瘦、不同年龄下，人体的脂肪都有区别。大多数生活作息规律的胖女生，其脂肪大多呈现健康的黄色，而且脂肪抽吸也比较容易，医生会很有成就感。当然，这个成就感也并不一定是好事。很多医生或许因为求美者强烈要求多吸，或许沉浸于自己吸脂技术的高超，就为悲伤的故事埋下了伏笔：过度吸脂造成了术后凹凸不平，甚至皮肤肌肉粘连的情况。还有些人，比如年龄大、经常熬夜生活不规律的人，其脂肪品质很难呈现金黄色，而且纤维组织比较多，医生吸脂的时候会比较困难。

讲这个花絮是想告诉大家，个体之间身体素质有差异，脂肪也会有差异。用同一种方案离心纯化不同的脂肪细胞，得到的脂肪纯净度和活性也一定有偏差。定制离心的方法虽然能够规避这些问题，但同时也有很高的门槛，能够稳定操作的前提是要求医生具有大量的脂肪医美经验，明确判断脂肪深浅分布的区域、厚度，能够通过看、问、摸、捏、提等方法精准预判求美者的脂肪品质，这也是在众多吸脂方式中，我为什么推崇纯手工吸脂的原因之一。

审美“融陈出新”

当代时尚女性，不同风格释放的美让很多求美者羡慕不已。“三分技术，七分审美”，我国的大多数整形医生一直采用传统的“四高三低、三庭五眼”来进行美学设计，但是这种方法并不能完全满足求美者对风格化、精细化的审美追求。

那中国容颜美的标准是什么？我在深入研究中国文学、人像雕塑、传统美学等领域的知识后，基于中国人五官、骨骼特点，在中式传承包括传统审美“四高三低、三庭五眼”基础上，融合西式审美与时代审美，将这些元素与个人底色结合，提出了“新派华颜美”理论，主张打造更适合中国人之形、神、韵的自然美。一方面，它具有中国传统容颜审美中的温婉、柔和等共性；另一方面，它也兼顾不同地区、不同民族人群的个性特征，不一味模仿千篇一律的泛滥审美。

新派华颜美体系包含以下 4 个特性：

- 时代性——传承中华五千年文化美学底蕴，融合时代审美和国际审美。
- 医学性——符合东亚人种的医学生理形态。
- 社交性——符合国人文化环境属性及社交需求。
- 美学性——面部三线九点法 + 形体雕塑美学（高级 + 高定）。

在美学性中提到的三线九点法，也就是新派华颜美的美学核心技术方法（图 10–4）。国内目前有上千名医生在使用三线九点法为求美者做美学设计。以该方法为主题的论文成功刊载在 SCI 期刊 *Clinics in Plastic Surgery*（《整形外科诊所》），是目前唯一一篇以美学设计方法入刊的论文。它改变了“四高三低、三庭五眼”传统审美模糊化、宽泛化的弊端。

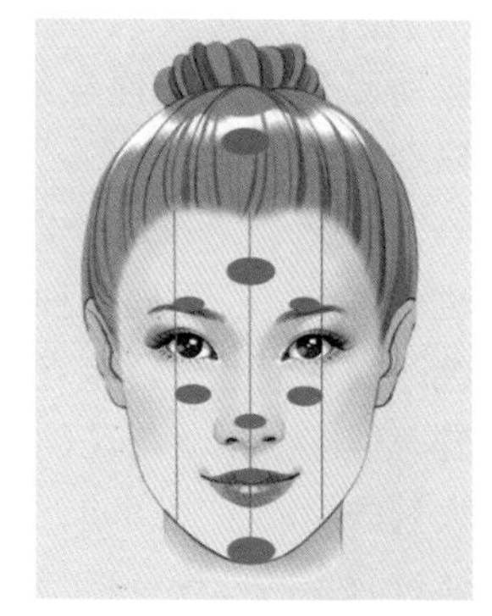

▲ **图 10–4** 三线九点法美学示意

“新派华颜美”技术体系

“三线”是指面部中轴线和两条角膜外缘线，三线之内做加法——立体塑形；三线之外做减法——脸型修饰。“九点”是指“三线”之内包含颅顶、额心、眉弓 ×2、鼻梁、苹果肌 ×2、唇珠、下颏的九个填充区域。

现在很多医生在做面部脂肪填充时，依然习惯用传统的加减法来操作，这里凹陷填进去一些，那里饱满吸出来一些，这样操作最大的误区就是忽略了加减法在正确地方的灵活运用，一味的以加法去弥补凹陷保证线条流畅，却造成了脸大一圈的效果。

三线九点法很好地解决了这样的问题。比如有的女生颧骨突出，颞部凹陷，很多医生第一想法就是在颞部填充脂肪，这样填充起来颞部的确能丰盈一些，但其实脸也会随之显宽、显大。想要规避这样的问题，通过在颧部做不开刀降颧骨的操作就可以解决。具体到操作时，可以在颞部、颧部、颊部这三个区域做一个针对脂肪、皮肤软组织、肌肉的整体形态改善，以此降低颧部高度来衔接与颞部的曲线，不用填充颞部一样能保证弧线流畅，这样做最大的好处就是更显脸小。

苹果肌的秘密

通过三线九点法可以发现，面部轮廓与立体感的重塑是可以采用填充与吸脂进行的。吸脂一般是针对轮廓的重塑，而填充是提升立体感。但在面部脂肪医美上，很多求美者术后会出现明显的馒化现象，这种情况主要体现在苹果肌过度填充，看起来充气感很明显，又假又僵，笑不笑都是一个效果。

要弄明白为什么会这样，我们要知道苹果肌的定义。苹果肌主要是指颧骨前的部位，微笑或做表情时会因为脸部肌肉的挤压而稍稍隆起，看起来就像圆润有光泽的苹果，得名“苹果肌”。有的医生为了追求更好的效果，不是过多填充就是浅层大量填充，导致了馒化现象出现，甚至还会因为下垂加速衰老。那要如何规避这类问题呢?

首先是动静结合做判断，在微笑与无表情之间寻找更符合这种规律的填充层次与填充量，要保障填充后的效果是静态时微微隆起，笑起来自然充盈。

其次是填充层次与方法的把握。苹果肌属于表情肌，是一类扁薄的皮肌，位置浅表，位于面部浅筋膜面，起始点均为颅骨的不同部位，止点均为面部皮肤，表情肌全部由面神经支配。人类有别于动物的喜怒哀乐等细微的面部表情，是由不同组合的表情肌协同收缩并牵动皮肤来实现的。

因为表情肌的特殊性，法国整形外科医师与解剖学家 Roger Amar 提出了自体脂肪表情肌内注射技术，指的是通过精确掌握患者的个性化结构，将脂肪准确地注入到面部表情肌的周边筋膜或是填充到面部脂肪垫。该方法以自体脂肪注射填充，具有创伤小，安全性高等优点。与传统方法相比，该方法注重对解剖结构的精确把握，更偏重深层填充，患者术后的肿胀比较轻，能提供长期稳定的效果。

明确了填充的脂肪颗粒与层次，在操作中也需要配合独到的操作方法才能最大程度弥补脂肪填充中脂肪容量的缺失，实现立体感的提升，解决抗衰老的难题。

“现代脂肪移植之父”西德尼·科尔曼（Sydney Coleman）教授著有脂肪填充经典之作《科尔曼脂肪注射——从充填到再生》，他首先提出了 Coleman 技术。Coleman 教授认为，脂肪移植中影响存活率最重要的就是填充这一步！脂肪最终都是要被填充到需要的部位，而且需要有血供。用来填充的脂肪并不是成块的，而是被处理成细小的脂肪颗粒，所以就更需要有足够的血液供应才能够很好的存活下来。Coleman 技术又称为结构性脂肪移植技术，该技术植入脂肪时，快速地插入钝性针管产生隧道，快速地后退注入脂肪到受区。根据面部脂肪颗粒大小，1 毫升脂肪分 10～50 个隧道后退式多层次填充注射。

在这两种方式基础上，我再次进行了优化，提出了 W·FAMI 表情肌激活术，即将纯化后的脂肪按大中小不同规格填充到表情肌下、深层脂肪、浅层脂肪等不同层次上。表情肌下进行脂肪移植可以通过脂肪的活性营养肌肉，恢复肌肉内血供，增强肌肉支撑力与抓取力；脂肪深层填充弥补脂肪室容量缺失；浅层脂肪填充采用乳糜化脂肪做抗衰与细腻度、平整度的维护，从而实现源于深层的面部抗衰、表情饱满、各个表情位之间的协调自然，整体呈现圆润、年轻、向上的青春活力。具体操作要点如下。

✓ 多层次、多隧道注射。脂肪移植的关键是让移植的脂肪组织最大限度地提高与受区组织的接触面积，多层次多隧道也是让脂肪更大限度地接触原组织。

✓ 微量注射。注射一团块脂肪会使移植的脂肪与有血供的组织相距太远，脂肪得不到有效的营养和呼吸，从而使未接触部位的脂肪坏死或吸收，这可能会导致不平整。因此面部填充时需要进行微量注射，如一次注射量是 1 毫升，眼周更少。

✓ 球氧退针注射。当注脂管到达所需位置后，开始回撤进行点状快速均匀注射。随着注脂管回撤，被撑开的位置回缩，刚好覆盖住注射进去的脂肪。

✓ 均匀注射。每个注射通道的每个点上面注射少量的脂肪是结构性脂肪移植成功的关键，目的是为了脂肪颗粒得到周围的毛细血管的血液供应。

✓ 钝针注射。钝针设计对血管、淋巴等组织造成的损伤小。钝针注脂管前进时，是自然的分开组织，避免损伤皮下组织结构。回撤时包裹住脂肪组织，脂肪的成活更加稳定。

脂肪能用来隆鼻吗

对于隆鼻与丰下巴，很多人更偏向于塑形性更佳的材料，比如玻尿酸和软骨。玻尿酸的优势是微创，但缺点也很明显，代谢快，填充不好容易透光。不管是鼻软骨还是肋软骨，都是隆鼻比较好的选择，只不过很多求美者还是欠缺勇气。

那通过脂肪移植能不能隆鼻呢？很多人会觉得脂肪细胞是软软的，对于隆鼻这种塑形性要求较高的区域是无法满足的。但事实证明，脂肪移植对于隆鼻和丰下巴有着很不错的效果。

脂肪隆鼻要遵循的一个原则首先是结构性脂肪的应用。结构性脂肪是将脂肪纯化后分离出大颗粒、中颗粒、小颗粒等脂肪。在用脂肪隆鼻的过程中，可以将大颗粒脂肪作为基础塑形。除了利用结构性脂肪，脂肪如何填充的手法也很关键，传统的填充方式对鼻子追求的翘的形态的确很难保证，而通过垂直点状注射大颗粒脂肪，利用鼻背腔隙本身的张力与脂肪颗粒的搭建，可以获得一个稳固的基础，填出很好的效果。

填充下巴也是同样道理。在尖下巴审美被淘汰后，下巴追求的形态是一种自然的弧度过度，甚至平下巴也有它的专属魅力。具体填充怎么样的形态，要根据求美者个人的面部基础进行协调设计。比如男生的下巴，为了增加一些体现男性魅力的特点，也可以在填充时人为构建一条沟，让下巴更性感。

如何拥有曼妙的身材

对于形体美学，国内外也有着巨大的差异。欧美、非洲等国家的女性，身体会更加丰满，乳房饱满，臀部圆翘。而在我国，天生具有这种身材的女性比较少见。国内女性的骨骼结构决定了她们的身材更纤细，更优柔，虽然没有火辣辣的性感，但是别具东方含蓄的美韵。

对于变美而言，无论是附属于男性凝视下的审美，还是受西方思想的冲击，国内对丰胸与丰臀的诉求在不断上涨。脂肪应用于丰胸与丰臀，源自于其永续、自然真实、没有排异等特性，成为众人选择变美的主流方式之一。

对于采用自体脂肪丰胸的诉求，如果要求高，难以一次达到满意效果。比如从 A 到 D 罩杯，脂肪丰胸不可能一次填充如此多的脂肪量来完成，需要 2 次甚至 3 次才能达到这个效果。如果只要求 A 罩杯到 C 罩杯，一般是可以单次实现的。当然这也要考虑求美者的基础条件，比如胸部的皮肤张力大不大，脂肪存储量够不过多。另外，在填充时也需要讲究一些方式方法。

传统意义上的丰胸只有填充，也就是加法，这是固定思维。而在我眼里，丰胸不只是加法，也包括减法的存在，效果会事半功倍。胸部的填充需要考量的是成活率，填的越多成活率反之就降低。如果在丰胸的同时对周围区域做减法，比如副乳的变薄，这样就可以视觉增大胸部。这样做的好处一是可以让身材更完美，另外一个就是保证了脂肪的成活率。如果求美者胸部张力大还填充了大量脂肪，不能得到足够血氧的脂肪必然会有一些液化和吸收，效果反而不如少量多填。丰臀的道理同样如此，在追求臀部饱满圆翘的同时，可以通过改善妈妈臀，重塑腰线来视觉增大臀部。

这些只是单独的饱满胸部或者臀部的一些技巧。真正的形体雕塑法不局限于前凸后翘的性感，追求的更是曲线的极致美与黄金比例的呈现。“肚脐以下全是腿”，这句话充分诠释了大长腿的吸引力。但在国内，女生的身材比例并不完美，大多数呈现的是 1∶1（以肚脐为分割），会显腿短，也会显个子矮。

如何改善身体比例

如何改善身材比例，很多人会觉得这不太现实，但确实有一定的方法可以实现视觉延伸身高。如果说脂肪的乾坤大挪移是将脂肪搬运到了它该去的地方，那么形体雕塑就是将身体部位进行了改变。

在传统的身材雕塑中，丰臀就是丰臀，医生要做的事情就是让臀部看起来大、圆、翘。这种方式对于 1∶1 身材的人而言要特别小心。臀峰区过多填充的脂肪在短期内会有明显的变翘效果，然而较长时间后，臀峰区填充过多的脂肪会因为没有支撑而下垂，不仅臀部形态难看，而且会让身材更显笨重。

针对如何改善身材比例的问题，我提出了自己的方案：“以腰做臀，以臀做腿”，具体操作就是将臀的高点位置上移至臀顶处，重新构建臀峰，臀下缘做减法并通过衔接性过渡，变成了腿。如此一来，臀与腿的位置整体上移了，腿更显长。

除了大家比较熟悉的吸脂、丰臀、丰胸、包括腰腹的重新打造，脂肪在身体各部位都可以进行塑形操作，传统吸脂中所谓的“禁区”在水平高超的医生那里也能得以突破。现在，形体雕塑迎来了“全面”提升的时代，比如脚踝瘦俏，膝盖骨感，对于第二性征提升的部位包括马甲线塑形、人鱼线再造、麦凯斯菱再造、竖脊肌性感凹再造，丝滑背再造等等。这样的“脂肪乾坤大挪移”，吸引了许多消费者的青睐。

脂肪医美技术在整形美容中发挥着越来越重要的作用，越来越受到医学界和广大消费者的关注和青睐。在脂肪移植领域，随着新技术的不断出现和完善，脂肪移植的成功率和效果将进一步提高。与光电美容、注射美容的结合，脂肪医美更加完善，效果会更明显。但在此也要提醒求美者，脂肪医美的本质属于医疗行为，要严格遵循标准进行。求美者们选择脂肪医美一定要到正规的机构，选择有经验的医生，这样才能获得安全、自然、安心的美。

Chapter 11 干细胞与真实世界研究

细胞中也蕴藏着丰富的哲学思维。

生命是一个复杂、严密、高效运转的系统。人体由 40 万亿～60 万亿个细胞组成，每一个细胞就是一个高效运作的生命体。人体所有的细胞都来自于一颗受精卵，受精卵分裂、分化，形成胚胎，最终发育成为一个高度复杂的生命个体。是什么在背后操控着发生的一切？生命本身是如何运行的呢？细胞又是如何在复杂的微环境中进行信息的传递和交流呢？接下来，我们进行头脑风暴，从更高维度来理解一下生命的奥秘。

一花一世界，细胞之神奇

在现实案例中，一位老人在注射免疫细胞 6 个月后，前额生长出许多黑发，眉毛中白色眉毛的占比也在逐渐缩小。很显然，他在一定程度上出现了逆生长。

他表现出的头发和眉毛变黑，其实是体内黑色素细胞被重新激活的表现。人体本身是一个有机的整体，如果有部分细胞从沉默状态被重新激活，那么整个人的身体都有可能处于被激活的状态。随着对生命科学研究的深入，“返老还童”“长命百岁”这些以前被认为遥不可及的神话正在逐渐变成现实，这些高科技成果在不久的将来有望走进千家万户，惠及普罗大众。

旧时王谢堂前燕，飞入寻常百姓家！

长期以来，科学家在细胞领域做了大量前瞻性的研究，但依然不够透彻。如果我们打开一个细胞，真正走进细胞内部，我们就会惊讶地发现，原来一个细胞就是一个世界！这个世界错综复杂却井然有序，它拥有一个非常发达的高速网络系统，每条高速网络都处于高效运转的状态，不停地制备并运输着各种物质如糖类、蛋白质、脂类、无机盐、维生素等。细胞结构如图 11–1 所示，内部拥有许多大大小小的叫作“细胞器”的工厂，有细胞核、线粒体、高尔基体、核糖体、溶酶体、内质网、中心体等，每个工厂都有自己独特的功能。比如线粒体是细胞的能量工厂，无时无刻不在生产着新的能量供应生命的运转。细胞内部的各个组成部分以及细胞与细胞之间都存在着各种信息的交流。

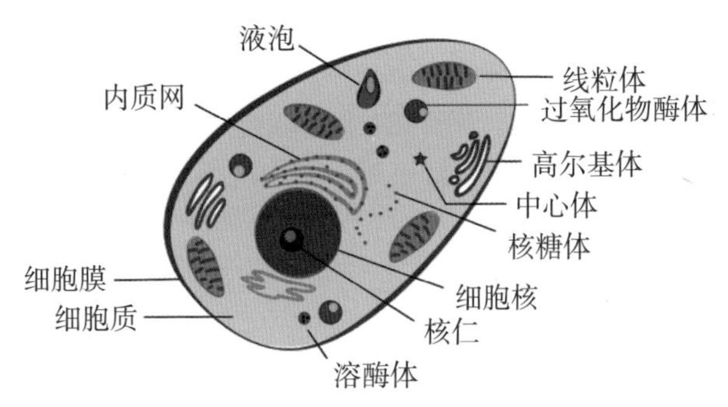

▲ 图 11–1 细胞内部结构图

来源：公版 /Wiki Pedia

图 11–2 是哈佛大学生物系用 X 线、磁共振、冷冻电子显微术等技术获得的一张细胞内部更为精细、更为震撼的照片。要知道，这张照片扫到的区域不到细胞体积的 1/80，其复杂和精密程度让人叹为观止，甚至让人怀疑进化论。如果把一个细胞比作一座城市，那么可以想象，这座城市要生存和发展，它所需要的资源是非常庞大的，大到水资源、电力资源，农田、商场、餐厅、服装厂、垃圾场，小到冰箱、彩电、针线、纸张，单单依靠这座城市本身的资源是无法实现的。它必须不停地与外界进行交流，进行物质和信息交

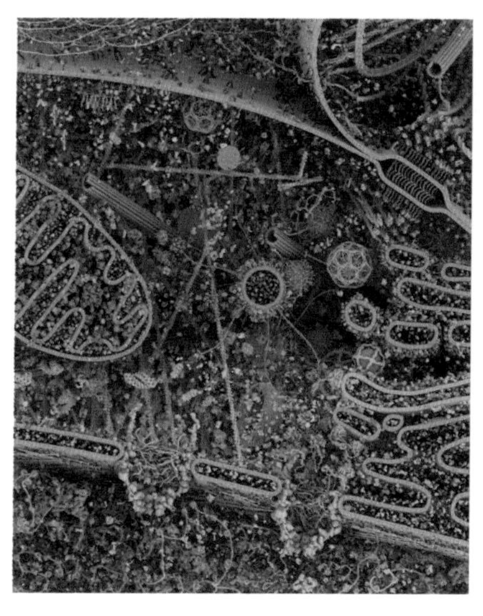

◀ 图 11-2 人体细胞模型“细胞景观”

“细胞景观”是一张细胞内部精细结构图片，展示出细胞内部的结构极为复杂和精密。“细胞景观”是迄今为止最详细的人体细胞模型，使用X线、磁共振和冷冻电子显微技术生成（来源：Evan Ingersoll 和 Gael McGill，Digizyme 的 Molecular Maya 定制软件制作）

换，从其他城市获取各种原材料，向外输送自己生产的物资。细胞也一样，它除了自己合成一些物质进行消化外，还需要从外界不断地索取各种原材料，如水、氧气、糖、蛋白质（包括氨基酸和多肽）、脂类、维生素、无机盐等，并运往内部各大工厂进行组装和改造，以此来保障自身的正常运转。如果有零件损坏，它也会将其标记，并进行再次循环。

细胞是一个非常神奇的世界。我们都知道细胞是组成生命的最基本的结构和单位，这样一个最基本的单位都拥有着如此复杂的系统，那我们每个个体，每个生命岂不是更加复杂，更加神奇？虽然我们还无法从底层逻辑去完全认知生命，但是我们却可以充分利用好大自然给我们的各种工具，以此来达到我们的目的。

生命科学研究目前处在哪个阶段

在此，我们将人类的工业革命各个阶段拿出来和生命科学研究做一个类比，来帮助大家更好地了解我们目前对生命的研究处在哪个阶段。

第一次工业革命称之为机械工业文明，就比如全自动的机械手表，它里面的机械零件是非常微小和复杂的，但配合却异常精巧，运转得非常流畅。第二次工业革命我们称之为电力文明，代表性的产物比如石英表，它是机械和电子组合的产物。现阶段的工业革命，则是数字文明。这个阶段的文明程度和第一阶段相比已经不可同日而语了，就比如华为手表，它不再是单纯的机械运转，而是更高维度的软件系统在运转（图 11–3）。

我们可以依此想象一下每个单一的细胞，它内部的复杂程度、精巧程度，从某种程度上讲是远远高于华为手表的，更不用说由 40 万亿～60 万亿个细胞所组成的生命个体。

由此可见，人类生命科学的文明程度之高是不可想象的。那么我们现在所研究的生命科学若与工业革命的各个阶段相比又处在哪一个层级或阶段呢？很显然，极有可能是尚处在“机械文明”这个

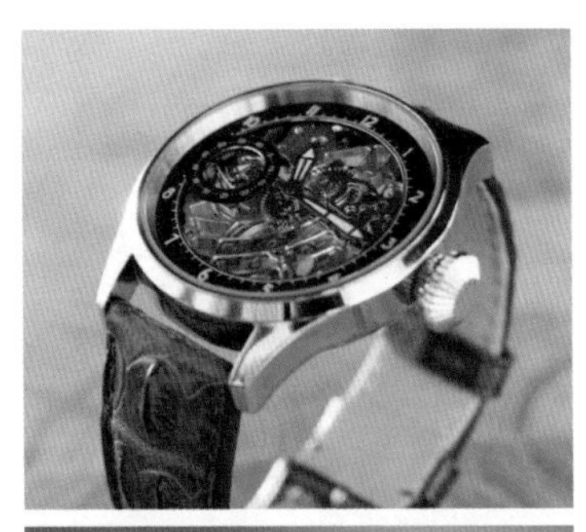

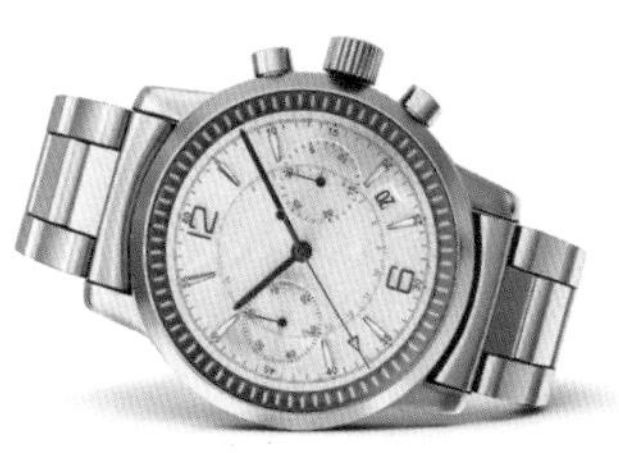

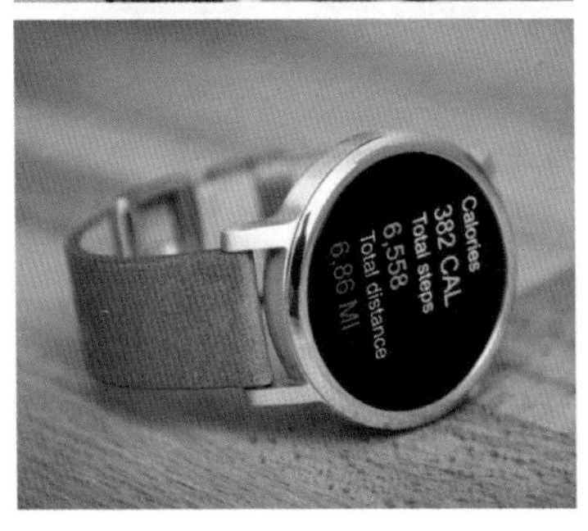

◀ **图 11–3　以手表比喻生命科学研究目前所处的阶段**
左上的全自动手表代表机械工业文明，右上的石英表代表电力文明，下方的电子手表代表数字文明。人类对生命科学的研究水平尚处于机械工业文明时代

初级阶段。我们现在所研究的分子、基因、细胞之间的相互作用更多地还停留在“机械工业文明”的阶段，还远远没有达到“数字文明”这个阶段！就像一部手机，主电路板是最重要的部件，核心是芯片，主电路板与各个部件相连，包括显示屏、USB 接口、耳机接口、摄像头等，这些都是手机的硬件部分。手机要达到正常运转，还需要更重要的软件，就是操作系统安卓或者 iOS。没有操作系统，无论拥有多么好的硬件，手机都是一块废铁。操作系统就相当于手机的灵魂。对于生命而言，尽管生理学、病理学、药学、生物化学、细胞生物学、分子生物学等各个学科都有了长足的进步，但是我们仍然还没有找到生命运转的软件系统。这个系统一定是存在的，否则，我们的生命将会像没有操作系统的一部手机。依据逻辑推理，人体必然有着一套高度文明的生命运行系统。很遗憾的是，我们当下的机械唯物生命科学还远没有研究到这个领域。当今对生命科学的认知可能还不到生命奥秘的 1%，还存在着超过 99% 的无主荒地在等待着人类去探索和挖掘。

为什么要进行真实世界研究

早在 20 世纪 80 年代，钱学森先生就提出过系统生命学的概念。它的核心思想超越了我们现有认知所局限的细胞、组织、器官、系统这个硬件层面，上升到人体生命运行的一套软件系统。

生命科学的研究在某种程度上和医学的研究有相通之处。我们现在所做的干细胞前瞻性研究和医学临床试验有一个常规、通用方法——随机双盲实验。它要求把所有实验的变量都控制在唯一一个变量里，这也是当前化学药物研究中最经典的一种科学研究方法。

现代医学的研究可以概括为有三个纪元。第一个是传统化学药的纪元，第二个是蛋白药的纪元，第三个是细胞药物的新纪元。这三个纪元对现代医学的发展都起到了非常重要的作用。比如青霉素的应用使人类平均寿命提高了十几岁。青霉素是一种非常好的研究对象，它只有一个变量，如 X+1=2，X 等于多少是非常容易求解的，这种求解方式也是相对容易且简单的。如果在“数和计算”这一模块中，它的研究就好比是一年级的数学运算。虽然化学药研究很管用，但它只能算是一种表层的研究，因为它只是一个未知变量的计算。而第二纪元蛋白药的纪元，实质上也是一个未知数的变量求解罢了。

随着细胞药物研究的逐步深入，我们发现它早已超出了一个变量，这时如果依然用随机双盲试验去进行临床研究，不仅理论上不可行，而且最终的实验数据也会失去它的真实性和有效性。所以，当前国内外又提出了一项新的研究方法：真实世界研究（real world research，RWR）。简单来讲，真实世界研究就是当存在多个变量因素无法控制和研究的时候，我们直接以结果为导向。在真实世界环境下收集与患者有关的数据，称为真实世界数据（real world data，RWD）；通过分析，获得医疗产品的使用价值及潜在获益或风险的临床证据，称为真实世界证据（real world evidence，RWE）。这种研究方法对我国传统医学，尤其是中医现代化提供了重要的理论依据，因为中医遵循辨证施治的原则，这是中医认识疾病、治疗疾病的基本原则，也是中医对疾病的一种特殊研究方法。

中医所用的药物当中存在多个变量。任何一款中药，里面都包含了不止一种化学成分，比如甘草片里的化学成分可能有上百种。大多数的中药调理，都不会单单用一种中药。假如每一种中药里都有上百种化学成分，每种化学成分之间又相互组合，就会有成千上万种组合。这时如果还用传统的随机双盲实验去进行研究，显然是不科学的，因为我们没有办法把这么多的变量控制在某一个固定的变量上。

反观我们所研究的细胞，本质上它就不是一种或多种变量在发挥作用，还要上升到一个更高的维度。例如，在运用干细胞进行疾病治疗的过程中，干细胞本身就是一个个具有生命的个体。它们就好比是一个个纳米机器人一样，具有独立的 AI 智能系统，可以根据周围的环境实时进行数据分析，并及时进行信息的交流和反馈，分泌各种蛋白（细胞因子）、酶和抗体等。

现阶段普遍认为细胞的治疗方式主要还是细胞在感知周围环境后，以旁分泌的形式与周围的细胞进行信息交流，从而达到激活和再生的作用。我们只有了解了细胞的底层算法，才能真正地了解它的运算逻辑。如果说化学药物相当于小学数学，蛋白质药物相当于初中数学，那么细胞药物的复杂程度堪比大学数学中的微积分。我们现行的思维逻辑，尤其是世界上通行的对细胞治疗按照药品进行临床研究、管理和审批的监管政策，可能还停留在一年级数学的这个阶段，用现有的低位数学运算法则去计算高位数学运算，其难度可想而知。总之，如果想通过分析科学的方法，将细胞的各种机制研究透彻，不太现实。

细胞医疗：未来医学大趋势

地球人口已经突破80亿，地球上的每一个人都来自于一颗受精卵，人体40万亿～60万亿个细胞都是从一颗受精卵发育而来。一个精子和一个卵子的结合形成受精卵，随后发生卵裂，形成胚胎。十月怀胎，一朝分娩，我们来到这个世界。是什么力量在控制着亿万个细胞精确地朝某个方向进行分化，又精确地发挥着每个细胞各自的功能呢？

近十几年来，干细胞成为医学领域研究热点，也涌现出许许多多的干细胞从业公司，在给人们带来抵抗衰老和医疗保健服务的同时，也带来了市场和认知的困扰，产生一些类似于“干细胞就是最能干的细胞”“干细胞就是干什么都行的细胞”之类让专业人士哭笑不得的解释。为了让读者有一个正确、清晰的认知，我们在此利用少量篇幅从科学的角度讲述干细胞一些最基本的知识。

干细胞：健康长寿的希望

从定义上来说，干细胞是一类具有自我复制能力的多潜能细胞，在一定条件下，它可以分化成多种功能细胞，具有激活、再生各种组织器官的潜在功能。干细胞可作为理想的种子细胞用于衰老和病变引起的组织器官损伤修复。干细胞具有两个显著特征。一是自我复制能力：它可以进行对称分裂形成两个保持原有细胞特性的子代干细胞，于是科学家可以在实验室内对其进行培养扩增以达到临床使用的数量。二是多向分化潜能：它可以分化为多种其他种类的功能细胞。正是这种分化潜能，干细胞可以替代人体内那些衰老、病变、凋亡的组织细胞，有望对多种重大难治性疾病进行有效治疗。

按照干细胞所处的发育阶段，可分为胚胎干细胞和成体干细胞；按照干细胞的分化潜能，可分为全能干细胞、多能干细胞和单能干细胞。

1998 年，美国威斯康星大学麦迪逊分校的詹姆斯·A. 汤姆森（James A. Thomson）教授利用冻存的人类胚胎（受精卵）首次获得人胚胎干细胞。受精卵进行分裂，5～7 天时形成一个中空球形体称为囊胚。囊胚内含有囊胚液、囊胚腔、内细胞团。囊胚的内细胞团中的细胞都没有分化，称为胚胎干细胞。胚胎干细胞的第一个显著特征是全能分化性，它可以分化为人体所有的细胞种类。它的另一个重要特征是体外培养无限增殖。胚胎干细胞的全能分化性和无限增殖性使得若对它不加预处理而直接应用于临床，很有可能会在体内无限增殖而形成畸胎瘤。人们普遍担心的干细胞的致瘤性，其实是指胚胎干细胞的致瘤性，临床上常用的成体干细胞其本身的致瘤性可以忽略不计。在美国早期的胚胎干细胞研究中，干细胞取材于准备做试管婴儿时冷冻的多余的受精卵（胚胎）。在宗教国家中，人们认为每个胚胎都是一个生命，用来做科学研究就是杀害了一个生命，这就是干细胞伦理问题的由来。因此，人们常常提到的干细胞的致瘤性和伦理性两个重要问题其实只是胚胎干细胞带来的相关问题，成体干细胞不存在这样的顾虑。

婴儿出生时随之诞出母体的有脐带和胎盘，内含有丰富的干细胞来源。由于宣传的原因，长期以来很多人把脐带血干细胞和脐带干细胞搞混了，实际上两者有很大不同。脐带血干细胞是指将脐带结扎并离段后存留在脐带和胎盘的血液中所包含的干细胞，它具有造血功能，可以用来治疗血液性疾病，如白血病、地中海贫血、再生障碍性贫血等。它的缺点是数量不足，难以大量扩增，一份完整的脐带血只够治疗一个儿童。另一种常见的干细胞是脐带间充质干细胞，它是将脐带去除羊膜和血管之后获得的沃顿胶进行消化或者剪碎后培养得到的干细胞。脐带间充质干细胞可以进行多次传代培养而大量扩增，且异体使用时免疫原性低，不会造成强烈的免疫排斥反应，已经被广泛应用于疾病治疗和抗衰老保健中。

随着婴儿的出生而带来的组织中还有两种重要的干细胞来源：胎盘间充质干细胞和羊膜间充质干细胞，科学家也对其进行了大量的研究，具有一定的应用前景。

成人体内多个器官中有干细胞存在，它们是成体干细胞。研究较多的是骨髓干细胞、脂肪干细胞、牙髓干细胞、子宫内膜干细胞等，为再生医学的发展贡献着各自的力量。

按照分化潜能对干细胞进行的分类，就非常容易理解了。全能干细胞就是能够分化为人体所有细胞种类的干细胞，胚胎干细胞属于此类。多能干细胞是能够分化出多种细胞种类的干细胞，临床上常用的大多是多能干细胞。脂肪干细胞、骨髓干细胞、脐带间充质干细胞、胎盘间充质干细胞等属于此类。单能干细胞是只能向一种类型或功能和形态密切相关的两种类型的细胞进行分化的干细胞，如上皮组织基底层的干细胞、肌肉中的成肌细胞。单能干细胞是发育等级最低的干细胞。

以干细胞为主要研究对象的再生医学是当今医学界重要研究领域。细胞是组成生命的基本单位，一如家庭是组成社会的基本单位。当每个家庭都幸福的时候，社会就能实现根本上的和谐；当每个细胞都健康的时候，身体就处于最佳健康状态。干细胞由于具有多向分化潜能、旁分泌作用、炎症调节、免疫调节、组织修复等功能，能够替代那些衰老、凋亡的细胞，修复发生病变的细胞，让全身的细胞处于一个健康状态，因此能够让人体整体上保持健康水平，在疾病治疗和抗衰老保健中有着巨大的应用前景。干细胞科技的发展代表着当代医学研究的前沿，随着越来越多的干细胞技术的成熟和细胞药品的上市，人类历史上曾经以为不治之症的多种疾病将被攻克，人类寿命也将大幅度提升，医学的发展正在以一个前所未有的速度大踏步前进。不久的将来人类将开启细胞治疗的新纪元，人们的健康水平和平均寿命有望得到进一步提升。我们写作本书的一个重要目的就是要大家珍惜生活，珍爱生命，认真过好每一天，迎接人类医学再次获得重大突破。

干细胞中的哲学

细胞中也蕴藏着丰富的哲学思维。从受精卵开始，任何一次细胞的分裂往哪个方向进行？如何去理解发育生物学的本质？我们用一个经典的案例来演示一下，就比如下面这张类似于波谷的发育生物学图片（图 11–4）。

身体中的细胞类型有两百多种，像皮肤细胞、肌肉细胞、骨骼细胞、软骨细胞、心肌细胞、胰岛细胞、红细胞、免疫细胞，那如何去推理一个细胞的分化方向是哪一种类型呢？传统的发育生物学更像一种二维的演化过程。由于细胞内的细胞因子或某种重要因素

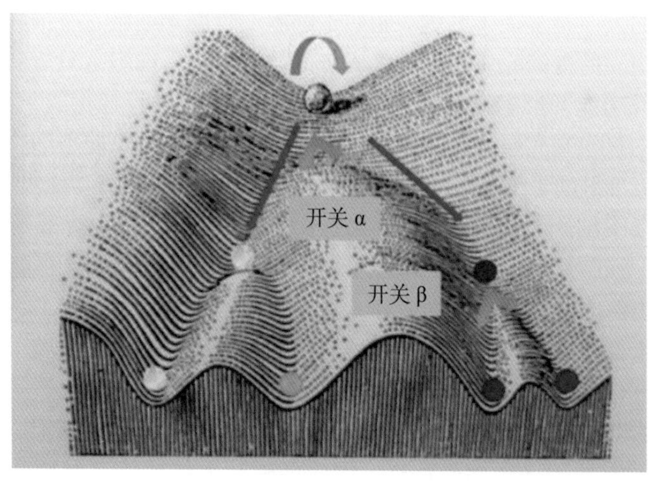

▲ 图 11–4　干细胞分化的二进制开关模型

最上层的波峰位置类似于胚胎干细胞，可以往任何细胞种类进行分化；在某种开关机制下进入中间层，类似于多能干细胞，只能往特定的细胞方向进行分化；而最下层的波谷位置类似于单能干细胞［来源：Stricker, S.H., Köferle, A. and Beck, S., 2017. From profiles to function in epigenomics.Nature Reviews Genetics, 18 (1), p.51.］

的浓度是一个由高到低转移的过程，我们当下认为有可能就是这种转移的方式，导致了细胞最终的分化方向。但这样一来，细胞的分化就会变成一个随机的方向。很显然，细胞的分化方向绝对不是随机的，否则我们皮肤表面的细胞就可能会出现多种分化类型，最终有可能让我们的皮肤表面长出骨骼或者肌肉。细胞的分化是一个按照严密程序的定向的分化过程，而非随机分化的过程。

从发育生物学的角度来讲，胚胎干细胞就像图 11–5 中处于最上方波峰位置的这个圆球，它可能会滚向下方任何一个位置。胚胎干细胞处在发育生物学的最顶层，理论上讲，它可以分化成为任何一种细胞类型。在规定的程序下，胚胎干细胞向不同的方向进行分化。成体干细胞就像波中位置的圆球，只能往它下方的某个位置进行滚动。成体干细胞处于发育生物学的中间层，它可以进一步分化的方向已经被限定在一个特定的范围。单能干细胞基本已经到了发育生物学的最底层——波谷位置，只能定向分化为某一种形态或功能相似的细胞类型。

我们可以通过系统生物学的角度再次进行验证。系统生物学是研究生物系统组成成分的构成与相互关系的结构、动态与发生，以系统论和实验、计算方法整合研究为特征的生物学。我们可以通过细胞不同的来源，按不同的分化方向将细胞进行分类，同时用细胞小分子化合物去作用细胞不同的基因位点，再通过测序的方法去截取细胞全基因组的表达，通过算法分门别类地找到使细胞分化的重要的调控基因，这些调控基因就好比我们人类的“脑电图”一样。当某个基因发生作用时，这个“脑电图”就会亮起来，不发生作用时，这个“脑电图”就会暗下去。通过对不同细胞类型的研究，我们惊奇的发现，虽然干细胞会分化成为不同的细胞类型，但是在最早期，某种特定基因所点亮的“脑电图”区域是一致的。也就是说，一定存在某种固定且严谨的逻辑机制，类似于一种二进制的八位开关，使得细胞定向分化而不是随机分化。

以结果为导向，细胞治疗技术最终还是以解决人类最棘手的疾病作为首要目的去进行研究。比如胚胎干细胞的研究，其标志性事件就是诱导多能干细胞（induced pluripotent stem cells，iPS）的应用。由日本京都大学山中伸弥（Shinya Yamanaka）教授的团队将四个与干细胞特性相关的转录因子 Oct3/4、Sox2、c-Myc、以及 Klf4（简称 OSKM，又称“山中因子”，Yamanaka Factors），利用逆转录病毒的方式导入小鼠皮肤成纤维细胞，促使成纤维细胞重编程，形成了具有类似于胚胎干细胞的分化能力的细胞。这相当于使用某种方式把图 11–5 中的一个圆球从最底部波谷位置移到顶层波峰位置。山中伸弥因此获得了 2012 年的诺贝尔生理学或医学奖。iPS 技术不仅能够得到类似于胚胎干细胞性能的细胞，并且由于可以使用自体细胞进行重编程，避免了胚胎干细胞带来的伦理争议。此后科学家做了很多前瞻性实验，想通过外界各种因子组合去获取成体细胞的逆转录机制。但是很遗憾，这种实验不仅成本高而且效率低，在临床研究上还没有取得大的突破，尤其是 iPS 细胞的致瘤性问题。因此 iPS 还不具备商业价值，截至目前我们还未找到这把开启细胞回归原始态的真正的钥匙。

肿瘤免疫治疗时代不远了

对肿瘤进行免疫治疗已有上百年的历史，最经典的案例就是抗癌药物 CAR-T 细胞的上市。2017 年，美国 FDA 批准了两款 CAR-T 细胞药品，分别是诺华制药（Novartis）的 Kymriah（用于治疗 3～25 岁的儿童和年轻成年患者急性淋巴细胞白血病）和凯特制药（Kite Pharma）的 Yescarta（用于治疗成人复发或难治性大 B 细胞淋巴瘤）。2021 年 6 月，中国国家药监局批准了国内首个 CAR-T 疗法——复星凯特的阿基仑赛注射液，实现了 CAR-T 疗法在国内零的突破。

CAR-T 免疫治疗的核心路线是从患者或供者的血液里提取免疫 T 细胞，富集后通过基因工程的方式将 T 细胞激活，并给 T 细胞装上定位导航装置 CAR（肿瘤抗原受体），形成 CAR-T 细胞。打个比喻，癌症的发生有诸多原因，归纳一下，或者是因为癌细胞发展太快，免疫系统忙不过来；或者是因为免疫力下降，免疫细胞无能为力。癌细胞混在正常细胞中难以被免疫细胞识别，但是癌细胞的细胞膜上有一些自己特有的蛋白，是为“抗原”。科学家把能够识别这个抗原的分子（叫作“抗原受体”）通过基因工程安装到T细胞上（这叫“嵌合抗原受体”），形成的细胞叫作CAR-T细胞（嵌合抗原受体T细胞）。这样，不仅能够使CAR-T细胞快速发现癌细胞，还具有更强大的杀伤能力，将T细胞这个普通“战士”改造成“超级战士”。

2021年我国引进的“120万一针”治疗癌症的药物就是运用这个原理。CAR-T是当下最热门的肿瘤免疫治疗方式，在血液瘤方面的治疗效果已经相当成功，甚至可以达到治愈的效果。类似的还有CAR-NK、TCR-T等，基本原理都是往免疫细胞上安装能识别癌细胞的小分子。传统的肿瘤免疫疗法，如NK细胞、CIK细胞、DC-CIK细胞、TILS等，与CAR-T细胞疗法不同。它们不通过基因工程的方式进行激活，而是直接从患者或供者体内提取免疫细胞，再回输到患者体内去杀伤肿瘤细胞。这种肿瘤免疫疗法相对风险较低。尤其是NK细胞，它是不需要被激活的，本身就可以对一些肿瘤细胞进行杀灭。NK细胞最好的应用场景并非在肿瘤末期去大量消灭癌细胞，而是在术后对癌细胞进行清扫或者当患者体内肿瘤标志物高时对癌细胞进行清除。NK细胞的另一个重要应用场景就是进行保健和肿瘤的预防，提高免疫力，杀灭体内每天因突变而形成的癌细胞。再比如DC-CIK，DC是树突状细胞，它的作用是识别体内的癌细胞，把癌细胞的信息传递给免疫CIK细胞，引导CIK细胞对癌细胞的杀灭。

TILS细胞来源于患者肿瘤浸润的淋巴结中，将里面的淋巴细胞提取出来富集，再进一步扩增。TILS细胞里的T细胞在患者体内时就已经被激活了，所以它的杀伤效率会更高。当前关于TILS的研究已经可以通过一些肿瘤标志物，运用单采的技术直接获取采集，并在体外进行培养。

肿瘤多肽疫苗是肿瘤特异性抗原、肿瘤相关抗原、癌基因或抑癌基因突变蛋白多肽组成的疫苗。研究人员通过使患者接种肿瘤多肽疫苗，来激发患者自身对肿瘤细胞的特异性免疫应答，以期达到清除肿瘤而不杀伤周围正常细胞的治疗目标。这种方法也是当下最有前景的应用场景之一，而且风险很低。只要找到肿瘤特异性抗原，通过合成多肽就可以直接刺激患者自身的DC细胞，让DC细胞去呈递信号，以此来激活患者体内的T细胞，T细胞就可以进行肿瘤细胞的特异性免疫应答，达到更高的杀伤效果。

2018年的诺贝尔生理学或医学奖颁给了美国得州大学奥斯汀分校免疫学家詹姆斯·P. 艾利森（James P. Allision）和日本京都大学教授本庶佑（Tasuku Honjo），以表彰他们“发现了抑制负面免疫调节的癌症疗法”，就是现在经常能听到的PD-1和PD-L1药物治疗。PD-1是程序性死亡受体1，是免疫T细胞的一种细胞表面受体，属于免疫球蛋白超家族，是免疫应答的负调节因子。PD-L1是细胞程序性死亡配体1，是癌细胞表达的表面受体。这读起来很拗口，理解起来也更难。简单解释如下：免疫T细胞的表面有一个蛋白质叫作PD-1，癌细胞的表面有一个蛋白质叫作PD-L1。T细胞的作用是杀死癌细胞，正常情况下当T细胞在身体内巡逻的时候遇到癌细胞就会扑上去将其消灭。

但是狡猾的癌细胞会利用自己身上的PD-L1去接触T细胞身上的PD-1，“相逢一笑泯恩仇”，当T细胞表面的PD-1蛋白与癌细胞表面的PD-L1相遇时，T细胞不再把这个细胞当作癌细胞，就把它放掉了，癌细胞就这样逃避了免疫细胞的追杀。是不是很神奇！PD-1抑制剂药物就是给T细胞表面的PD-1这个蛋白质带上一个帽子，PD-L1抑制剂药物就是给癌细胞表面的PD-L1这个蛋白质带上一个帽子。无论是哪一种药物，目的都是阻断这两个蛋白质的结合，从而让T细胞继续识别癌细胞而进行杀灭。PD-1药物最著名的应用案例是2015年时年91岁的美国前总统吉米·卡特（Jimmy Carter）治好了黑色素瘤。

再生、长生与永生

这是我给大学生和研究生做讲座时曾经讲过的一个话题。在这里，“再生”，指的是人体各组织和器官在受到损伤之后的自我修复能力。“长生”，并不是《西游记》中“吃了唐僧肉就能够长生不老”中的长生，而是健康长寿的意思。“永生”，是“长生不老”之意。干细胞科技和再生医学的发展，让人们再次萌生了长生不老的希望，这是真的吗？

人类丢失的生物技能

人类是这个星球上的最高等动物，但是就个体而言，人在许多方面都不如其他动物。论速度，100 米短跑世界纪录是牙买加运动员尤塞恩·博尔特（Usain Bolt）的 9 秒 58，其平均速度是每小时 37.6 千米；而猎豹奔跑时的平均速度可以达到每小时 90 千米，可以在 3 秒内加速到每小时 110 千米。试想，博尔特按照百米冲刺的速度奔跑能坚持多久呢？论高度，人类跳高的世界纪录是古巴运动员哈维尔·索托马约尔（Javier Sotomayor）保持的 2.45 米，而雄鹰可以在数千米的高空盘旋。论力气，武松打虎的事情只出现在小说中，“拳王”泰森曾经被他的宠物老虎压在身下，让他瞬间难以呼吸。但人类依靠聪明的大脑、社会的分工合作和工具的应用而战胜了其他所有物种，站在了食物链的最顶端。

作为代价，人类在进化过程中也存在许多缺陷，再生能力的退化就是其中一个缺憾。生物界中似乎有一个进化越高等再生能力就越弱的规律。我们来举例盘点一下几种动物的再生功能。

- 原生动物的再生。纤毛虫是单细胞生物，可以生活在海洋中，也可以在陆地上寄生在动物体内。每一只虫都是一个单独的细胞，却有着动物的全部基本功能：摄食、消化、运动、生殖。纤毛虫有多个细胞核，把它切割后只要存留细胞核和部分细胞质，就可以再生出一个新的个体。
- 海绵动物的再生。海绵是最原始的多细胞动物，6 亿年前就已经生活在海洋里，是世界上结构最简单的多细胞动物。它无头无尾、无躯干无四肢，身体有很多细胞组成，细胞之间保持独立性，没有形成组织和器官。细胞新陈代谢的产物直接与外面的海水进行交换。任何一个身体碎片，只要大于 0.4 毫米，都可以再生出一个新的个体。用机械方法压碎，将分散的细胞在海水中培养，细胞可以重新聚集，最后生成一个或多个个体。将红海绵和黄海绵分别压碎，细胞放在一起培养，两种细胞起初随机聚在一起，很快相互分开，最后又分别聚集成为红海绵和黄海绵。

- 扁形动物的再生。涡虫身体柔软（图 11–5），呈扁平叶状，前端头部呈三角形，雌雄同体，既可有性生殖，又可无性生殖，再生能力强。被切割成数段后，每一段都可以再生成为新个体。在营养条件差的时候，它可以把身体的器官（甚至包括生殖系统）消耗吸收，供自己生存，保留神经系统，等条件好了再生出来被消耗掉的器官。
- 腔肠动物的再生。水螅生活在水中，附着在水生植物叶、茎的背面。水螅的体壁由持续分裂的干细胞组成，干细胞向上移动形成触手，向下移动形成足。干细胞可以进行复制而不断再生，赋予水螅超强的再生能力。被切割成数段，每一段均可以再生成为一个新的个体。美国趣味科学网站介绍了世界上最长寿的 10 种动物，水螅被认为或可不死。对水螅的仿生学研究如果能够取得突破应用到人体临床，对人类的健康长寿有可能是一个颠覆性的突破。
- 棘皮动物的再生。以我们餐桌上的美味海参为例（图 11–6）。

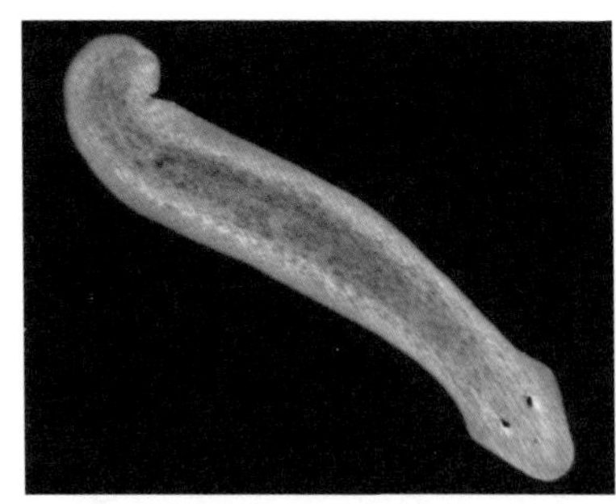

▲ 图 11–5　再生动物之王——涡虫

来源：Wiki Pedia

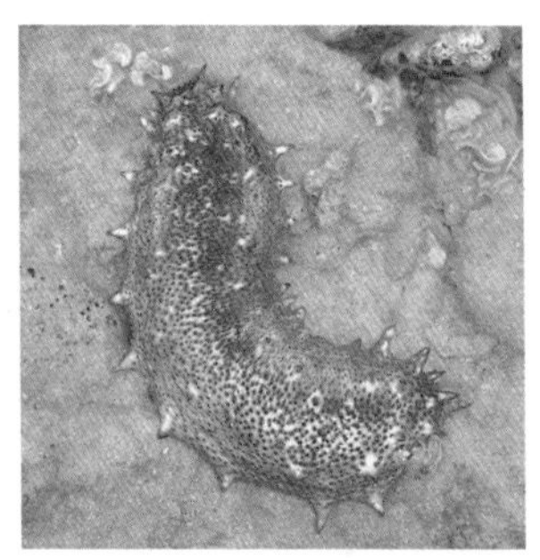

▲ 图 11–6　我们最熟悉的会再生的棘皮动物——海参

来源：Wiki Pedia

海参在不良环境条件下，如海水污染、水温过高、过度拥挤时，身体强烈收缩，将自己的部分内脏从肛门部位挤出来，包括消化道、甚至生殖系统，条件转好时可以在很短的时间内再生出上述器官。

- 环节动物的再生。喜欢钓鱼的朋友都知道，把蚯蚓掐出一小段来挂在鱼钩上，蚯蚓还会在水中扭动吸引鱼来上钩。蚯蚓的再生能力是很强的，分成多段后，在留有神经环的情况下，几乎每段都可以长成新的个体。
- 软体动物的再生。章鱼在危险情况下可以断掉自己的足。由于有神经的存在，断足剧烈摆动吸引敌人的注意力，章鱼则乘机逃脱。第二天伤口愈合，一个半月后断掉部分会再生出新足。食物匮乏时，章鱼可以吃掉自己的腕足来保持生命，将来再生出新的腕足。
- 两栖动物的再生。蝾螈亚目俗称火蜥蜴，栖息在淡水和沼泽中，是一种两栖爬行动物。蝾螈具有非凡的再生能力，被称为脊椎动物中的“再生之王”。当它的四肢被切除后，还可以再生出来。它甚至可以再生出身体的任何部位，包括四肢、尾巴、皮肤、脊髓、部分心脏，甚至大脑。当蝾螈断肢后，伤口周围的组织刺激伤口愈合，不留下瘢痕。伤口周围成熟组织中的细胞会逆转到细胞未分化的原始状态，即干细胞状态，重新进行细胞分裂，这个过程叫作细胞的去分化。这些去分化细胞形成一个胚芽，能记得原来的形状，再一点点长大成肢体。对蝾螈再生能力的研究，也许会给人类再生医学带来惊喜。
- 爬行动物的再生。蜥蜴和壁虎都属于爬行动物。当他们受到捕食者攻击时，尾部会自行断裂。刚断下的尾巴剧烈扭动，吸引攻击者的注意，自己趁机逃脱。之后尾巴可以再生。

再生：人类的再生能力

当组织和器官受到创伤而部分丢失时，在剩余部分的基础上又生长出与丢失部分在形态与功能上相同的结构，这一修复过程称为再生。

现在请想一想，你认为人体有哪些部位可以再生？首先，你想到了指甲，其次是头发，最后是皮肤。没错，指甲和头发作为人体器官的附属物，具有一定的再生能力。皮肤在受到损伤之后，一定程度内也可以愈合，但是经常会留下瘢痕。

人体具有一定的再生能力，受损后能使组织器官的结构和功能得到不同程度的恢复，这一过程为组织修复，是人体的一种防御机制。人体的再生能力分为两种：完全再生和不完全再生。完全再生是组织的结构和功能完全恢复到损伤前的状态；不完全再生不能完全恢复至原有的结构和功能，而是由纤维组织增生来代替缺损组织。我们有时候听到的某个器官的纤维化，如肺纤维化、肝纤维化，都是不完全再生的结果。器官损伤超过一定的限度，人体无法对其进行修复，就快速产生纤维组织来进行再生的敷衍搪塞。

人体内再生能力最强的细胞是上皮细胞，主要分布在人体的消化道、呼吸道、泌尿生殖道的表面。口腔溃疡能够快速愈合，得益于单层扁平上皮细胞。骨组织的再生能力也较强，骨折后经过一段时间的调养就可以愈合，严重者在手术固定治疗后也能够愈合。

人体皮肤的创面愈合是医学的一个研究方向，也是干细胞和再生医学的一个研究热点。皮肤受伤后能否完全愈合，是否留下瘢痕，跟受伤的深浅和程度有关。皮肤是人体最大的器官，皮肤创伤修复的主要目的是重建皮肤，恢复屏障功能。当表皮或真皮浅层受伤的时候，可以达到完全再生，皮肤的结构和功能得到完全修复，没有瘢痕形成。如果是真皮层受伤，且受伤严重，则只能不完全再生，通过肉芽组织增生进行修复。肉芽组织由新生的毛细血管及纤维结缔组织构成，具有保护创面和防止感染的作用。这样，通过纤维增生来迅速弥补伤口，就容易形成瘢痕。伤口越深越大，愈合就越慢，瘢痕就越明显。

遗憾的是，人体心脏的再生能力极弱，血管也不具备很好的再生能力。心血管疾病的形成和进展过程非常缓慢，不会启动再生系统，因此心脑血管的慢性疾病无法进行自我修复。

人体再生能力最强大的器官是肝脏。即使被切去一半，剩余的部分也能够依靠干细胞的增殖而恢复到原来的大小和功能。肝脏有强大的代偿功能，小部分正常功能的肝脏就可以补偿大部分发生病变的部位。在这个过程中肝脏的反复再生有可能导致纤维化，逐渐发展成肝硬化，甚至进展到肝癌。

肝脏超强的再生能力也许很早就被古希腊人发现了。在古希腊神话中，普罗米修斯因为从太阳神阿波罗处盗取火种送给人类而受到宙斯的惩罚，被绑在高加索山一个陡峭的悬崖上，每天忍受烈日暴雨的折磨。宙斯派一只嗜血之鹰每天去啄食他的肝脏。第二天，普罗米修斯的肝脏总能奇迹般地生长出来。

实际上，人类的这点儿再生能力与前述各种动物比起来，还是太弱小了。壁虎可以断尾再生，一个人哪怕是掉了一根手指，都会永久失去，除非立即进行再植手术。

然而，随着再生医学各项技术的成熟和应用，人类可以运用现代科学技术，尤其是干细胞和再生医学，对受伤或缺损的组织器官进行工程再造。未来的某一天，人造皮肤、人造软骨、人造骨头、人造脂肪、甚至人造器官都可以实现，这是何等科幻和值得期待的一件事情！

长生：不再是梦

2022 年 7 月 5 日，中国国家卫生健康委员会在新闻发布会上宣布：我国目前人均预期寿命已经达到 77.93 岁，主要健康指标在全球中高收入国家中位居前列，重大慢性病的过早死亡率也低于全球平均水平，这是一项了不起的成就。要知道，1949 年新中国成立时中国的人均寿命仅为 35 岁。新中国成立仅仅 70 余年，我国的人均寿命翻了一倍以上。我国人均寿命的大幅提升，显然得益于科技的发展、医疗条件的进步、生活水平的提高及长期的和平环境，长寿老人越来越多也是必然的事情。

衰老是每个人都无法抗拒的事实，无论你对它多么恐惧。从理论上说，衰老是由于身体细胞群在人的生命周期中长期受到内外环境冲击和伤害，引起身体各组织器官逐渐缓慢地退化，并导致许多身体功能丧失的一种综合性身体健康问题。衰老是一个必然发生的复杂的生命过程。在上述对它的定义中，衰老有两种原因：内环境和外环境；带来两种结果：组织器官的退化，器官功能的逐渐丧失。

衰老可分为两类；生理性衰老和病理性衰老。生理性衰老是自成熟期开始，随着年龄增加而发生的、渐进的、受遗传因素影响的、全身复杂的形态结构和生理功能的退行性变化。病理性衰老是指由应激和劳损、损伤和感染、免疫反应衰退、营养失调、代谢障碍、疏忽和滥用药物积累的结果。很显然，生理性衰老是内生的、由细胞和生命程序所决定的、人体无法抗拒的天然衰老进程；而病理性衰老则是外在的、生活压力、生活不规律或不自律、其他外部原因所导致的衰老进程。

抵抗衰老、延年益寿是每个人的追求，追求健康长寿的手段也在不断进步。日常生活中常提到的“抗衰老”，无论是通过运动的保养，还是饮食的调理，还是中医药的保健，都只能抵抗外源性的病理性衰老，而无法抗拒内生的生理性衰老。再生医学的发展，带来了全新的抗衰老理念和技术，能够抵抗由于内在细胞的老化而带来的自然衰老，达到恢复年轻态、保持年轻态的效果。

人体有 40 万亿～60 万亿个细胞，全部来自一个受精卵。受精卵就是一个最原始的全能的胚胎干细胞。受精卵发育成胚胎，形成各个器官。人在出生时的分娩附属物中有脐带血干细胞、脐带间充质干细胞、胎盘间充质干细胞，这些都是一个新生儿宝贵的财富。成人体内的组织和器官中都有各自的干细胞存在，称为“成体干细胞”。成体干细胞的使命是维持器官的正常生理功能。当器官和组织细胞发生衰老、病变、凋亡时，成体干细胞发挥作用，进行自我分化成为新生的组织细胞，或者分泌细胞因子对生理功能进行调控，对衰老、病变的组织和器官进行再生修复。人体组织和器官内的成体干细胞是人体进行自我修复、抵抗衰老的关键因素。随着年龄的增长，体内干细胞的数量和活性也逐渐下降，无法分化出健康的组织细胞替代衰老和病变细胞，导致人的衰老和疾病。同时，器官内的成体干细胞大部分处于休眠状态，专业上称之为“静息”。静息导致干细胞还没有充分发挥出它们的生命价值时人体就提前进入衰老状态。

干细胞保健和抗衰老，将在以下几个方面对人体内各器官的衰老状态进行干预和调控。

✓ 补充年轻态的干细胞，提高体内干细胞的数量和活性。

✓ 在器官的微环境作用下，自我分化为组织细胞，补充鲜活组织细胞的数量，提高器官的功能。

✓ 通过多种细胞因子的作用，唤醒、激活休眠状态的成体干细胞，使它们重返细胞周期，分化为组织细胞，参与组织损伤应答，进一步提高组织和器官的生理功能。

✓ 参与免疫调节，消除体内炎症。炎症是免疫系统参与的人体自我保护机制。例如，当皮肤被划破时，皮肤的肿痛就是发炎，释放趋化因子，召集免疫系统快速来杀敌。体内还会存在成年累月的慢性炎症，使得自身免疫系统紊乱，长期摧残身体正常细胞，引起多种疾病，如自身免疫疾病、代谢紊乱、肺部疾病、心血管疾病、神经疾病、糖尿病、关节炎、甚至肿瘤。慢性炎症是健康杀手。干细胞通过免疫调节因子和炎症因子的释放，对免疫功能紊乱性疾病进行很好的调节，展示了非常好的治疗效果。

✓ 参与组织器官的再生与修复。人体受损和发生炎症的组织会发出求救信号（趋化因子等），吸引进入体内的干细胞到达受损部位，启动修复程序，这个过程叫作干细胞的“归巢”效应。干细胞能够进行跨胚层分化，分化成不同的组织细胞，同时分泌多种细胞因子，对受伤的组织器官进行再生性修复。

斯坦福大学的托马斯·A. 兰多（Thomas A. Rando）教授等多次在国际顶级期刊发表关于衰老机制的综述性文章。2012 年，在《细胞》（*Cell*）上发表“*Aging, Rejuvenation, and Epigenetic*

Reprogramming：*Resetting the Aging Clock*”（《衰老、返老还童和表观遗传学重编程：重置衰老生物钟》，从表观遗传重编程的角度探讨了年轻、衰老及返老还童的生物学机制，指出改变环境和遗传因子不仅可以影响衰老的速度，甚至还可以逆转衰老生物钟，使衰老细胞和组织重新恢复年轻。2022 年，在《自然评论：分子细胞生物学》（*Nature Reviews Molecular Cell Biology*，自然杂志的子刊）发表“*Ageing and rejuvenation of tissue stem cells and their niches*”（《组织干细胞及其微环境的衰老与重返年轻》）。文章表明：组织中成体干细胞数量减少，通常会导致衰老过程中的组织衰退；干细胞数量减少和功能衰退，可能也是衰老相关疾病发生的基础。

运用干细胞进行保健和抗衰老，相较于运动、食疗、理疗、中医药保健，能够对人体的细胞、组织和器官从根源上发生年轻化的改变，对身体器官进行全面的再生修复和功能提升，将人体自带的干细胞功能充分发挥，真正达到保持健康、延年益寿的目的。这就是前文所述的干细胞能够抵抗生理性衰老的原因所在。

科技的进步让健康长寿不再是梦想，而是成了现实！

永生：人类能否“长生不死”

传说秦始皇为寻求长生不老，召集术士为他炼制仙丹。齐国术士徐福上书：“在东海之中，有蓬莱、方丈、瀛洲三座神山，山内住着仙人。请允许我斋戒后，带上童男童女去为陛下求取长生不老之药。”秦始皇大喜，派徐福率领 3000 童男童女去东海寻找长生不老仙药。徐福带领这批童男童女漂洋过海，潇洒东去，不知所终。后世普遍认为，徐福他们到达了日本，开启了日本的文明史。

这个传说广为流传，真实情况已经很难考证，但秦始皇追求长生不老的故事却是事实。后世帝王大都有同样的追求。当时追求长生不老的方法就是道士、术士炼制的丹药，科学证明这些丹药中包含具有毒性的硫化汞。明朝嘉靖皇帝可能就是长期服用丹药而亡。清朝雍正皇帝的暴毙可能也跟服用丹药有关。

现代科学技术的发展，尤其是医学的进步，使得人类寿命大大延长，百岁老人也经常能听说或者见到。现代社会对长寿的追求早已经跨越迷信，成为系统的科学研究。但是，现代科学技术依然只是实现延长寿命而已，还无法真正实现“长生不死”。赫拉利的《未来简史》中提到：“已有越来越多的科学家和思想家公开表示，现代科学的重要任务就是要战胜死亡、赋予人类永恒的青春。”谷歌公司在实现人类永生方面投入了大量的资金。2009 年，谷歌任命相信人能够长生不死的比尔·马里斯（Bill Maris）担任旗下谷歌风险投资公司的 CEO，重点投向生命科学领域。马里斯说：“如果你问我，人是否可以活到 500 岁，我的答案是肯定的。”

尽管马里斯提到了人可以活到 500 岁，但毕竟还是有个上限。人到底能不能永远活着？我的答案是：不可能！甚至马里斯说的人可以活到 500 岁也不可能！

难道，我们真的没有办法对抗死亡？

前文我们提到，日本科学家山中伸弥团队宣布诱导多能干细胞取得成功。这是从人体组织中获取一个成熟的体细胞，通过基因重编程技术让这个体细胞回归到原始的胚胎干细胞状态。诱导多能干细胞是干细胞研究领域的一项重大突破，避免了异源性胚胎干细胞的伦理限制。2009 年，中国科学院动物研究所的周琦研究员和上海交通大学的曾凡一教授取出成年鼠的皮肤细胞，利用诱导多能干细胞技术，成功克隆出一只小鼠，取名“小小”（图 11-7），并且这只“小小”还具有生殖能力。

让我们回顾一下克隆。20 世纪科学家们相信，由于细胞核中包含所有的遗传信息，如果把一个成年动物细胞的细胞核转移到一个预先脱掉其本身细胞核的卵细胞中，再诱导这个新生成的细胞的发育，就能够克隆出一个遗传信息完全一致的生物体来，这就是克隆羊“多莉”（Dolly）的由来（图 11-8）。多莉没有父亲，有三个母亲，一个提供 DNA，一个提供卵细胞，一个负责代孕。问题来了，绵羊的寿命是 12 岁，多莉的 DNA 供者是一只芬兰多塞特白面绵羊，在提供 DNA 时已经 6 岁了，那么刚出生的多莉是 0 岁还是 6 岁？事实上，多莉在 6 岁时就出现了衰老症状，患上了进行性肺病，被施

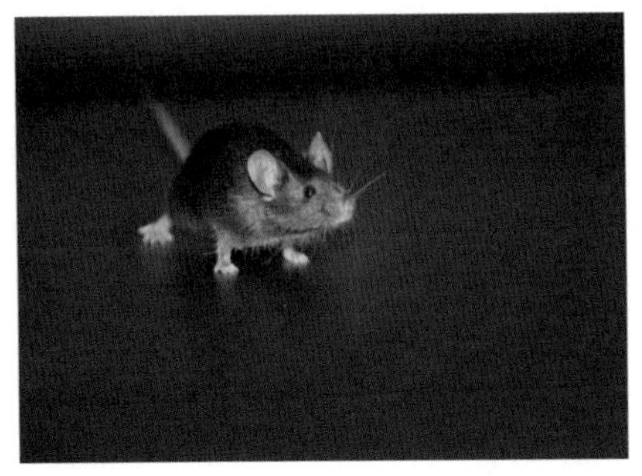

▲ 图 11–7　诱导多能干细胞技术克隆小鼠“小小”
来源：新华社 / 周琪　摄

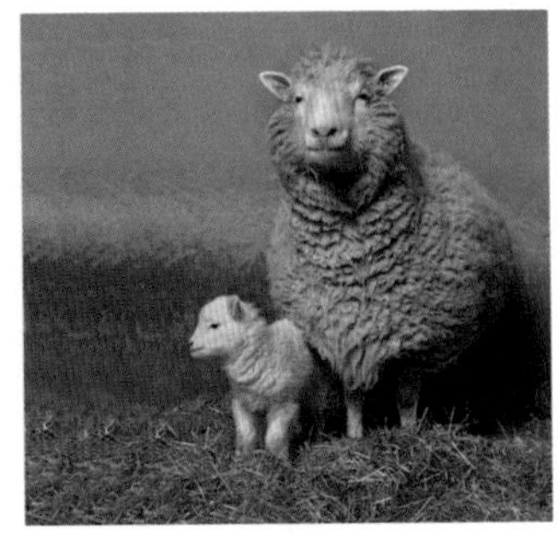

▲ 图 11–8　克隆羊多莉和它生下的小羊邦妮
来源：爱丁堡大学罗斯林研究所

行了安乐死。

“小小”比多莉幸运很多。诱导多能干细胞技术是把一个成体细胞回归到胚胎干细胞的原始生命状态。刚出生的小小有可能是一个真正的婴儿哟！

让我们进行一次头脑风暴。假如在未来的某一天，诱导多能干细胞技术达到完全成熟，并且被允许用来进行人体克隆。一个预期寿命是 100 岁的人，在他 85 岁的时候取身上的一个细胞，用诱导多能干细胞技术克隆出一个自己。15 年后，其本尊该寿终正寝了，身体各器官出现衰竭，但是大脑依然很清晰，思维活跃，他并不想死。这时候施以换头手术，将两人的大脑置换，这个人获得了一个年轻的“自己”的身体，仍然保留着自己的完整记忆，不就能够再生活一个生命周期吗？也许换头手术太血腥，不会被允许，但是可以把本尊的记忆通过芯片全部保存下来，植入其克隆体内，仍然可以保留记忆并继续存活。当这个克隆体也衰老了，再进行同样的记忆移植，一个人是否就可以真的“长生不死”呢？

于是我想起 2000 年 8 月我刚到伊利诺伊大学读书时的一段往事。当时学校对所有刚入校的外国留学生都进行英语水平考试，如果考不过就必须先上英语课。英语课非常耗时，家庭作业几乎要占据一半的课外时间。有一道作文题是这样的：如果未来的某一天人体克隆和记忆移植技术成熟了，人类就可以实现永生，对此你有什么看法。我根据在国内教学机构学到的方法驾轻就熟。第一，旗帜鲜明地亮出观点，反对！第二，由浅入深地给出三条理由。

- 人类的生老病死是自然规律，是细胞凋亡的结果，我们不能也不应该与自然规律抗争。
- 老人死去，新人长大，是人类社会的新陈代谢；如果人们都不死去，社会就会停滞，就会僵化，就没有进步的动力。
- 如果未来有一天人体克隆和记忆移植真的能够实现，一定是那些达官显贵们优先享用，这会极大地破坏人类社会的公平和正义。

在第一天上英语课时，由于学生太多，有将近一半没有选上课。英语老师让选上课的学生坐前面，没有选上课的坐后面。我和没有选上课的学生很沮丧、很焦急地坐在了后排。老师一一点名，叫到我的时候她很诧异："你没有收到我的电子邮件吗？""没有！""你回去看看邮件，你已经通过了英语考试，不需要上课了。"顿时引来前后排学生的一致惊呼。当我走出教室的一刹那回头看了一眼，在众人羡慕的眼神中，感觉自己就是一个超级英雄。

当然，那只是一篇作文而已。现实生活中谁不希望自己健康长寿？"长命百岁"是每个人的愿望，也是对别人最好的祝福！

本章乍看起来跟脂肪没有太大关系，但写这一章主要有三个目的。一是下面会重点谈到脂肪干细胞，此处从哲学高度讲述干细胞的底层逻辑，为更好地理解脂肪干细胞做好铺垫。二是从另一个角度讲述了生命的神奇之处，希望能激发起大家对科学的兴趣，提高甄别判断能力。三是讲述当代医学的发展前沿，让大家对科学树立信心，更加自觉地锻炼身体，保持健康，保持愉悦的心情，准备迎接更加美好的未来——人们活得更长久的时代。当我们站位足够高时，再向上走一步，站的维度更高一点，一切都是可以被理解的。宇宙的大道，生命的奥秘，细胞运行的真实逻辑，在一代代科学家的努力下，正在一点点地向我们揭示出它们那神秘的面纱。我们也相信，这些奥秘终有一天会被世人所理解和运用。请好好珍惜当下的生活，我们真的难以预知，明天的生命科技会发展到何等地步。

Chapter 12
脂肪干细胞：再生医学新希望

健康长寿最好的保健药其实早就隐藏在你的体内——成体干细胞。进化的过程就选择了脂肪作为人类储备“自愈良药”的最佳地方。

随着肥胖对健康的危害逐渐被人们认知，随着社会上“以瘦为美”趋势的流行，脂肪已经成为现代人心中厌恶的存在。人们为了减掉脂肪费尽心力，商家抓住社会大众这个消费心理大发横财，催生出一个减肥行业。各种减肥方法和药物层出不穷，有的甚至给人们带来了巨大的伤害。进入 21 世纪，似乎在悄然发生着变化。2001 年，加利福尼亚大学洛杉矶分校（University of California at Los Angeles，UCLA）的帕特里夏·祖克（Patricia Zuk）博士报道了脂肪组织中含有多向分化潜能的干细胞，人们开始认识到脂肪内部其实蕴藏着健康长寿和青春美丽的生命密码。尽管多数人依然在憎恨着自身的“肥肉”，但脂肪的可爱和宝贵之处也逐渐为人们所认知。

邂逅脂肪干细胞

我的研究起点

2005—2006 年，我在 UCLA 做博士后研究，虽然与祖克博士没有时间上的交集，但是，我感谢她发现脂肪干细胞为人类做出的巨大贡献；感谢命运的安排，让我在接触到脂肪干细胞的第一时间就爱上了它，并立即想到了它在医疗美容领域的应用。

2006 年，我离开 UCLA 来到斯坦福大学做博士后研究工作。斯坦福的科研人员在工作闲暇之余，喜欢利用喝咖啡和午餐时间开展讨论，交流学术信息，进行思想的碰撞。这种交流是科学研究所必需的，有时候也需要静静地思考，在安静中寻找答案。科学研究尤其需要创新思维，就像苹果的广告词“Think different”（不同凡“想”）一样。我常常一个人在斯坦福校园安静的夜色中散步，思考脂肪干细胞的应用问题。我首先想到的是，脂肪干细胞既然能够转化为脂肪细胞，是否意味着可以注射入女性乳房内再生脂肪组织实现天然丰胸呢？这个想法令我兴奋不已。随后我把思路进一步放宽，是否可以把脂肪干细胞注射入皱纹内，让它分化为皮肤的细胞，再生出皮肤组织，以此来彻底去除皱纹呢？这个想法让我更加激动。

于是我和团队成员把脂肪干细胞注射入裸鼠皮下，1 个月后将裸鼠解剖，明确发现注射部位有脂肪样的软组织再生。细胞示踪实验显示此脂肪样组织中的脂肪细胞是由注射入的脂肪干细胞分化而来。裸鼠的皮肤组织内也发现了由注射入皮下的脂肪干细胞发育而来的组织细胞。这表明，如果将脂肪干细胞注射入皮下部位，会生长出脂肪组织；而迁移入皮肤内的脂肪干细胞会分化为皮肤细胞生长出皮肤组织。

这个结果让我如获至宝。我自认为具有创新的基因，常常不同凡“想”，斯坦福大学的两年经历又赋予了我创业的勇气。于是我带着一腔热血和一台电脑，身无分文地回到国内创业。

什么是脂肪干细胞

脂肪干细胞是一类来源于脂肪组织的间充质干细胞，具有自我更新能力和多种分化潜能，国际标准名称是“Adipose-derived stem cells”（脂肪来源干细胞）。所谓“自我更新能力”，是指脂肪干细胞可以进行自我复制而增殖。“多向分化潜能”是指在适宜的诱导条件下，脂肪干细胞可以分化为多种其他细胞类型，包括脂肪细胞、成骨细胞、软骨细胞、内皮细胞、外皮细胞、神经前体细胞、肌细胞、心肌细胞、平滑肌细胞、表皮细胞、真皮细胞、肝细胞、胰岛细胞等。脂肪干细胞还能分泌一定数量的细胞因子，如促进血管生成因子、凋亡因子、炎症调节因子，可发挥抗炎、抗氧化、抗衰老、损伤修复等作用。

随着研究的深入，现在越来越多的科学家认识到脂肪干细胞作为再生医学种子细胞所具有的无可比拟的优势，是人体内取之不竭用之不尽的宝藏。在“颜值经济”大放异彩的今天，许多追求时尚生活的爱美人士接受美容手术让自己变得更美。抽脂减肥成为常见的美容手术之一，然而抽出来的脂肪往往被当作医疗垃圾处理，白白浪费了自己的宝贵资源。在伦理认知方面，脂肪干细胞来源于自体，与人类胚胎干细胞相比不涉及伦理问题。在培养过程中，一方面，脂肪干细胞含量非常丰富，脂肪组织中 1%～10% 的细胞是干细胞；另一方面，其增殖能力强、增殖速度快、衰老程度低等优势得到了越来越多临床研究者的青睐，成为科学研究的热点。

脂肪干细胞由于其多向分化潜能和分泌细胞因子的能力，被证实对多种疾病都有很好的疗效，尤其是复杂、难治性疾病，例如自身免疫相关疾病（类风湿关节炎、克罗恩病、系统性红斑狼疮、糖尿病）、心脑血管病（如慢性心肌梗死、脑卒中）、神经系统疾病（如脊髓损伤、脑神经损伤）、运动系统的骨损伤修复等。脂肪干细胞具有皮肤再生、脂肪再生、血管再生等能力，能够逆转皮肤老化，祛除皱纹，辅助脂肪移植，促进毛发再生，因此当前脂肪干细胞最为成熟的应用领域是在医疗美容和抗衰老中的应用。

如何获得脂肪干细胞

脂肪组织是结缔组织的一种，主要有脂肪细胞、脂肪干细胞、脂肪前体细胞、成纤维细胞、周细胞等镶嵌在由胶原蛋白、黏连蛋白和纤维连接蛋白组成的细胞外基质网络中。大量脂肪细胞聚集在疏松结缔组织中形成脂肪组织。脂肪细胞沿着小血管呈单个或成群分布，被薄层疏松结缔组织分隔成多个小叶，另外还有血管、神经等结构贯穿其中。

现在常用的抽脂手术是湿性吸脂术。先在皮肤部位切开一个很小的切口，在抽脂之前往皮下组织脂肪层注射一定量的膨胀液——生理盐水和透明质酸钠，内含有麻醉剂利多卡因和收缩血管的肾上腺素，使脂肪组织肿胀、破裂，然后用钝头中空的吸脂管进行负压抽吸。

外科手术获得脂肪组织后，在洁净实验室内可分离培养得到脂肪干细胞。在倒置相差显微镜下观察，脂肪干细胞外形都呈典型的成纤维细胞样的梭形，可融合成鱼群状或者旋涡状。图 12–1 是我们实验室观察到的脂肪干细胞。

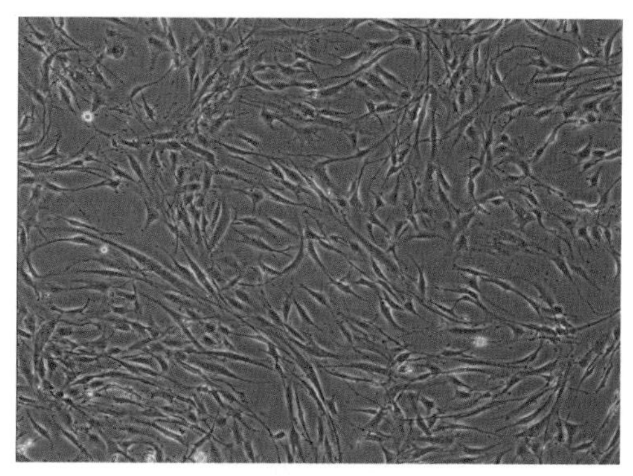

▲ **图 12–1**　光学显微镜下观察到的脂肪干细胞

【科学小纸条】脂肪干细胞不应该是球形吗？为什么是这种两头尖尖的细长形状？

这是因为在培养的过程中细胞沉积在培养皿或者培养瓶的底部，伸展开来而贴壁生长，由三维立体结构变成二维平面结构。光学显微镜下观察就是这种二维平面的细长形状，称为梭形，类似于织布机用的梭子。

如何鉴定脂肪干细胞

在实验室内按照标准流程制备的细胞是不是我们想要的脂肪干细胞呢？如何对获得的细胞进行鉴定？每种细胞都会分泌不同的蛋白质，我们把某些蛋白称为表面抗原。不同的细胞会产生不同的表面抗原。目前为止还没有发现脂肪干细胞特异性表达的表面抗原，换言之，尚没有发现哪一个表面抗原是脂肪干细胞所特有的。对它的鉴定主要是通过形态学观察、表面标志物鉴定、分化能力鉴定（图 12-2）等来进行综合判断。

- 形态学观察。脂肪干细胞在接种后 4 小时开始出现贴壁，接种 24～48 小时细胞生长处于停滞状态，形态呈小圆形，直径约 5 微米；接种 48 小时后细胞出现伸展，呈纤维细胞样短梭形；接种 5～6 天后细胞呈集落样生长。
- 表面标志物鉴定。尚未发现脂肪干细胞特异性表达的抗原。分析表明，它一定会表达的表面标志物有 CD44、CD73、CD90、CD105、HLA-ABC；不表达 CD14、CD45、HLA-DR。以上每一个字母和数字的组合（如 CD105）都是一个特定表面抗原的代码。
- 分化能力鉴定。脂肪干细胞在体外诱导条件下可以分化为脂肪细胞、成骨细胞、软骨细胞。科学研究中常用此来验证获得的脂肪干细胞。

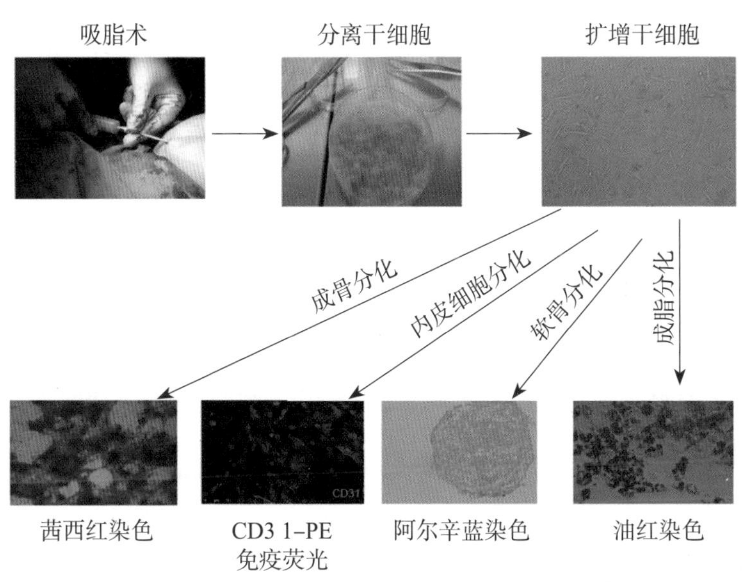

▲ 图 12-2　脂肪干细胞的分化及其鉴定示意

如何检测脂肪干细胞

在临床研究和临床应用中，细胞的质量是一个至关重要的因素。实验室里制备得到的脂肪干细胞在应用之前需要进行质量检测，检测内容如下。

- 表面标志物鉴定。见上文。
- 存活率及生长活性。用不同的细胞生物学活性检测方法，如活细胞计数、细胞倍增时间、细胞周期、软琼脂糖胶内克隆形成率、端粒酶活性等。
- 纯度和均一性。通过检测细胞表面标志物、遗传多态性及特定生物学活性，对制剂进行细胞纯度或均一性的检测。
- 无菌试验和支原体检测。依据现行版《中华人民共和国药典》中的生物制品无菌试验和支原体检测规程，对细菌、真菌及支原体污染进行检测。
- 细胞内外源致病因子的检测。结合体内和体外方法，根据每一细胞制剂的特性进行人源及动物源性特定致病因子的检测。人源特定病毒包括 HIV、HBV、HCV、EBV、CMV 等。如使用过牛血清，须进行牛源特定病毒的检测；如使用胰酶等猪源材料，应至少检测猪源细小病毒。

影响脂肪干细胞的因素

读到这里，你一定很想知道："如果想要青春永驻，我身上哪个部位的脂肪干细胞最好？我的年龄是否对细胞活性有影响？胖人和瘦人在细胞活性上有什么不同？" 2017 年，瓦尔盖塞（Varghese）等对脂肪干细胞活性和功能的影响因素做了一个系统的综述研究。

- 年龄因素。随着年龄的增加，脂肪干细胞的含量、增殖能力、分化能力、成血管能力均显著减少。这显而易见，所以适合做脂肪干细胞美容和抗衰老的人有一定的年龄限制，超过一定的年龄，干细胞的数量和质量都有所下降。细胞的这种衰老变化是一个随着年龄增长而发生的渐进过程。
- 肥胖因素。随着 BMI 增高（肥胖程度升高），单位体积的脂肪组织内脂肪干细胞的数量减少，脂肪干细胞的增殖、分化、成血管能力均显著降低。这很容易理解，由于增肥是一个脂肪细胞积聚油滴的增大过程，因此越胖的人单位体积的脂肪组织内细胞总量越少，干细胞含量也越少。

- 性别因素。人类脂肪干细胞的数量和增殖能力没有发现在性别上的差异。
- 部位因素。身体部位对干细胞行为的影响较为微弱。为了获得足够数量的干细胞，抽取不同部位的脂肪组织并将其合并处理，不会影响干细胞的生物活性和治疗效果。
- 治疗因素。经过放疗和化疗的患者，脂肪组织中干细胞的数量和增殖能力均显著降低。
- 疾病因素。糖尿病患者的脂肪干细胞的分化能力显著下降，参与炎症和细胞凋亡的基因上调。

人体的秘密宝藏

脂肪干细胞的优势

目前研究较多的干细胞种类有胚胎干细胞、诱导多能干细胞、脐带血干细胞、脐带间充质干细胞、胎盘间充质干细胞、骨髓间充质干细胞、脂肪干细胞等，每一种细胞都有各自的优缺点。

胚胎干细胞涉及伦理问题，且它的应用很有可能给人体带来畸胎瘤，所以胚胎干细胞目前尚未进入临床研究。诱导多能干细胞可以采用自体细胞，虽然不存在伦理问题，但是它的增殖和分化能力强，具有类似于胚胎干细胞的致瘤性，使用时要非常慎重。目前开展的诱导多能干细胞的临床研究限于视网膜病变，选择这个病种的原因是因为一旦发现异常可以立即进行摘除而不会连累其他组织。

在各类随着胎儿出生而来的围产期干细胞中，脐带血干细胞具有造血功能，用于治疗血液性疾病，但由于数量有限，一份完整的脐带血干细胞只够一定体重之内的儿童使用。脐带间充质干细胞是目前应用最广的干细胞种类，它具有多向分化潜能，免疫原性低，不会引起免疫排斥反应，已经被广泛应用于抗衰老保健，在多种疾病的治疗中已经有相关药物获得临床试验 IND 批件。胎盘中也含有丰富的间充质干细胞，且分布着更多的亚群，也有相关的药物临床试验获得批准。此外还有一种羊膜干细胞获得关注。在异体来源的干细胞临床研究中，脐带和胎盘间充质干细胞是获得关注最多，研究和应用最广的两个干细胞来源。

自体来源的干细胞应用最多的是骨髓干细胞和脂肪干细胞，两者都属于间充质干细胞。骨髓干细胞的获得需要在全麻或椎管内麻醉下进行骨髓穿刺，对患者的身体和心理造成一定的伤害。它的另一个缺陷是骨髓间充质干细胞的数量很少，只占到细胞总数的 0.001%～0.01%，所以骨髓干细胞必须经过多次传代培养才能获得一定的细胞数目供临床使用，这将严重影响干细胞的活性，且价格昂贵。通过抽脂手术从脂肪组织中分离得到的脂肪干细胞，其数量占到细胞总数的 1%～10%。按照干细胞数量占组织内细胞总量的比例计算，脂肪干细胞是骨髓干细胞的约 1000 倍。

与其他各种干细胞相比，脂肪干细胞具有诸多无可比拟的优势：①细胞来源于自体，不存在伦理问题，没有免疫排斥反应。②获取方便，可通过吸脂手术获得，技术成熟，操作简单，创伤小，更容易被患者接受。③来源丰富，脂肪组织在体内分布较广，全身多处部位的皮下脂肪都可以获得脂肪干细胞。④储备量大，避免了细胞长期体外培养引发的细胞老化问题。抽取 100 毫升脂肪，经过培养后即可获得大量可临床应用的干细胞。⑤分裂增殖能力旺盛，尤其是原代培养，只需 12 小时左右即可贴壁完成。然后进入对数生长期，生长非常迅速。⑥同源性良好，培养后细胞形态单一，有助于防止移植后出现不可预测的副作用。

鉴于以上诸多原因，脂肪干细胞在临床医疗、保健、医疗美容、组织工程、3D 打印等方面都有广泛的应用，是名副其实的人类隐藏的宝藏。

再生医学的兴起

在人们的印象中，生病之后会先自行缓解，严重时需要到医院接受治疗，由医生开出处方药，打针、输液或者进行手术治疗。当某个器官发生严重病变时，例如肝、肾、心脏衰竭，甚至需要进行器官移植。20 世纪末兴起的再生医学，却颠覆了人们的认知，是医疗技术的革命性进步，有可能改变医学发展趋势。

再生医学是利用生物学和工程学的理论和方法来恢复那些功能受到损害或丢失的组织和器官，使它们具备正常组织器官的结构和功能。我们可以这样来理解再生医学，当一个器官发生严重病变或损伤时，传统的治疗方法或者是延缓它的进一步恶化，或者是切除发生病变的部位，这些都难以从根本上进行治疗。再生医学可以对这些病变的器官进行再生性修复，使它们从组织结构和功能等方面恢复正常状态。

再生医学有两个重要分支，一个是干细胞医疗，另一个是组织工程。关于干细胞医疗的应用原理已经在前文有所介绍，这里介绍一下有趣的组织工程。1987 年美国科学基金会在华盛顿举办的生物工程小组会上第一次提出了组织工程（tissue engineering）这一名词，随后在 1988 年将其正式定义为：应用生命科学与工程学的原理与技术，在正确认识哺乳动物的正常及病理两种状态下的组织结构与功能关系的基础上，研究、开发用于修复、维护、促进人体各种组织或器官损伤后的功能和形态的生物替代物的一门新兴学科。它的基本方法是将种子细胞吸附于一种生物材料上形成复合物。这种生物材料的作用是作为细胞生长的支架材料，具有优良的细胞相容性并可被身体降解吸收。将细胞与生物材料的复合物植入人体组织、器官的病损部位，在生物材料逐渐被身体降解吸收的同时，细胞不断增殖、分化，形成新的人体组织，这种新生的人体组织在形态和功能方面与需要修复的组织、器官相一致，从而达到修复组织创伤和重建器官功能的目的。组织工程有 3 个基本要素。一是一定数量的功能细胞，或叫种子细胞；二是与种子细胞具有良好相容性，具有可降解、可吸收特性的生物材料，又叫支架材料（Scaffold material）；三是调控细胞分化和功能的生长信息和微环境。

举例说明，我国的曹谊林教授于 1997 年在裸鼠身上培养出具有人的耳朵形状的组织工程软骨，轰动世界（图 12–3）。尤瓦尔·赫拉利在《人类简史》中写道："这可以说是以一种怪诞的方式响应着施泰德洞穴里的狮人雕像。"科学家首先雕刻出一个具有人耳形状的支架材料，这个支架材料是三维立体的、具有许多孔隙供细胞生长，然后将功能细胞种植于支架材料内，施以一定的培养条件，使得这个复合物生长发育成软骨组织。曹谊林教授团队于 2014 年首次将人工培养的组织工程软骨人造耳应用于人体，为那些先天患有小耳症的人带来了希望。

脂肪干细胞的诸多优势使其成为非常理想的组织工程的种子细胞。首先，脂肪干细胞来源丰富，能够产生足够数量的细胞供使用。其次，脂肪干细胞的多向分化潜能使得它可以被应用在多种人体组织的工程再造中。例如，它可以分化为表皮细胞和真皮细胞，应用于皮肤组织工程中进行体外制备人造皮肤；分化为成骨细胞应用于骨组织工程修复受损的骨组织；分化为软骨细胞应用于软骨再造（例如体外制造软骨贴片用于替代受损的膝关节软骨）；分化为

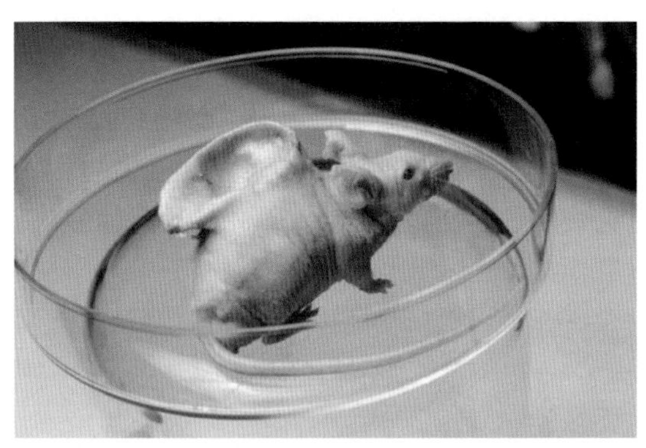

▲ **图 12–3　用组织工程技术在裸鼠身体上培养出具有人耳轮廓的软骨组织**

来源：波士顿马萨诸塞州综合医院组织工程和器官制造实验室，JOSEPH P. VACANTI 博士

神经细胞用于修复受损的神经组织。凡此种种，展示出脂肪干细胞在组织工程中广阔的应用前景。

脂肪干细胞的作用

医学领域多面手

对于诸多难治性疾病，常规治疗手段显得无能为力。众多药物治疗、手术治疗的目的是延缓病情的进一步恶化，减轻患者痛苦，提高患者生活质量，难以达到治愈的目的。由于干细胞具有自我复制和多向分化能力，且能够分泌多种细胞因子，对人体组织和器官具有再生修复作用，因此干细胞为治疗多种难治性疾病带来了新希望。脂肪干细胞因为来源于自体、取材方便、来源丰富、储藏量大、增殖分化能力旺盛等优势成为干细胞领域研究和应用的新希望之星，将在很大程度上为那些传统治疗手段无能为力的疾病带来最终解决方案。

截止到 2023 年 3 月，我们在由美国国立卫生研究院（National Institute of Health，NIH）和美国国家医学图书馆（The United States National Library of Medicine，NLM）共同维护的临床研究登记注册的官方网站（www.clinicaltrials.gov）内输入“Adipose stem cells”（脂肪干细胞）来检索脂肪干细胞在疾病治疗方面的临床研究工作，共查到 521 个备案项目；输入“Adipose-derived stem cells”（脂肪来源干细胞），共查到 344 个备案项目（两者有交叉）。对这些项目经过分析和归纳，我们将世界范围内正在进行或者已经结束的脂肪干细胞临床研究项目汇总在下表。总体来说，脂肪干细胞在人体八大系统的疾病治疗和五官整形美容与修复中都开展了广泛的临床研究，展现出极其广阔的发展前景。在此我们仅选择常见的三种疾病给读者讲解脂肪干细胞的应用。

治疗心血管疾病

心脑血管疾病是人类的第一杀手。尽管药物治疗、冠状动脉介

脂肪干细胞临床研究项目汇总

皮肤、毛发、美容、五官	面部年轻化、除皱纹、脂肪填充、丰胸、乳腺癌术后乳房再造、面部萎缩、进行性半面萎缩、烧伤、创面愈合、瘢痕、压疮、皮肤溃疡、静脉溃疡、、植发、雄激素脱发、瘢痕性脱发、斑秃、角膜病变、遗传性角膜营养不良、圆锥角膜、缺水性干眼症、干性黄斑变性、牙周炎
循环系统	心力衰竭、心肌梗死、心肌缺血、外周动脉疾病、脑卒中、周围血管疾病、败血症、重型再生障碍性贫血、严重肢体缺血、围产期疾病、血栓闭塞性脉管炎
消化系统	肝硬化、急性肝衰竭、溃疡性结肠炎、炎症性肠病、肛周瘘
运动系统	骨再生、胫骨骨折、股骨头缺血性坏死、肩袖撕裂、关节软骨缺损、肱骨外上髁炎、肌腱病、面肩肱型肌营养不良症
神经系统	帕金森病、阿尔茨海默病、脑瘫、外伤性脑损伤、脑损伤后遗症、自闭症、脊髓损伤、椎间盘退变、大便失禁、尿失禁、肌萎缩侧索硬化、反射性交感神经营养不良综合征、面肌痉挛、前庭痛、复杂局部痛综合征、脆弱症候群
免疫系统	膝骨关节炎、类风湿关节炎、盂肱关节骨关节炎、髋关节骨性关节炎、系统性红斑狼疮、移植物抗宿主病、系统性硬化、继发进展型多发性硬化、夏普综合征、艾滋病、纤维肌痛、银屑病
内分泌系统	糖尿病（1 型和 2 型）、性激素缺乏、脂肪营养不良
呼吸系统	慢性阻塞性肺疾病、慢性肺病、肺动脉高压、急性呼吸窘迫综合征、细菌性肺炎、特发性肺纤维化、声带麻痹
泌尿系统	慢性肾病、终末期肾病、肾间质纤维化、良性前列腺肥大
生殖系统	卵巢早衰、盆腔器官脱垂、雄性不育、无精子症、少精子症、勃起功能障碍
肿瘤	淋巴瘤、卵巢癌、胰腺癌

入治疗、冠状动脉旁路移植术、支架植入术等取得了很大进步，仍有众多患者由于心肌细胞缺血坏死后再生能力差、纤维组织增生等原因导致治疗效果不佳。心肌梗死造成的心力衰竭是心脏病致死的常见原因。对于心力衰竭的终末期患者，心脏移植似乎是唯一的治疗手段，但是器官捐献者数量有限，患者难以得到有效救治。

再生医学的发展带来了新希望，在治疗心肌梗死方面的研究取得了令人鼓舞的成果。干细胞的研究成果对心肌不能再生这一传统观点提出了挑战。脂肪干细胞被证实可以转变为心肌细胞，具有自发搏动的功能，预示着脂肪干细胞可用来治疗心脏疾病。在临床应用中，脂肪干细胞治疗心肌梗死的作用机制主要有三种：①脂肪干细胞分化为心肌细胞，再生新的心脏组织；②脂肪干细胞分泌细胞因子促进梗死组织的血管化；③分泌细胞因子提高组织存活率，防止细胞死亡。

干细胞的注射方式有 4 种，分别是静脉注射、冠脉内导管注射、心内膜下导管注射和心外膜下注射。静脉注射方法最简单，对患者全身机能提升和延缓衰老有作用，但是归巢到心肌起到再生功能的作用有限。其他几种介入的给药方式由于把干细胞直接靶向给药，治疗效果要优于静脉注射，但是操作复杂。

科学家们已经开展了许多起利用脂肪干细胞治疗心肌梗死的临床研究。首例临床研究来自荷兰的伊拉斯谟胸科医疗中心，由雅各布 · H. 侯特拉夫（Jaco H. Houtgraaf）和亨里克斯 · J. 达克斯（Henricus J. Duckers）等主导完成。科学家采用冠状动脉内输注方式将脂肪干细胞或者安慰剂应用于患者，结果表明，与未使用脂肪干细胞的安慰剂组相比，脂肪细胞治疗组的患者心脏功能改善，心脏泵出的血流量增加，心肌功能增强，梗死面积平均减少 50%，未发现严重副作用。

2014 年，来自丹麦和西班牙的科学家们发表文章，对 27 名患有心肌梗死引起的慢性缺血性心脏病患者进行自体脂肪干细胞治疗。治疗后患者病情略有好转，射血分数、瘢痕大小和灌注都有小的改善。重要的是，治疗组能够在 2 年内保持心脏功能，而未使用脂肪干细胞的安慰剂组病情恶化。

治疗关节退行性病变

关节软骨覆盖在关节表面上，能够承受一定的压力，并减少摩擦，有效地维持关节的正常功能和运动。关节软骨损伤和关节退行性病变是老年人的多发疾病。关节软骨无血液供应和神经支配，自身修复能力很差，所以一旦损伤即很难修复，继而发生不可逆的病理变化，严重影响患者的生活质量。

关节软骨损伤和退行性病变目前尚无特效的治疗方法。脂肪干细胞可以分化为软骨细胞，分泌多种细胞因子和生长因子促进软骨组织的再生。干细胞治疗提供了两个思路：一是往关节腔内注射干细胞，在起到类似玻璃酸钠的减少摩擦、缓解疼痛感的基础上，还能营养软骨表面，促进软骨组织再生和消炎。患者经过关节腔内注射后，疼痛感消失或减弱，运动能力得到明显改善，临床上已经出现大量治疗案例，安全性和有效性都得到了验证，相信不久的将来能够得到广泛应用。二是针对病情严重的患者，用组织工程的方法在体外培养一块软骨贴片，替换掉受损的软骨部位。无论采用哪一种细胞治疗方案，脂肪干细胞往软骨细胞进行分化的能力以及脂肪干细胞分泌的多种细胞因子，都使其成为治疗关节损伤非常理想的种子细胞。

改善糖尿病及并发症

糖尿病是一种大流行的慢性疾病，全球糖尿病患病率呈上升趋势。糖尿病患者长期代谢紊乱，会引起身体多系统损害，引起心、脑、神经、血管和眼部等组织器官的慢性进行性病变，甚至会引起严重的并发症，如糖尿病肾病、糖尿病足、糖尿病酮症酸中毒等。

1 型糖尿病是因为分泌胰岛素的胰岛 B 细胞受到损伤，丧失了分泌胰岛素的功能。脂肪干细胞可以分化成能够分泌胰岛素的 β 样细胞。动物试验中，注射了脂肪干细胞的大鼠 4 个月后血糖水平降低，胰岛素分泌增多，胰岛损伤得到了一定的改善，因糖尿病引起的肾损伤有所减轻。在临床研究中，从 2008 年开始特里维迪

（Trivedi）等报道了用自体脂肪干细胞分化获得的胰岛素分泌细胞联合造血干细胞治疗 1 型糖尿病的临床研究，患者降低了 30%～50% 的注射胰岛素需求。脂肪干细胞针对 1 型糖尿病的治疗机制不仅仅是因为它能分化为分泌胰岛素的 B 细胞，它分泌的多种生长因子，如表皮生长因子、肝细胞生长因子、角质细胞生长因子、激活素 A（activin-A）等可诱导胰腺 B 细胞的复制，提高胰岛素分泌，降低患者的血糖水平。

造成 2 型糖尿病的发病机理是胰岛素抵抗，利用脂肪干细胞进行的治疗也取得了显著成果。治疗机制包括：胰岛 β 细胞再生，调节肝脏代谢以提高葡萄糖利用率，减少炎症，改善外周组织中的胰岛素抵抗。

糖尿病足（diabetic foot，DF）是糖尿病患者踝关节及更远的足部由于血管、神经出现病变，导致足部供血不足，出现溃烂、感染等症状，严重者可影响肌肉及骨骼，造成组织坏死甚至需要截肢。脂肪干细胞可分化为血管内皮细胞，分泌血管内皮生长因子，刺激和加速足部的组织生成血管，改善患肢足部的血液供应，促进血管再生和神经再生，治疗糖尿病患者因足部神经、血管营养不良而形成的皮肤创面。脂肪干细胞有望成为治疗糖尿病下肢缺血疾病的新方式。

男性糖尿病患者罹患勃起功能障碍（又称“阳痿”）的患病率是正常男性的 3 倍。有趣的是，脂肪干细胞对糖尿病引起的阳痿展现出良好的治疗效果。不仅如此，脂肪干细胞对非糖尿病的男性阳痿患者也有不错的疗效。这真是众多男性“软友”们值得期待的好消息。

科学技术的发展永不止步，甚至呈现出加速发展趋势。半个世纪之前，人们只知道脂肪的作用是储存和提供能量，保护人体器官。30 年前，人们开始认识到脂肪是一个器官。官方承认肥胖是一种疾病，人们开始痛恨自身的脂肪，想尽一切办法除掉它，越少越好。20年前，科学家发现脂肪中蕴藏着大量能够分化成多种功能细胞、能够分泌上百种细胞因子的脂肪干细胞。看来，我们需要重新审视脂肪。

一个人生病的时候，首先想到吃药，严重时去看医生，必要的时候施行手术。殊不知，健康长寿最好的保健药其实早就隐藏在你的体内——成体干细胞。人体几乎每个器官中都有自己的成体干细胞存在，它们存在的意义就是对衰老和病变的组织细胞进行修复或替代。我们需要做的是怎样把这些成体干细胞的作用发挥到极致，唤醒它们，激活它们，好好利用它们，防止它们在尚未完全发挥其应有的作用之前就随着人体的衰老而老去。当做到这一点的时候，健康长寿就是水到渠成的事情。

我们可以大胆地推测，由于每个器官的功能独特且体积有限，器官内的每个细胞都在发挥着各自应有的功能，大部分器官没有更多的空间来进行储备，于是进化的过程就选择了脂肪作为人类储备“自愈良药”的最佳地方，不仅空间游刃有余，而且可以进行大量储存，需要用到的时候取材也方便。

只是在数百万年的进化历程中，这个沉睡的“自愈良药”并没有被人类所发现，直到近20年来才浮出水面。我们现在所看到的功能和作用，也许只是它的冰山一角，尚有无限的潜能等待我们去开发、去探索。

Chapter 13
脂肪干细胞：青春永驻的密码

脂肪干细胞这种青春密码和自愈良药，才被人们彻底认知。

2008年，我带着脂肪干细胞的研究成果回国创业，首站落户在南京，又经过一段时间的临床前研究，与江苏省中医院整形美容科主任黄金龙教授的团队进行合作，经过伦理委员会的批准，我们开展了临床试验。我首当其冲，在自己身上动刀，因为我说过：这个项目是否安全，我一定要先在自己身上做试验。如果我自己都不敢做，我怎么可能推荐给别人呢？

功夫不负有心人，临床试验获得了巨大的成功。脂肪干细胞美容被证明是安全的，用在除皱纹中是有效的。

携青春美丽归来

基于脂肪干细胞的多向分化潜能，我们团队开发出自体脂肪干细胞的系列医疗美容抗衰老技术体系：既可以使各器官功能和身体健康水平得到全面提升，又可以使面部皮肤恢复年轻容颜；既有通过皮肤再生彻底祛除皱纹的颠覆性科技，又有通过自身脂肪组织再生实现丰胸和面部轮廓青春化的革命性突破，为追求时尚和幸福生活的人士带来安全、有效的新兴生物技术。为方便记忆，我们把这些项目体系分类整理如下。

O' Fat（欧菲特）——青春银行，储存自体脂肪干细胞，为青春和健康置备一份保险。

O' Young（欧漾）——干细胞使身体机能年轻化，延年益寿。

O' Beauty（欧碧优媞）——干细胞在面部再生出皮肤组织，以新生皮肤组织顶替衰老的表皮组织，使面部重回青春光彩。

O' Wrinkle（欧琳蔻）——干细胞在面部皱纹内再生出皮肤组织，彻底祛除皱纹，抚平岁月痕迹。

O' Breast（欧布莱特）——自体脂肪干细胞丰胸，替代假体。

O' Fat（欧菲特）

手动抽取约 100ml 的脂肪组织，低温状态下无菌、冷链运输至细胞制备实验室，用专业技术得到脂肪干细胞。

干细胞的储存是在 –196℃的液氮罐中。在这个温度下，生物大分子都被凝固，干细胞处于深度休眠状态，细胞的生命活动几乎完全停止，可以长久保存。复苏后可以使用，也可以进行传代培养，继续冻存。

脂肪干细胞的分化能力较强，目前已经证明能够分化成为多种其他种类的细胞，从而有潜力治疗多种相关疾病。脂肪干细胞能够分化成为脂肪细胞、成骨细胞、软骨细胞、内皮细胞、外皮细胞、神经前体细胞、肌细胞、心肌细胞、平滑肌细胞、表皮细胞、真皮细胞、肝细胞、胰岛细胞。

这真是一件令人兴奋的事情！自己身体令人讨厌的脂肪还可以有这么多意想不到的用途。抽取少量的脂肪，储存脂肪干细胞，不仅可以立即实现青春活力，对身体、面部、皱纹进行自内而外的全面、综合抗衰老，还可以利用其多向分化潜能对多种重大难治性疾病进行有效治疗，为未来的青春和健康预先置备一份保险。我们有必要改变一下观念，不要太讨厌身上的脂肪，它其实是我们体内一个取之不竭用之不尽的宝藏。保持适当的脂肪量，不仅有利于健康，需要的时候还可以提取其中的脂肪干细胞，让我们保持健康，回归青春。

O' Young（欧漾）

根据细胞分裂的海弗利克（Hayflick）极限学说，人可以活到 120 岁。为什么大多数人活不到应有的理论年龄？除了疾病、环境、灾祸、战争等外在因素，还有一个许多人不知道的重要的内在因素。

细胞是组成生命的基本单位。人体几乎每一个器官里都有它的干细胞的存在。这些干细胞平时处于休眠状态，当器官的组织细胞（或者叫体细胞、功能细胞）发生病变、衰老、凋亡后，休眠的干细胞不能及时分化、补充组织细胞，于是器官提前进入老化，机能提前开始衰退，人体提前进入衰老状态，休眠干细胞的功能没有充分发挥出来。有人认为，这是人类没有活到理论年龄的一个重要原因。

干细胞抗衰老通过激活人体器官内处于休眠状态的各种干细胞群，来有效补充年轻态的组织细胞，替代衰老的细胞，改善新陈代谢，修复组织和器官，提高所有组织和器官的功能，全面提高人体的综合健康水平。干细胞抗衰老，是把人体干细胞的功能发挥到极致，解决过早衰老、疲劳、多种慢性疾病等困扰人类的问题，达到人类的延年益寿。脂肪干细胞在抗衰老保健中发挥以下作用。

✓ 分化成为器官的功能细胞，替代器官内衰老、凋亡、病变的细胞。

✓ 分泌多种细胞因子，激活器官内处于休眠的成体干细胞，使其分化成为组织细胞，补充器官内年轻有活力的功能细胞。

✓ 分泌细胞因子，修复受损的组织和器官。

✓ 分泌免疫调节因子，对身体起到很好的免疫调节，消除炎症。

干细胞抗衰老能起到替代衰老细胞、修复细胞和组织器官、提高组织和器官活力的作用。从而改善细胞代谢、提高人体的综合身体机能。因此，干细胞抗衰老是一种全身性、系统性、根本性的抵抗衰老和延年益寿的方法。

O' Beauty（欧碧优媞）

皮肤是人体最大的器官，具有保护身体、调节体温、感受外界刺激和排泄等作用。皮肤分为表皮层和真皮层。表皮层在皮肤表面，约 0.2 毫米厚，是人体皮肤抵御外来伤害的第一道防线。表皮层又分为角质层、透明层、颗粒层、棘层、基底层。皮肤的最外面是角质层，由20～30层角质化的扁平状无核细胞组成，起到抵抗摩擦、防止水分流失、抵抗细菌病毒入侵等保护作用。透明层只在皮肤较厚的手掌和脚底部位才能看见，由2～3层扁平无核的透明细胞构成，主要作用有防止水分流失，缓冲外界刺激和防护。颗粒层由3～5层的扁平状活细胞组成，起到抵抗光线的作用。棘层由4～8层不规则多边形细胞组成，含有丰富的感知神经末梢和组织液，主要作用是供给基底层营养，协助基底层的细胞分裂。基底层由柱状的基底细胞和枝状的黑色素母细胞构成，基底层不断分裂增殖新生细胞，是表皮各层细胞的来源。黑色素母细胞产生黑色素，可以起到阻挡紫外线，防止皮肤损伤的作用。真皮层是致密结缔组织，比表皮层厚。不同部位的皮肤其真皮厚度不同，一般厚度在1～2毫米。手掌、足底的真皮较厚，可达3毫米以上；眼睑等处最薄，约0.6毫米。真皮层大部分是蛋白质，主要是胶原蛋白和弹性纤维，其他则是神经、毛细血管、汗腺、皮脂腺、淋巴管及毛根等组织。真皮层分为乳头层和网状层。乳头层是真皮的上层，其表面与表皮的下层相互啮合，表皮除去后，表面呈现乳突状，故称乳头层；其内含有能调节动物体温的汗腺、脂腺和竖毛肌等组织，故又称恒温层。网状层与皮下组织相连，内含丰富的胶原纤维，弹力纤维和网状纤维。这些互相交织成网，使皮肤具有较大弹性和韧性。网状层内还有丰富的血管、淋巴管和神经末梢等。真皮层内的细胞主要是正常真皮中细胞成分，有成纤维细胞、巨噬细胞及肥大细胞等（图13–1）。

真皮层主要有三种高分子物质构成：胶原蛋白、弹性纤维、透明质酸。胶原蛋白形成的纤维束构成皮肤的骨架，各种皮肤细胞黏附在胶原蛋白形成的网格中；弹性纤维的功能是保持皮肤弹性；透明质酸的功能是保存皮肤水分。

随着年龄的增加，皮肤内细胞活性降低，导致细胞外基质的三大高分子物质也减少，这是自然衰老进程。紫外线照射、风吹日晒、生活压力、抽烟酗酒等外部原因也会加速皮肤衰老。人在25岁之后皮肤开始衰老，胶原蛋白以每年2%的速度减少，造成皮肤组

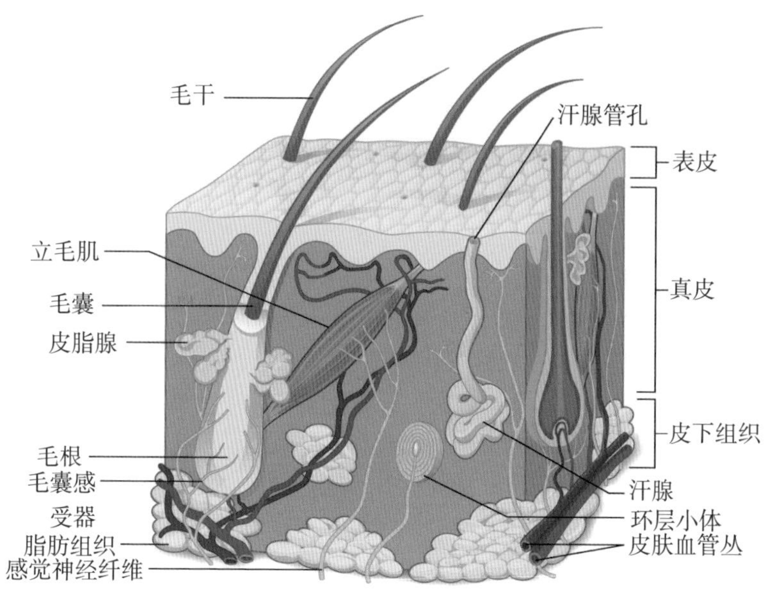

▲ 图 13–1 皮肤结构图

来源：Wiki Pedia

织容量减少，皱纹出现；弹性纤维的减少导致皮肤变得松弛，缺乏弹性；透明质酸的减少使得皮肤显得干燥，缺乏光泽。

O' Beauty（殴碧优媞），是使用微针将年轻态的脂肪干细胞均匀导入面部真皮层。在皮肤微环境作用下，脂肪干细胞分化为皮肤细胞，分泌胶原蛋白、弹性纤维、透明质酸等高分子物质，在面部均匀再生自身的新鲜皮肤，顶替衰老表皮，祛除细小皱纹，恢复皮肤弹性和水润，这是通过组织再生的方法来全面提升皮肤质地。此外，脂肪干细胞还可以抑制黑色素生成，对皮肤起到一定的美白作用，在预防太阳诱发的黑色素瘤中发挥作用。脂肪干细胞还可以保护皮肤成纤维细胞免受氧化应激，保持皮肤的青春状态。

O' Wrinkle（欧琳蔻）

在皱纹内再生皮肤组织来彻底祛除皱纹，抚平岁月痕迹。

皱纹的出现是由于皮肤内胶原蛋白的含量减少，导致皮肤组织容量减少、皮肤塌陷所致。将自体脂肪干细胞注射入皱纹部位的皮肤内，脂肪干细胞在皮肤微环境作用下，被诱导分化为皮肤的成纤维细胞，分泌胶原蛋白增加真皮层厚度，分泌弹性纤维恢复皮肤弹性，分泌透明质酸恢复皮肤保湿性。同时，脂肪干细胞分泌的多种细胞因子进一步活化周围的皮肤组织，促进胶原和血管再生。用自体脂肪干细胞除皱纹是通过皮肤组织再生的原理，理论上是一种彻底的根源性的除皱方法，被证明是安全、有效的。

欧漾身体抗衰老、殴碧优媞面部抗衰老、欧琳蔻祛除真性皱纹，三者共同构成内外兼治的“三维立体抗衰老”。首先，欧漾身体抗衰老是利用干细胞的再生能力进行身体机能的全方位提高，在带来健康的同时也带来精气神的提升；运行到面部血管的干细胞能够通过细胞因子的分泌和激活等作用提升皮肤质地。其次，运用殴碧优媞进行脂肪干细胞的面部多点均匀注射，能够通过脂肪干细胞的分化和分泌作用在皮肤内均匀再生新的皮肤组织，顶替衰老的表皮细胞和组织，让面部皮肤焕然一新，湿润光泽，恢复皮肤弹性，祛除色斑和细小皱纹。最后，对于上述两种方法无法解决的真性皱纹和深度皱纹，将自体脂肪干细胞注射入皱纹内，通过皮肤组织的定向再生来彻底祛除皱纹，抚平岁月留下的痕迹。三个方法的联合使用，达到全面、综合、内外兼修的抗衰老效果。

2011 年，获得动物实验数据之后，为了验证临床效果，在合规取得伦理批准的情况下，我对自己进行了自体脂肪干细胞“三维立体抗衰老”综合试验。抽取约 100ml 脂肪后，将前文介绍的身体机能抗衰欧漾（O’ Young）、面部抗衰老殴碧优媞（O’ Beauty）、除皱纹欧琳蔻（O’ Wrinkle）都进行了尝试，取得了令人满意的效果。

O’ Breast 欧布莱特

拥有一双傲人的双乳是许多女士的梦想。对于先天条件不足的女士，整形医学发展出丰乳手术。多年来的传统方法是使用硅胶假体丰乳，将硅胶假体放置入乳房内不同层次和部位。较早的植入层次是胸大肌后间隙或乳腺后间隙；较新的方法是胸肌筋膜下，或者大部分在胸肌下，小部分在乳腺下的双平面。硅胶假体丰乳的缺点是不自然，异物感强，多年后需要做取出手术。

后来发展自体脂肪移植丰乳手术，有取代假体的趋势。将身体某些部位的脂肪通过外科手术抽吸出来，填充至胸部脂肪层，就能得到自然的丰乳效果。这个手术对医生要求高，抽脂时应减少对脂肪的破坏，填充时应进行分层次多隧道注射。自体脂肪移植丰乳的缺点是脂肪存活率低，容易造成吸收、液化、结节等副作用，这是因为脂肪在离体前有丰富的血管在维持着脂肪的存活和代谢，被抽吸出来之后进入新的部位，通常难以及时建立血供。在缺血状态下脂肪细胞凋亡，脂滴泄漏，造成液化、吸收甚至结节。

若脂肪移植丰乳与预存的脂肪干细胞联合使用，能起到意想不到的效果。脂肪干细胞随脂肪组织进入人体后发挥四大功能：

✓ 分化成为脂肪细胞形成脂肪组织。

✓ 替代凋亡的脂肪细胞，延长脂肪组织寿命。

✓ 分化成为血管内皮细胞，形成毛细血管，提高脂肪组织的存活。

✓ 分泌血管生长因子，进一步提高脂肪组织的存活。

由于脂肪干细胞的成血管功能，脂肪干细胞联合脂肪移植的丰乳手术能够让移植的脂肪组织内及时生长出毛细血管，保证了脂肪的存活，从而解决脂肪移植存活率低这个困扰世界的难题。

欧布莱特是通过自体脂肪组织在胸部的定向再生来实现傲人身材！

八仙过海各显神通

自体脂肪干细胞在抗衰保健方面具有八大优势：

✓ 变废为宝。抽取自己认为多余的脂肪组织，提取干细胞，瘦身美容一举两得。

✓ 细胞来源于自体，没有免疫排斥反应。

✓ 脂肪组织来源丰富。你可以根据自己的喜好跟医生商议抽取哪个部位。不同的身体部位对脂肪干细胞的活性没有显著影响。

✓ 脂肪组织取材方便，创伤小。抽脂手术已经成为常规外科手术。

✓ 脂肪干细胞储量大。脂肪组织是人体内干细胞储量最丰富的部位，是骨髓内干细胞数量的约1000倍。

✓ 脂肪干细胞往皮肤细胞分化能力强，美容效果明显。

✓ 脂肪干细胞分泌上百种细胞因子，有效激活皮肤细胞，促进皮肤再生。

✓ 培养脂肪干细胞用的培养基富含大量的活性生长因子，作为护肤品效果很好。

至此，数百年来为人类所厌恶和憎恨的脂肪被赋予了新的生命、新的希望。进化过程赋予了人类脂肪，不仅仅是为了让人们储存能量、抵御饥饿和严寒，还悄悄地在里面放置了青春密码。直至今天，脂肪干细胞这种青春密码和自愈良药，才被人们彻底认知，它给追求青春美丽和幸福生活的时尚人士带来全新的、更加高效的、安全自然的保持青春美丽的全新技术。脂肪干细胞在美容中的应用，是医疗美容界的革命性技术突破，将成为未来数十年的一股时尚潮流。